ルミナコイド研究のフロンティア

—食物繊維・オリゴ糖・レジスタントスターチの最新研究動向—

日本栄養・食糧学会
監修
海老原　清・早川享志・奥　恒行
責任編集

建帛社
KENPAKUSHA

Frontier of Luminacoides Research

—The Latest Research Trend of Dietary Fiber, Oligosaccharide, and Resistant Starch—

Supervised by
JAPANESE SOCIETY OF
NUTRITION AND FOOD SCIENCE

Edited by
Kiyoshi Ebihara
Takashi Hayakawa
Tsuneyuki Oku

Published by

KENPAKUSHA Co., Ltd

2-15 Sengoku 4-chome, Bunkyo-ku, Tokyo 112-0011, Japan

序　　文

平成21年５月，長崎ブリックホールで開催された第63回日本栄養・食糧学会大会では，シンポジウムとして「食物繊維研究の新展開：食物繊維からルミナコイド研究へ」を企画させていただきました。

非栄養素である食物繊維には栄養素では達することのできない種類の栄養学的効果が認められ，“第６の栄養素”として摂取の必要性が認識されるようになりました。近年，食物繊維の定義・用語・分類が世界的に議論されています。食物繊維様の生理効果を有する素材（糖アルコール，オリゴ糖，レジスタントスターチなど）が食品工業の分野で導入されてきていますが，これらは従来の“食物繊維”の範疇からははみ出したものです。“食物繊維”だけでなく“はみ出したもの”も含めた包括的な用語として，“ルミナコイド”が日本食物繊維学会より提案されています。

これまでの食物繊維の研究により，食物繊維に各種の生理機能が明らかにされ，いろいろなところでその成果が利用されています。食物繊維にまだまだ明らかにされていない生理機能があるにもかかわらず，利用が盛んになるにつれ，食物繊維の研究は終焉を迎えたような錯覚を抱かれるようになりました。しかし，この間にも食物繊維の研究は脈々と新たな展開をみてきています。

本シンポジウムでは，ルミナコイドの領域で研究されておられる最先端の先生がたに研究の一端を紹介していただくとともに，ルミナコイド研究の今後の展望について解説していただき，ルミナコイド研究の将来について熱心に話していただきました。本シンポジウムに参加できなかった会員の方々やその他関連分野の研究者の皆様にも成書として広く公開し，さらなる「ルミナコイド研究の新展開」を図りたいと考えました。本書の出版にあたりましては，シンポジウムで講演をいただきました以外の先生がたにもご協力をいただき，さらなる充実を図りました。

本書は，ルミナコイド研究の新展開をできるだけわかりやすく記述するように努め，栄養学，食品学，医学，農学，薬学等の専門家だけでなく，学生，大学院生，栄養士，薬剤師の参考となり，さらにひろく栄養・食糧と生命科学にかかわる研究者の新たな研究指針づくりに貢献するものと期待しております。

シンポジウムの意義をご理解いただき，出版物として刊行するにあたり，ご協力をいただきました建帛社の筑紫恒男氏，原稿の校正にご尽力いただきました高信智子氏に心より感謝致します。

2010年4月

責任編集者　海老原　清
早川享志
奥　恒行

目　次

第3章　β-グルカンの腸管吸収と免疫系への作用〔日野真吾・松田　幹〕

第4章　硫酸化多糖によるグランザイムAの機能調節　〔都 築　巧〕

第2編　腸内細菌，発酵代謝産物の生体調節機能

第5章　ルミナコイドによる腸内細菌叢の修飾とアレルギー予防　〔園 山　慶〕

第６章　腸内細菌の腸炎抑制・腸管バリア保護効果　〔田 辺 創 一〕

第７章　大腸発酵由来のH_2ガスの酸化障害抑制　〔西 村 直 道〕

第８章　短鎖脂肪酸研究の新展開　〔牛 田 一 成〕

第３編　パブリックヘルスとルミナコイド

第９章　メタボリックシンドロームとルミナコイド　〔青江誠一郎〕

序　章　ルミナコイド研究の展望

森田達也[*1]，桐山修八[*2]

1980年以降，食物繊維研究のめざましい発展と呼応し，食品工業の分野では，糖アルコール，オリゴ糖，レジスタントスターチなど食物繊維と機能の類似する非繊維性炭水化物素材が次々と導入されてきた。これらはいずれも非吸収性という属性ではくくれるが，化学組成や定量法に基づく分類はもはや不可能であり，生理的効果を含意した分類が必要と考えられるに至った。このような背景から，1980年の桐山提案（日本農芸化学会・藪田セミナー）が再評価され，2000年の日本食物繊維研究会総会において，従来の食物繊維も含めた包括的用語として“ルミナコイド”が再生した。

ルミナコイド（luminacoid）は，luminal（消化管腔内のという意味），accord（調和），および -oid（―のようなもの，―質の）の3つの単語から成る合成語で，「ヒトの小腸内で消化・吸収されにくく，消化管を介して健康の維持に役立つ生理作用を発現する食物成分」と定義される。つまり，ルミナコイドの機能は生体の外側から体内代謝を修飾し調節するという点で，栄養素やその他の低分子量の吸収性非栄養素の機能とは明確に異なる。もうひとつの重要な点は，ルミナコイドは炭水化物という縛りを受けないことである。摂取されたルミナコイドはそれぞれ独自の物理・化学的および生物学的（微生物学的）特性に基づいて，消化管各部位とそれぞれ特有の相互作用を演じることで生理作用を発現する。これらの諸性質をまとめたのが表序－1である。これらの諸性質と生理作用との法則的対応関係の解明が深く進むにつれて，今後ルミ

[*1]静岡大学農学部応用生物化学科

[*2]北海道大学名誉教授，ルミナコイドラボラトリ

表序－1　Physical, chemical, and biological properties of luminacoids

1．Physical	
a.	Particle size
b.	Settling volume in water
c.	Water-holding capacity
d.	Ion-exchange capacity
e.	Hydrophobic adsorption capacity
f.	Viscosity, etc.
2．Chemical	
a.	Molecular weight
b.	Component distribution of composites
c.	Lignin's quality and quantity
d.	Sugar composition
3．Biological	
a.	Fermentability
b.	Amount & distribution of fermentation products
c.	Coexistence of fermentation modifier
d.	Giving dwellings to colonic bacteria

ナコイドにはまだまだ多様な栄養・生理学的効果が見いだされるであろうし，また理想的なルミナコイドの創造に近づくと考えられる。この達成には，栄養学のみならず植物学，高分子学，生理学，病理学など他分野との広い協同が必要である。今日に至ってやっと第一歩を踏み出したと言うことができる。

第１編では，摂取されたルミナコイドを迎えうつ腸上皮組織の physical & chemical sensing 機能を意識しつつ，最新の研究結果を中心に新たに見いだされたルミナコイドの生理機能が紹介されている。従来のルミナコイド研究は物性および微生物学的アプローチが主体であった。しかし，本編の各テーマから明白なように，今後はルミナコイドの化学構造と消化管との相互作用（chemical sensing）の解明がよりいっそう必要になると考えられる。1980年ごろから現在までの30年近くの間に起こった大きな研究のうねりと活性化は，ルミナコイドの大腸内発酵基質としての役割が理解されてきたことにある。これを受け第２編では，ルミナコイドと生体との協同作業による腸内細菌叢の修飾および発酵産物を介した生体調節機能について最新の研究結果とその将来的可能性についても言及されている。Gordon らは，たった１種類の腸内細菌の存在によって，栄養素の吸収，粘膜バリアの強度，生体異物代謝，血管新生，生後の消化管の発達など，重要な消化管機能に関する遺伝子の発現が，germ-free マウスに比べると2.6～205倍にも上昇することを観察している（*Science*, 2001）。何100種の細菌を棲まわせているわれわれは，いったいどんな影響を受けているのであろうか。この現象にルミナコイドはどのように関与しうるのであろうか。今後，ますます目を離せない分野である。第３編では，現在のライフスタイル（食生活を中心に）に対して，従来のルミナコイドの保健機能を超えた新たな提案がなされている。

先に述べたとおり，ブレークスルーは境界領域で起こることが多い。本書での提案が異分野研究者の参入を促す端緒となり，“ルミナコイド科学”の建設に拍車がかかれば幸いである。

第1編

腸上皮組織による
ルミナコイド認識機構

第1編では，食物として摂取されたルミナコイドが生体の組織，細胞と直接接する場である腸上皮にスポットを当てた。実験動物や培養細胞でのモデル系において，ルミナコイドとしての難消化性糖質による物理的（機械的）・化学的刺激が腸上皮組織や細胞の機能に直接的，あるいは間接的に何らかの影響を与えうることを示唆する最新の研究成果を概説し，ヒトでの日常的な食物摂取時における生理的意義や今後の研究の方向について議論した。

難消化性の糖質には，その分子サイズ（構成糖の重合度）の大小，荷電の有無や種類（陰陽），さらに構成糖やグリコシド結合の種類などにより多様な分子種が存在している。重合度の大きな多糖の一部は，分子間・分子内で強固に会合して不溶性となったり，微粒子や繊維状の凝集体を形成したりする。また，荷電を持つ場合には糖鎖の伸展と水和によって見掛けの分子サイズが増大し，ゾル（コロイド溶液）の性質を示す。難消化性糖質が，このよう粒子状・繊維状の形体を取り，その含有量が高い場合には，それらを含む食物（消化物）の物理的（流体力学的）な性質に少なからず影響して，消化管内を通過・移動する際の消化管上皮に対する物理的・機械的・化学的刺激の量と質に影響を及ぼすものと推定される。一方，難消化性の多糖やオリゴ糖の中で水溶性の分子は消化管内のゾル状の食物消化物の中を他の栄養素と同様に拡散し，胃や腸の上皮表面まで到達すると推定される。難消化性であり，吸収のための輸送体は存在しないが，これらの水溶性分子が粘膜上皮に存在する細胞表面の糖鎖受容体に交差反応的に結合して刺激を与える可能性が考えられる。高頻度に病原体に曝露される場である消化管上皮には，病原体の多糖をやや広い特異性で認識（パターン認識）する多様な受容体分子が発現し，それ以外にも機能未知の糖鎖結合分子（レクチン様分子）が存在することが知られている。これらの受容体には外因性あるいは内因性の本来のリガンドとしての糖鎖が存在すると推定されるが，食物に含まれる水溶性の難消化性糖質がこれらの糖鎖を模倣して結合する可能性がある。ルミナコイドが腸上皮への物理的・機械的刺激や細胞の糖鎖受容体への結合を介して消化管の生理に対して何らかの作用を示す可能性について議論することに大きな飛躍があるとは思われない。

第１章では，腸管上皮に散在する杯細胞で合成され管腔内に分泌されるムチンをプローブとして，食物繊維の物理的・化学的性質（物性）が小腸上皮の生理に及ぼす多様な作用を解析した最新の研究成果が紹介されている。第２章では，腸上皮細胞の細胞間での密着結合（タイトジャンクション）の構造と機能が概説され，密着結合が制御するカルシウムや水溶性低分子化合物の細胞間（パラセルラー）経路での吸収に対する難消化性糖質の作用を示す一連の研究成果が紹介されている。第３章では，不溶性の難消化性多糖であるβ-グルカンの腸上皮の細胞による経細胞（トランスセルラー）経路での体内への取込みと自然免疫系への作用の可能性を示唆する研究例が紹介されている。最後の第４章では，硫酸化多糖を取り上げ，小腸粘膜に存在する内因性硫酸化多糖（ヘパリン）と藻類に含まれる硫酸化多糖の構造と生理作用が概説され，食物由来の硫酸化多糖がルミナコイドとして内因性成分と類似の生理作用を発揮する可能性を示す研究成果が紹介されている。

（松田　幹）

第1章　小腸ムチン分泌を支配する物性と化学情報

森田達也[*1]

1. はじめに

腸管粘膜は表皮と同様に外界との接点に位置しており，機械的・化学的刺激や無数の外来抗原，細菌等の異物に曝されている。そのため，腸管粘膜は厚い粘液層で覆われ非特異的バリアを形成している。この粘液の主成分はムチンで，主として杯細胞によって産生される分子量300kDa以上の高分子糖タンパク質である。ムチンはセリン，スレオニン，プロリンを主体としたアミノ酸の繰返しドメインから構成されるコアタンパク質にGalNAc，GlcNAc，Gal，Fuc，シアル酸が10個前後の糖鎖として結合したもので，いずれの糖鎖もコア部分にGalNAcを持ち，セリン，スレオニンの水酸基と*O*-グリコシド結合している[1)]。ムチンタンパク質は高度に糖鎖化（糖タンパク質重量の50〜80%に達する）されており[2)]，したがって，小腸ではプロテアーゼによる分解を受け難く，分泌されたムチンの大半はそのまま大腸に流入し，腸内細菌の窒素源となる。

杯細胞はクリプト基底部の多機能性幹細胞から分化し，成熟しながら絨毛先端へ移動した後，吸収上皮細胞と同様に管腔内に剥離する。杯細胞からのムチン分泌は開口分泌（exocytosis）により定期的にムチン顆粒が1個ずつ放出される構成性分泌（基礎分泌）と，神経伝達物質や消化管ホルモンの刺激に応答する制御分泌（促進分泌）に大別される[3)]。食事成分ではカゼインやラクトアルブミンの水解物，β-カゼインの水解物であるβ-カゾモルフィン7による

[*1]静岡大学農学部応用生物化学科

分泌促進が知られており，これらの作用はナロキサンで遮断されるのでオピオイド受容体を介すると考えられている[4]。

以前から，ある種の食物繊維（dietary fiber：DF）の摂取は小腸ムチン分泌量を増加させることが知られていた[5,6]。しかし，一体どのようなDFが，どのような機序で小腸ムチン分泌を促進し，どのような栄養生理的意義を持つのか未解明であった。本章では，筆者らがDF摂取時の小腸ムチン分泌促進機構についてDFの物理化学的性質から解析した結果を紹介し，腸上皮組織によるルミナコイド認識機構を議論する題材としたい。

2．非水溶性食物繊維（water-insoluble dietary fiber：IDF）とムチン分泌

（1）IDFのムチン分泌促進作用は水中沈定体積に比例する

以前から，小麦フスマ等のIDF摂取は小腸ムチン分泌量を増加させるとの報告が散見されたが，統一的見解は得られていなかった[5,6]。これはIDFをbulk-forming fiberとして一様に論じ，個々のIDFの物理化学的性質を正確に規定しなかったことによる。筆者らはDFの持つ物理化学的性質のひとつである“嵩効果”が小腸ムチン分泌促進の主要因であると考え，これを証明するためIDFの持つ種々の物理化学的性質を除外し，嵩効果のみを評価できるモデル素材として発泡スチロール粉末（polystyrene foam：PSF）に着目した。PSFは発泡度（密度の逆数）を調節することで嵩のみを変化させることが可能である。嵩は“消化管内において占める体積”と仮定し，土壌コロイドに用いられる水中沈定体積（settling volume in water：SV）の概念[7]を用い数値化した。発泡度30，60および90のPSF粉末（30～50mesh）のSV値はそれぞれ8.0，15.0および22.0mL/gであった。それぞれのPSFを1％添加した飼料を調製し，10日間ラットに摂取させ，非絶食下で解剖したときの小腸内容物中ムチン量（以下，小腸ムチン量）を図1-1に示す方法で測定した[8]。ムチン量は，小腸内容物上清のエタノール沈殿画分について，SDS/PAGE上での

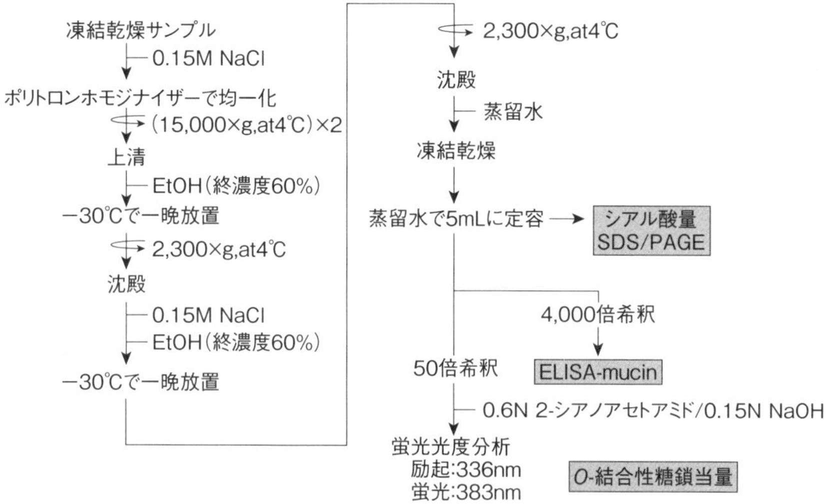

図1－1　小腸内容物からのムチン画分の調製

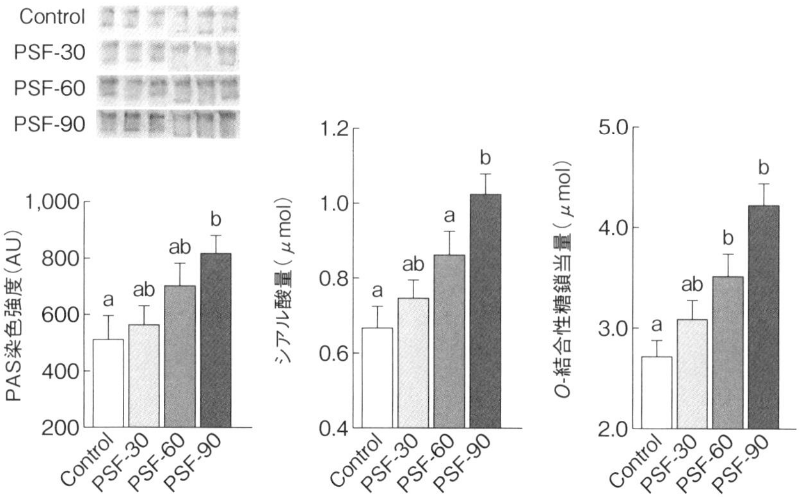

図1－2　発泡度の異なるPSFを摂取したときの小腸ムチン分泌量[8)]

平均値±標準誤差（n=6）。異なるアルファベットの付いたデータ間には有意差が認められる（p<0.05）。

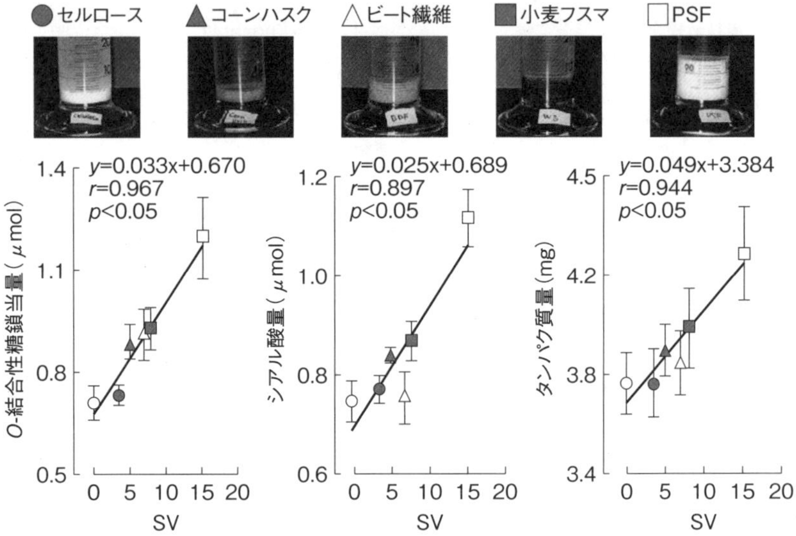

図1－3　水中沈定体積と小腸ムチン分泌量との関係[8]
図中の○印は対照を指す。

PAS染色（糖鎖染色）強度として，または，この画分中のシアル酸量および *O*- 結合性糖鎖当量として表している。また，試験によっては，新たに確立したELISA法[9]を用いムチンタンパク量として測定している。小腸ムチン量は，摂取したPSFのSVに比例して増加することが明らかである（図1－2）。この関係は，セルロース（SV=3.5），コーンハスク（SV=5.0），ビート繊維（SV=7.0），小麦フスマ（SV=8.0）等の天然のIDFでも概ね成立する（図1－3）。このようにすべてのIDFがbulk-forming fiberとして同等の生理作用を示すわけではないし，同一素材であっても粒子サイズや粒子の形状が異なれば当然SV値は変動する。

（2）IDFのムチン分泌促進作用は上皮細胞の代謝回転と連動する

一般に，耐糖性改善やコレステロール代謝の正常化などDFの生理効果は，DFを食物と同時に摂ったときのみ認められ，DFの摂取を中止すると直ちに消失する。それでは，IDF摂取による小腸ムチン分泌促進と食事暦の関係，すなわち作用の発現と消失までの期間はどうであろうか。対照飼料または５％PSF 添加飼料をラットに与え，飼育開始後７日目まで経日的に小腸ムチン量を測定し，一部のラットはPSF 飼料を７日間摂取させた後，対照飼料に切り替え，さらに５日間（12日目）飼育した[10)]。図１－４は対照群の小腸ムチン量を100として相対値で表している。PSF 群の小腸ムチン量は摂取開始から５日目で有意に増加し，同様に摂取中止から５日目で対照レベルにまで戻った。この間，腸上皮の杯細胞（ムチン分泌細胞）数の変動を慎重に測定したところ，小腸ムチン量は杯細胞数の増減と一致することが明らかになった。通常，杯細胞は腸上皮細胞８個に１個程度の割合で存在し，ラットでは絨毛片側当たり10個前後であるが，PSF 摂取は杯細胞数を50％近く増加させる。小腸上皮細胞は陰窩の幹細胞から分化し成熟しながら絨毛頭頂部へと移動した後，アポトーシスを生じ管腔に剥がれ落ちるか，あるいはマクロファージの貪食によって消去さ

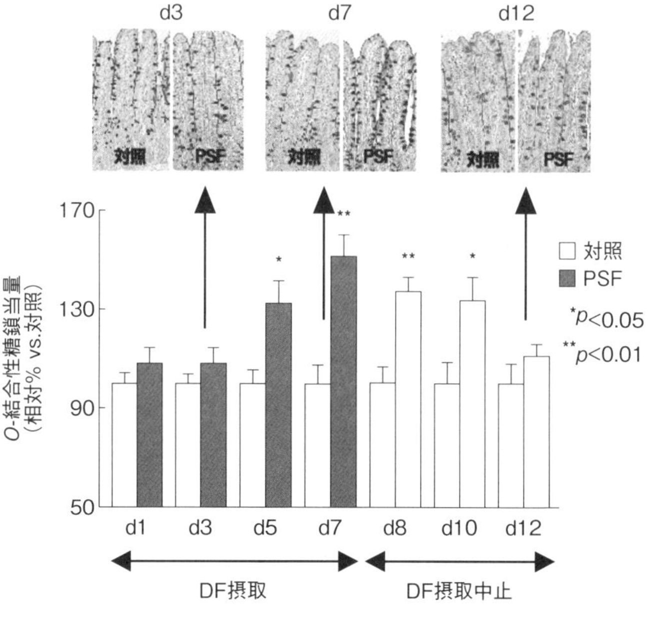

図１－４　小腸ムチン分泌促進作用と腸上皮細胞の代謝回転との関連性[10)]

平均値±標準誤差（n=６）。*, **：各飼育時点での対照との間に有意差が認められる。

れ，この過程は3～5日の周期で起こる[11]。したがって，IDF 摂取によるムチン分泌促進作用は腸上皮細胞の代謝回転と連動すると考えられる。つまり，ムチン分泌促進作用はIDF の摂取中止後も数日間持続するのである。

（3）嵩によるムチン分泌促進作用は内容物が蠕動運動により移動する消化管部位で発現する

先に述べたようにIDF のムチン分泌促進作用は小腸ではSV 値（嵩）に比例するが，これが他の消化管部位でも適用されるか検討した。図1－5は飼料中に嵩効果のみを持つPSF，発酵性のみを持つフラクトオリゴ糖（FOS），PSF とFOS の両方，または嵩効果と発酵性を併せ持つビート繊維（BDF）を添加したときの消化管内容物中のムチン量を測定した結果である[12]。胃ではすべての飼料群で効果がなく，一方，小腸および糞（結腸内容物）では嵩効果を持つ飼料群（PSF，PSF + FOS，BDF）で，盲腸では発酵性を持つ飼料群（FOS，PSF + FOS，BDF）においてムチン量の増加が認められた。盲腸内容物ムチン量は「盲腸での分泌量」/「小腸からの流入量」/「腸内細菌による分解量」のバランスで決まる。したがって，PSF 群では小腸からの流入量が多くても，腸内細菌による分解量がこれを上回り，結果として盲腸内ムチン量は増加しな

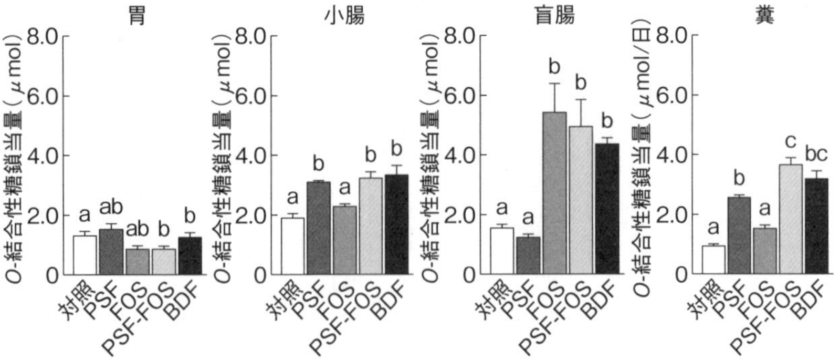

図1－5　消化管部位別にみたDF の嵩とムチン分泌量[12]

平均値±標準誤差（$n=6$）。異なるアルファベットの付いたデータ間には有意差が認められる（$p<0.05$）。

い。いずれにせよ，小腸や結腸といった内容物の移動が蠕動運動に基づき進行する組織では摂取するDFの嵩が分泌促進要因となり，その一方，盲腸ではDFの発酵性が要因となる。発酵産物である短鎖脂肪酸にはムチン分泌促進作用が認められ，坂田らによれば，本作用はアセチルコリン作動性の神経刺激による[13]。

3．水溶性食物繊維(water-soluble dietary fiber：SDF)とムチン分泌

SDF摂取と小腸ムチン分泌との関連性を研究した例は限られている。Satchithanandamらはペクチンを4％添加した飼料をラットに与えたところ，対照飼料に比べ小腸ムチン分泌量の有意な増加を観察し，この理由として，使用したペクチンの純度が低いために含まれていたセルロースやリグニンといったIDF画分の寄与を推定した[5]。しかし，先に述べたIDFのSV値と小腸ムチン分泌量との法則に基づき再考すると，セルロースのSV値は3.5前後であり，ペクチンに含まれる正味のセルロース量がムチン分泌量を増加させるに十分な嵩効果を持つとは考え難い。一方，Pielらはカルボキシメチルセルロース（CMC）を4％添加した飼料を離乳直後の仔ブタに与えたとき，回腸内容物上清のエタノール沈殿画分の重量が有意に増加したことから，CMCの摂取がムチン分泌量を増加させると推定した[14]。しかし，CMCは天然のSDFと同様にエタノール沈殿画分に回収されるため，重量測定だけでムチン量を評価することは不可能である。IDFのムチン分泌促進作用と同様，SDFについても物性からの詳細な解析が必要である。

（1）SDFのムチン分泌促進作用は粘度に比例する

IDF摂取による内容物の嵩の増大は後述する腸管内腔圧の上昇を招くが，これは腸内容物の粘度が高い場合にも当てはまると考えられる。SDF溶液は一般に非ニュートン流体であり，溶液中では分子が絡み合った状態（分子間引力などによる分子の会合）で存在するが，分子に“ズレ”を加えることで分子間

相互作用が切断され分子の移動が容易になり，粘度は“ズレ速度”の上昇に伴い急速に低下する。腸内容物のズレ速度は測定することが困難であるし，腸管部位によって一様でないと考えられる。したがって，粘度を一点の“ズレ速度”で示すことは正確でない。Dikeman らは，溶液の粘度曲線（x 軸にズレ速度，y 軸に粘度をプロットした時の近似曲線）下面積（AUC）で粘性を規定することが適切であると報告している[15]。そこで，各種1％SDF 溶液を調製し37℃で5時間撹拌した後（上部消化管の通過時間を考慮した），回転粘度計を用い37℃条件下で粘度 AUC を測定した。図1－6は分子量の異なるコンニャクマンナン（KM−H，KM−M，KM−L），グアガム（GG−H，GG−L）およびサ

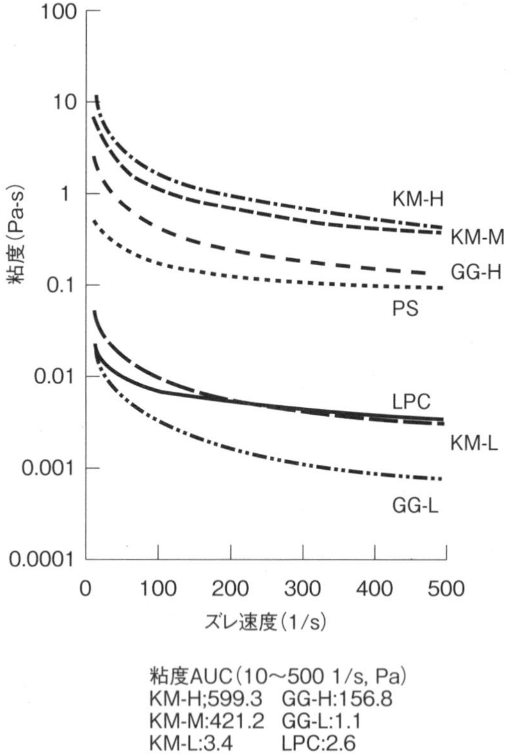

図1－6　各種1％SDF 溶液の粘度[16]

イリウム（PS），低メトキシペクチン（LPC）の粘度曲線と粘度 AUC（10～500 1/s，Pa）を示している。

上述の各種 SDF をそれぞれ５％添加した飼料を10日間ラットに与えたときの小腸ムチン量および腸上皮の杯細胞数を測定した[16]。ただし，図１－１に示したムチン画分の調製法では IDF と異なり，SDF の本画分中への混入が避けられない。そこで SDF を用いた一連の試験では，ムチン画分への混入を最小限に留めるため，小腸内容物の回収は一晩絶食させた後に行った。小腸ムチン量（*O*- 結合性糖鎖当量）は対照群に比べ，KM－H，KM－M，GG－H，PS，LPC 群で1.2～1.6倍高い値を示し，多重比較では KM－H，LPC，PS 群のみ有意な増加を示した（図１－７）。一方，回腸の杯細胞数は対照群に比べ KM－H，KM－M，GG－H，PS 群で有意に増加したが，LPC 群では対照群と差がなかった（図１－７）。これらの結果を解析すると，ズレ速度50～500s までの粘度 AUC（Log AUC）と回腸杯細胞数との間には極めて高い正の相関が

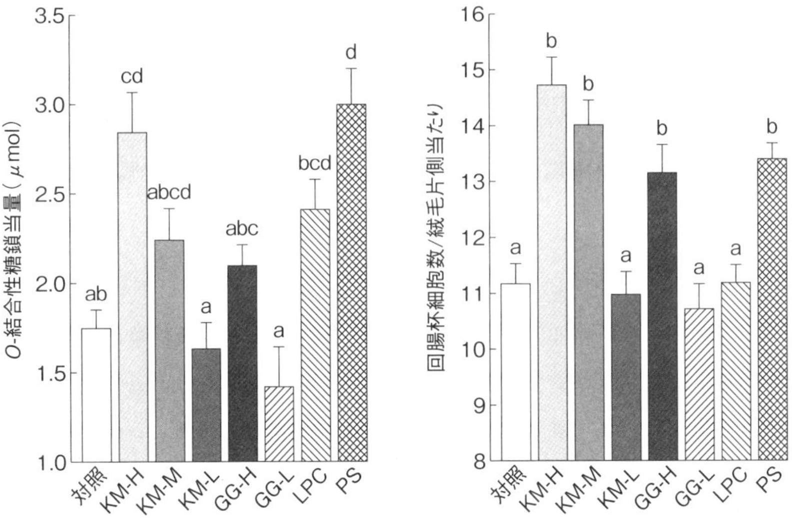

図１－７　各種 SDF 摂取時の小腸ムチン分泌量と回腸杯細胞数[16]

平均値±標準誤差（n=12）。異なるアルファベットの付いたデータ間には有意差が認められる（p<0.05）。

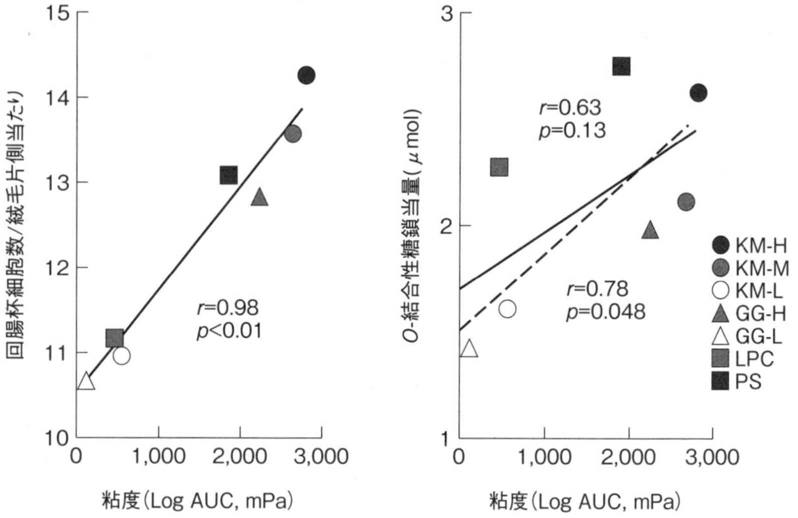

図1－8　摂取SDFの粘度と杯細胞数および小腸ムチン分泌量との相関性[16)]
粘度は粘度曲線下面積の対数で表している。

認められ，粘度AUCと小腸ムチン量との相関はLPC群を除いたときのみ有意（$r=0.78$，$p=0.048$）であった（図1－8）。LPCの例外を除けば，粘度の高いSDFは杯細胞の増加を介し小腸ムチン量を増加させる。

（2）粘性や嵩効果によるムチン分泌促進作用は*Muc*発現量の増加を伴わない

これまで述べたように，SV値の高いIDFと粘性の高いSDFはいずれも小腸上皮の杯細胞数を増加させる。しかし，小腸でのムチン分泌量の増加が杯細胞の増加を反映した基礎分泌量の増加なのか，杯細胞当たりのムチン合成・分泌促進もしくはこれら双方の作用によるのかは不明であった。ムチンをコードしている遺伝子はヒトで20種報告されているが[17)]，ヒト同様ラットでも小腸・大腸では分泌型ムチンである*Muc2*と膜結合型ムチンである*Muc3*が主であり，杯細胞（*Muc2*，*Muc3*）および吸収上皮細胞（*Muc3*）で発現している[18)]。そこで，５％KM-Hまたは８％PSF添加飼料を10日間ラットに与え，回腸上皮組織を採取し real time-PCR により *Muc 2*，*Muc 3* の mRNA 発現量を測定した[16]。KM-H，PSF の摂取は小腸ムチン量および回腸杯細胞数を有意に増加させるが，*Muc 2* 発現量はわずかに増加する程度で，一方，*Muc 3* 発現量は対照群に比べ有意に低下することが明らかになった（図1－9）。した

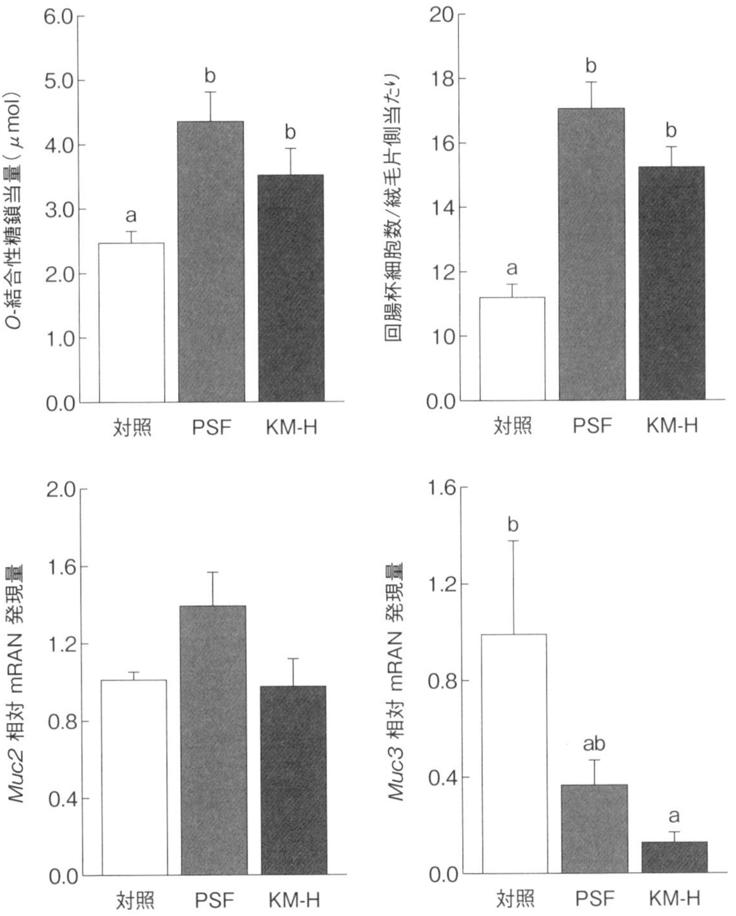

図1－9　PSF または KM-H 摂取時の小腸ムチン分泌量，回腸杯細胞数および回腸 *Muc* 遺伝子発現量[16]

平均値±標準誤差（$n=6$）。異なるアルファベットの付いたデータ間には有意差が認められる（$p<0.05$）。

がって，粘性や嵩効果による小腸ムチン量の増加は，個々の杯細胞における合成・分泌促進ではなく，むしろ杯細胞数自体の増加による基礎分泌量の増大によるところが大きいと考えられる。*Muc 3* 発現量が低下する理由は，現在のところ明らかでない。しかし，小腸での *Muc 3* 発現量は *Muc 2* に比べ 1 / 1,000 以下であり，小腸ムチン分泌量における *Muc 3* の量的貢献は極めて小さいのである。

（3）KM（粘性）や PSF（嵩）は小腸上皮細胞の代謝回転を促進する

PSF 摂取時（恐らく KM でも）の杯細胞数の増加は小腸上皮細胞の代謝回転と連動するわけであるが（図1－4），代謝回転速度自体に対する PSF や KM 摂取の影響はどうであろうか。これを明らかにするため，上記（2）と同様の飼料条件下でブロモデオキシウリジン（BrdU，5 mg/100g）を腹腔内投与し，24時間後に小腸組織を採取し上皮細胞の代謝回転速度を測定した[16]。KM－H，PSF の摂取はいずれも空・回腸の絨毛長，絨毛当たりの全上皮細胞

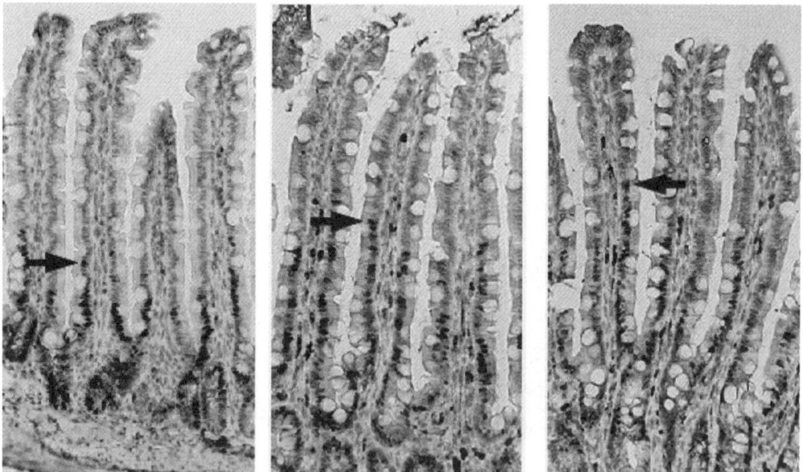

図1－10　KM－H または PSF 摂取時の小腸上皮細胞への BrdU 取込み速度[16]

ホースラディッシュペルオキシダーゼで標識した BrdU 抗体を用い免疫染色を行い，BrdU 取込み細胞を可視化した。矢印（→）は最高到達位置を示す。

数には影響しなかったが，クリプトからBrdUを取り込んだ細胞の到達位置までの細胞数は，空・回腸の双方で対照群に比べ有意に高い値を示した（図1－10，表1－1）。このように粘性の高いSDFや嵩効果の大きいIDFの摂取は上皮細胞の代謝回転を促進し，同時に杯細胞数を増加させる。杯細胞で合成・分泌されるムチンは遺伝子コードからの分類（分子種）以外に，それらの構成糖の特徴から中性ムチン，シアロムチンおよび硫酸ムチンに分類される[19]。同様の小腸組織についてPAS染色に加え，高鉄ジアミン－アルシアンブルー（HID－AB）染色することでシアロムチン（AB$^+$杯細胞）と硫酸ムチン（HID$^+$杯細胞）に分別した。興味深いことに，KM－HやPSFを摂取したとき空腸のHID$^+$杯細胞数はほぼ一定で，増加するのはAB$^+$杯細胞である。この傾向は回腸でも同様であるが，PSF群ではAB$^+$杯細胞が増加する一方で，HID$^+$杯細胞数の有意な減少が認められた（表1－2）。ムチン糖鎖種の変動要因として，Specianらは陰窩付近の未成熟な杯細胞は中性ムチンを多く含むが，杯細胞は成熟するに従い酸性ムチンを合成するようになると報告している[11]。代謝回転の促進は，見方によれば上皮細胞を未成熟のまま絨毛先端部へと移動させるとも考えられ，このことがPSFやKM－H摂取群でのHID$^+$杯細胞の比率低下に

表1－1　PSFまたはKM－H摂取時の小腸の絨毛長，総上皮細胞数および上皮細胞へのBrdU取込み速度

試験群	対照群	8% PSF群	5% KM-H群
空腸			
絨毛長（μm）	408±19	424±14	410±22
総上皮細胞数（絨毛片側当たり）	93±3	108±11	99±3
BrdU染色細胞の最高到達位置*	32±1^a	38±1^a	47±2^b
回腸			
絨毛長（μm）	314±16	311±16	307±15
総上皮細胞数（絨毛片側当たり）	73±2	68±3	78±4
BrdU染色細胞の最高到達位置*	20±1^a	27±2^b	36±2^c

平均値±標準誤差（n=8）。異なるアルファベットの付いたデータ間には有意差が認められる（p<0.05）。

*：クリプトからBrdUを取り込んだ細胞の最高到達位置までの細胞数。

表1－2　PSF または KM-H 摂取時の小腸の HID－AB 染色細胞数

試験群	対照群	8％PSF 群	5％KM-H 群
空腸			
HID 陽性細胞数(絨毛片側当たり)	5.5±0.4	4.3±0.3	4.9±0.5
AB 陽性細胞数(絨毛片側当たり)	4.9±0.4[a]	9.5±0.2[c]	7.6±0.4[b]
回腸			
HID 陽性細胞数(絨毛片側当たり)	6.5±0.2[c]	2.7±0.3[a]	4.8±0.5[b]
AB 陽性細胞数（絨毛片側当たり）	2.0±0.2[a]	7.7±0.5[c]	6.8±0.7[b]

平均値±標準誤差（n＝8）。異なるアルファベットの付いたデータ間には有意差が認められる（p<0.05）。

つながっている可能性がある。一方，Chang らは絨毛基底部のクリプトにある増殖細胞は *Muc3* を発現しているが，絨毛上部に移動し分化成熟するにつれ，*Muc3* の発現は消失していくと報告している[20]。したがって，上皮細胞の増殖・移動速度の亢進は PSF や KM－M 摂取時の *Muc3* 発現量の低下にも関与しているかもしれない。

4．嵩と粘性に共通する消化管への作用

これまで述べてきたように，IDF と SDF は異なる物性を示すにもかかわらず，双方とも上皮細胞の代謝回転を亢進し，杯細胞を増加させ，そして *Muc* 発現量を増加させることなく小腸ムチン分泌量を増加させる。IDF 摂取による嵩の増大と同様，SDF 摂取による消化粥の粘度上昇は腸管の蠕動運動に対する抵抗性を高める[21]。したがって，筆者らは SV 値の高い IDF と粘性の高い SDF に共通する消化管への作用は，腸管の蠕動運動に特徴的な“push－through 移送”に伴って生じる腸管内腔圧の上昇であると考えている。このことがなぜ，杯細胞への分化誘導促進シグナルとなるのかは現在のところ不明である。

DF 摂取により腸内腔圧の影響を強く受けるのはクリプトと考えられる。クリプトには未分化の幹細胞が存在し，Notch シグナルの制御によって吸収上皮，内分泌，パネートおよび杯細胞へ分化すると考えられている[22]。未分化の細胞

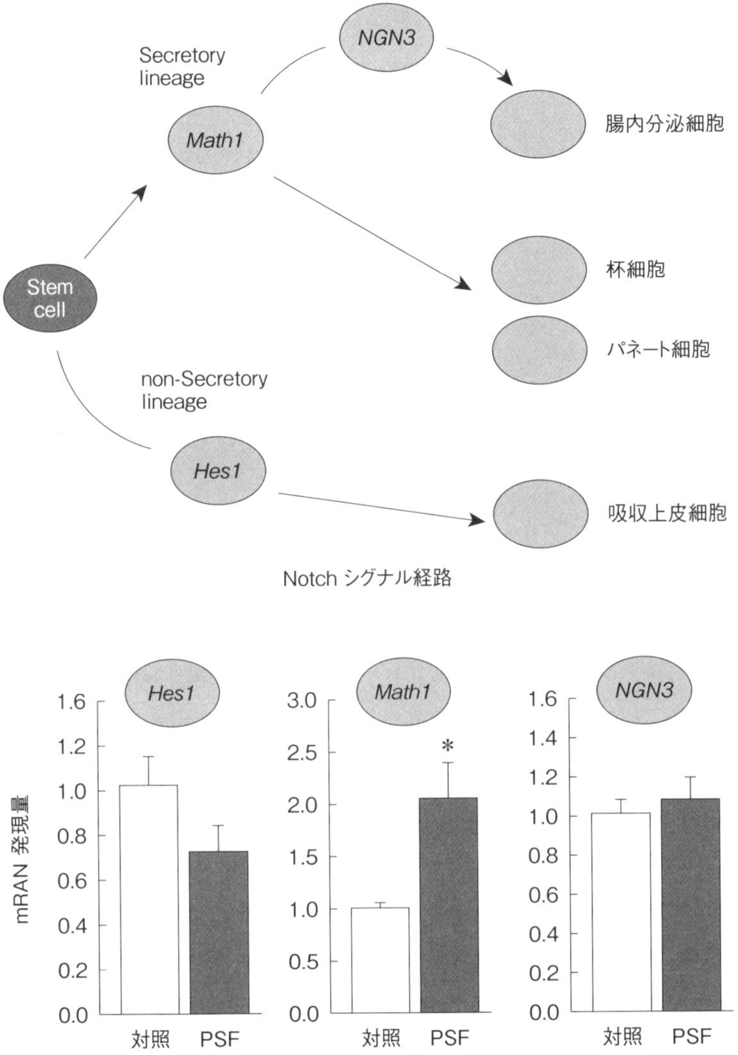

図1－11　PSF 摂取時の Notch シグナル経路の修飾[22)]
＊：$p<0.05$。

表面の Notch レセプターは他の細胞からのシグナルを受け，DNA 上のリプレッサータンパクに作用することで吸収上皮細胞への分化を誘導する *Hes1* の転写を開始させ，同時に *Hes1* タンパクによって分泌細胞への分化を誘導する

*Math1*の転写を抑制する。事実，前述した２-（２）と同様の飼育条件下で回腸上皮細胞を採取しNotch関連遺伝子の発現量を測定してみると，PSFやKM-Mの摂取はともに腸上皮細胞での*Hes1*発現量のわずかな減少と*Math1*発現量の有意な増加をもたらす（図１-11）[23]。腸管内腔圧の上昇はクリプトの圧受容体を介して杯細胞への分化を促進している可能性がある。一方，回腸内圧の上昇はエンテロクロマフィン（EC）細胞からのセロトニン外分泌（管腔側への放出）をもたらし，腸上皮に対するエンドトキシンの透過性を高めることが報告されている[24]。無菌ラットへのエンドトキシン投与（経口）が結腸の杯細胞を増加させることから[25]，腸管内圧の上昇による杯細胞の増加には，腸管でのエンドトキシンの動態が関与している可能性もある。

５．ムチン分泌を促進する低メトキシペクチンの化学情報

先に述べたように，低メトキシペクチン（LPC，エステル化度35～42%）は粘性や杯細胞数の増加とは無関係に小腸ムチン量を増加させる。また，この作用はLPCと同様にウロン酸ポリマーであるアルギン酸ナトリウム（40～70kDa）や高メトキシペクチン（エステル化度65～75%）には認められない[26]。したがって，ムチン分泌促進作用はガラクツロン酸ポリマーに特異的で，かつ，本作用にはガラクツロン酸の遊離COOH基が必要と推定される。図１-12は飲料水中にネオマイシン（1,000mg/L）を加えた条件で，５%LPC飼料を10日間ラットに与えた後，小腸ムチン量（一晩絶食後），胃および小腸上皮組織での*Muc*発現量（非絶食）を測定した結果である。LPCはネオマイシンの有無にかかわらず小腸ムチン量（ELISA定量ムチン）を増加させるので，本作用にLPCの盲腸発酵は無関係である。同時に，LPC摂取は胃で*Muc5*，空腸では*Muc2*発現量を対照群に比べ有意に上昇させることが明らかになった[26]。これらの結果は，粘性の高いSDFや嵩効果のあるIDFで観察される基礎分泌の亢進（杯細胞数の増加を伴う）とは異なり，LPCの作用は胃粘液腺細胞および空腸杯細胞におけるムチン合成・分泌促進によって発現する可能性

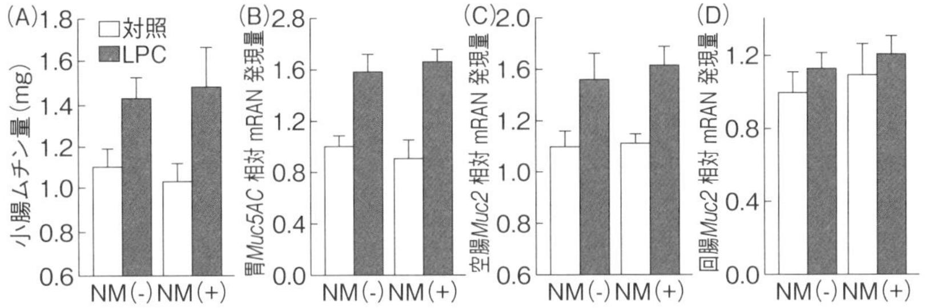

図1-12　ネオマイシン飲水下でのLPCの小腸ムチン分泌量と胃・小腸 *Muc* 遺伝子発現量[26)]

平均値±標準誤差（n=8）。ネオマイシン（NM）とLPCの2要因分析の結果を示している。小腸ムチン分泌量と胃（*Muc 5 AC*），空腸（*Muc 2*）の遺伝子発現量はLPCの要因で有意に変動する。

A：LPC（$p<0.01$），NM（$p=0.96$），LPC × NM（$p=0.69$）。

B：LPC（$p<0.01$），NM（$p=0.93$），LPC × NM（$p=0.59$）。

C：LPC（$p<0.01$），NM（$p=0.72$），LPC × NM（$p=0.60$）。

D：LPC（$p=0.43$），NM（$p=0.55$），LPC × NM（$p=0.92$）。

を示している（制御分泌）。ただし，この *Muc 2* 発現量の増加は空腸部のみであり，回腸部では認められない。先に述べたように，LPCのムチン分泌促進作用には遊離COOH基が必要であるが，回腸末端に滞留しているLPCはCa^{2+}等のイオンと錯体を形成することで効果を失っているのかもしれない。また，腸上皮にはガレクチンが発現しており[27)]，ペクチン分子中のガラクトース基と腸上皮ガレクチンの相互認識が一定のシグナルを発しムチン分泌を促進している可能性も否定できない。

従来，腸上皮に対するDFの作用は，主として摂取するDFの物性との関連性において議論されてきた。しかし，LPCの例から明白なように，今後はDFの化学構造と消化管との相互作用，換言すれば，腸上皮組織によるルミナコイド認識機構（chemical sensing）の解明が必要と考えられる。LPCと同様に分子内に電荷を持つ低分子化キトサンは，近年，tight junction modulatorとして薬剤の吸収促進（paracellular transport）に果たす役割が注目されている[28, 29)]。この作用はキトサンと腸上皮の静電的結合を介したtight junction protein の修飾によると推定されているが，このとき同時に絨毛先端部の杯細胞ではムチン顆粒の全放出（compound exocytosis）が観察されている[29]。IDF の物性と小腸ムチン分泌の法則性からすれば，キトサンは明らかに例外である。

６．DF によるムチン分泌促進とその生理作用

（１）小腸でのムチン分泌促進は栄養素の吸収速度に影響しない

管腔内の栄養素が水解・吸収されるには腸上皮表面の拡散障壁を通過する必要があり，この拡散障壁は不攪拌水層（unstirred water layer）とともに腸上皮表面上の粘液皮膜（mucus coat），すなわちムチン層が重要な構成要素となる[30]。消化管内分子が上皮細胞に到達するまでの拡散速度は，ムチン分泌量または分泌されるムチン種（粘性）によって左右されると考えられる。また，単純拡散速度は分子量に反比例するため[31]，特に高分子のまま吸収される食事抗原の消化管内動態などに対し，DF 摂取によるムチン分泌促進がどのような影響を及ぼすのか興味の持たれるところである。Schwartz ら[32]および Dryden ら[33]は，セルロースや小麦フスマを長期間（５～８週間）摂取したラットでは，糖負荷試験時の血糖上昇や腸管灌流試験での糖の吸収速度が抑制されたと報告している。この理由について，彼らは DF の長期摂取が上皮細胞を覆う粘液皮膜（mucus coat）に変化を与えたためと推定した。筆者らはこれを検証するため，対照または９％ PSF 飼料を７日間摂取させたラットに門脈カニューレを留置し，さらに６日間飼育した後，12時間の絶食後にグルコース（Glu, 1,000mg/kg）＋オボアルブミン（OVA，250mg/kg）を経口投与し，門脈血中 Glu/OVA 濃度を追跡した（図１－13）[10, 34]。OVA の分子量（45kDa）は Glu の250倍であり，ムチン分泌促進により OVA の拡散速度は Glu 以上に強い影響を受けると予測されたが，実際には，投与２時間後まで対照群と PSF 群の門脈血中 Glu/OVA 濃度に差は認められなかった。一方，試験終了時，PSF 群の小腸内ムチン分泌量は，対照群に比べ２倍程度，有意に増加していた。

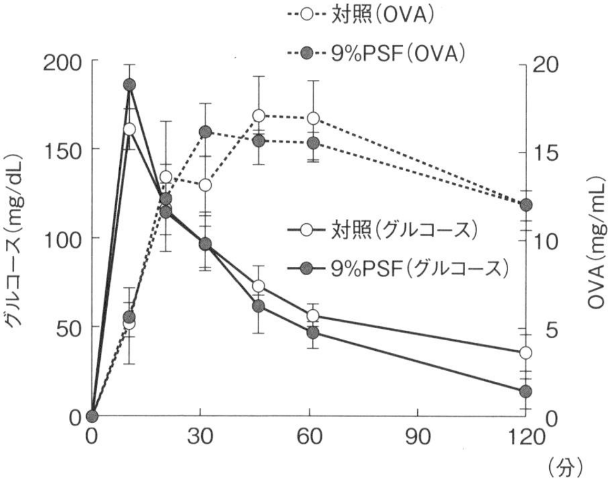

図1-13　PSF 摂取時のグルコースと OVA の門脈血中濃度変化[10)]

平均値±標準誤差（n=6）。経時的に門脈カニューレから採血しグルコースは酵素法で，OVA は ELISA 法で測定した。

したがって，セルロースや小麦フスマを長期間摂取させたときに観察された耐糖能改善効果と小腸ムチン分泌とは無関係であり，むしろインスリン感受性等の代謝的変化が関与していたと推測される。

コレステロールの吸収には管腔内でのミセル化が必須であるが，ミセルは巨大な集合体（30～100Å）であり，ミセルの拡散障壁の通過はコレステロール吸収の律速段階と考えられている。しかし，Wang らは *Muc1*$^{-/-}$ マウスのコレステロール吸収率は正常マウスに比べ50％以上も低いことを見いだし，膜結合性ムチンである *Muc1* はコレステロール吸収に対してむしろ重要な役割を果たすと推定している[35)]。また，栄養素の消化段階において腸上皮表面のムチンは膵外分泌された消化酵素の固定化をもたらし，消化酵素の transit time を調節することで消化の促進に寄与するとも考えられる[36)]。いずれにせよ，小腸でのムチン分泌促進自体が栄養素の吸収速度に影響することはないようである。

（2）DF 摂取によるムチン糖鎖の修飾は腸管バリア機能を低下させるか

ムチンの生理的役割については過度な物理的刺激からの上皮の保護や腸管に分泌される IgA との共同作業によるバクテリア透過の抑制などが知られている[37]。後者のいわゆる腸管バリア機能では，中性およびシアロムチンに比べ，硫酸ムチンが効果的であるとされる[38]。つまり，硫酸ムチンは溶液中においてシアロムチンに比べ高い粘性を示し，腸内細菌による分解も受けにくいことから（ムチン糖鎖の切断に先立ち，glycosulfatase による硫酸エステルの除去が必須である[39]），硫酸ムチンの増加は一般に細菌透過に対する抵抗性を高めると考えられている。これについて，Dawson らは *Nas 1* 硫酸基輸送担体を欠損し，回腸および近位結腸部での硫酸ムチン発現量の低下したマウス（*Nas1*$^{-1-}$）では，腸内細菌の透過性が亢進することを報告している[40]。先に述べたように，PSF や KM を摂取させたとき杯細胞に占める HID^{+}細胞の比率は極端に減少するが，DF 摂取が果たしてそのような adverse effect をもたらすであろうか。筆者らは，市販の固形飼料（粗繊維 4 %，DF として15～20% 相当），対照として精製飼料，または対照に 8 % ビート繊維（BDF）を添加した飼料を10日間ラットに摂取させた後，小腸組織の HID/AB 染色および BrdU 投与による腸上皮細胞の代謝回転について検討したところ[41]，対照群に比べ，固形飼料と BDF 群の代謝回転速度は同程度に有意に高く，両群で増加した杯細胞のほとんどすべてが AB^{+}細胞であったことを認めている。中心静脈栄養や成分経腸栄養剤で管理された場合に比べ，固形飼料を与えられたラットではエンドトキシンや細菌透過の頻度が大幅に改善されることはよく知られた事実である[42, 43]。したがって，HID^{+}杯細胞の比率低下自体が直接，腸管バリア機能を損なうことはないと考えられる。

7. おわりに

以上，DF の物性および化学構造からの小腸ムチン分泌にかかわる役割について，おもに筆者らの試験結果をもとに議論してきた。しかし，DF の嵩と粘性がなぜ，杯細胞への分化促進シグナルとなるのかいまだ明らかでないし，ムチン分泌が促進されることの栄養的意味についても未解明である。ムチンのペプチド骨格を構成するアミノ酸の 1/3 は Thr であり，一方，経口摂取した Thr は他のアミノ酸（15～30%）と異なり，実に60%が上皮細胞によって消費される[44]。しかし，分泌されたムチン由来の Thr は大腸で腸内細菌に資化され，結果，宿主には回収されず内因性の Thr ロスとなる。DF 摂取時のムチン分泌亢進状態が必須アミノ酸栄養にもたらす影響は現在のところ検討されていないようである。

文　献

1） Perez-Vilar J. and Hill R.L.：The structure and assembly of secreted mucins. Biol Chem 1999；274；31751-31754.

2） Hilkins J.：Biochemistry and function of mucins in malignant disease. Cancer Rev 1988；25；11-12.

3） Forstner G.：Signal transduction, packaging and secretion of mucins. Annu Rev Physiol 1995；57；585-605.

4） Claustre, J., Toumi F., Trompette A. et al.：Effects of peptides derived from dietary proteins on mucus secretion in rat jejunum. Am J Physiol 2002；283；G521-G528.

5） Satchithanandam S., Vargofcak-Apker, M., Calvert R.J. et al.：Alteration of gastrointestinal mucin by fiber feeding in rats. J Nutr 1990；120；1179-1184.

6） Satchithanandam S., Klurfeld D.M., Calvert R.J. et al.：Effects of dietary fibers on gastrointestinal mucin in rats. Nutr Res 1996；16；1163-1177.

7） Takeda H. and Kiriyama S.：Correlations between the physical properties of dietary fibers and their protective activities against amaranth toxicity in rats. J Nutr 1979；109；388-396.

8） Tanabe H., Kiriyama S., Morita T. et al.：Small intestinal mucins are secreted in proportion to the settling volume in water of dietary indigestible components in rats. J Nutr 2005；135；2431-2437.

9）Tanabe H., Kiriyama S., Morita T. et al.：Estimation of luminal mucin content in rats by measurement of O-linked oligosaccharide chains and direct ELISA. Biosci Biotechnol Biochem 2007；71；575-578.

10）Morita T., Tanabe H., Ito H. et al.：Increased luminal mucin does not disturb glucose or ovalbumin absorption in rats fed insoluble dietary fiber. J Nutr 2006；136；2486-2491.

11）Specian R.D. and Oliver M.G.：Functional biology of intestinal goblet cells. Am J Physiol 1991；260；183-193.

12）Tanabe H., Ito H. and Morita T.：Dietary indigestible components exert different regional effects on luminal mucin secretion through their bulk-forming property and fermentability. Biosci Biotechnol Biochem 2006；70；1188-1194.

13）Shimotoyodome A., Meguro S., Hase, T. et al.：Short-chain fatty acids but not lactate and succinate stimulate mucus release in the rat colon. Comp Biochem Physiol 2000；125；525-531.

14）Piel C., Montagne L., Seve B., Lalles J.-P.：Increasing digesta viscosity using carboxymethylcellulose in weaned piglets stimulates goblet cell numbers and maturation. J Nutr 2005；135；86-91.

15）Dikeman C.L. and Fahey Jr. G.C.：Viscosity as related to dietary fiber：a review. Crit Rev Food Sci Nutr 2006；46；649-663.

16）Ito H., Sonoyama K., Morita T. et al.：Soluble fiber viscosity affects both goblet cell number and small intestine mucin secretion in rats. J Nutr 2009；139；1640-1647.

17）Theodoropoulos G. and Carraway K.L.：Molecular signaling in the regulation of mucins. J Cell Biochem 2007；102；1103-1116.

18）Sandra J.G. and Spicer A.P.：Epithelial mucin genes. Annu Rev Physiol 1995；57；607-634.

19）Sheahan D.G. and Jervis H.R.：Comparative histochemistry of gastrointestinal mucosubstances. Am J Anat 1976；146；103-131.

20）Chang S.K., Dohrman A.F., Basbaum C.B. et al.：Localization of mucin（*Muc2* and *Muc3*）messenger RNA and peptide expression in human normal intestine and colon cancer. Gastroenterology 1994；107；28-36.

21）Cherbut C., Albina E., Champ M. et al.：Action of guar gums on the viscosity of digestive contents and on the gastrointestinal motor function in pigs. Digestion 1990；46；205-213.

22) Schonhoff S.E., Giel-Moloney M. and Leiter A.B.：Minireview：Development and differentiation of gut endocrine cells. Endocrinol 2004；145；2639-2644.

23) 森田達也：ルミナコイド摂取による小腸ムチン分泌促進機構．第63回日本栄養・食糧学会シンポジウム－9「食物繊維研究の新展開：食物繊維からルミナコイド研究へ」，要旨集．2009，p.68.

24) Yamada T., Inui A., Hayashi N. et al.：Serotonin stimulates endotoxin translocation via 5-HT3 receptors in the rat jejunum. Am J Physiol 2003；284；G782-G788.

25) Enss M.L., Schmidt-Wittig U., Muller H. et al.：Response of germfree rat colonic mucous cells to peroral endotoxin application. Eur J Cell Biol 1996；71；99-104.

26) 齋藤大輔，伊藤弘幸，森田達也ほか：低メトキシペクチン摂取時の小腸ムチン分泌量の増加には胃，空腸における Muc2発現量の上昇を伴う．第14回日本食物繊維学会学術集会，講演要旨集．2009，p. 5.

27) Nio-Kobayashi J., Takahashi-Iwanaga H. and Iwanaga T.：Immunohistochemical localization of six galectin subtypes in the mouse digestive tract. J Histochem Cytochem 2009；57；41-50.

28) Schipper N.G.M., Varum K.M., Stenberg P. et al.：Chitosans as absorption enhancers of poorly absorbable drugs. 3：Influence of mucus on absorption enhancement. Eur J Pharmaceutical Sci 1999；8；335-343.

29) Ranaldi G., Marigliano I., Vespignani I. et al.：The effect of chitosan and other polycations on tight junction permeability in the human intestinal Caco-2 cell line. J Nutr Biochem 2002；13；157-167.

30) Smithson K.W., Jacobs L.R. and Gray G.M.：Intestinal diffusion barrier：Unstirred water layer or membrane surface mucous coat? Science 1981；214；12411244.

31) Nimmerfall F. and Rosenthaler J.：Significance of goblet cell mucin layer, the outermost luminal barrier to passage through the gut wall. Biochem Biophys Res Commun 1980；94；960-966.

32) Schwartz S.C. and Levine G.D.：Effects of dietary fiber on intestinal glucose absorption and glucose tolerance in rats. Gastroenterology 1980；79；833-836.

33) Dryden P.A., Jones G.P., Burcher E. et al.：Effect of chronic ingestion of dietary fiber on the rate of glucose absorption in rats. Nutr Rep Int 1985；31；609-614.

34) Morita T., Tanabe H., Ito, H. et al.：,Long-term ingestion of insoluble dietary fiber increases luminal mucin content, but has no effect on nutrient absorption in rats. Biosci Biotechnol Biochem 2008；72；767-772.

35) Wang H.H., Afdhal N.H., Gendler S.J. et al.：Lack of the intestinal *Muc1* mucin impairs cholesterol uptake and absorption but not fatty acid uptake in *Muc1*$^{-1-}$ mice. Am J Physiol 2004；287；G547-G554.
36) Montagne L., Piel C. and Lalles J.P.：Effect of diet on mucin kinetics and composition：Nutrition and health implications. Nutr Rev 2004；62；105-114.
37) Mayer L.：Mucosal Immunity. Pediatrics 2003；111；1595-1600.
38) Nieuw Amerongen A.V., Bolscher J.G., Bloemena E. et al.：Sulfomucins in the human body. Biol Chem 1998；379；1-18.
39) Corfield A.P., Wagner S.A., O'Donnell L.J.D. et al.：The role of enteric bacterial sialidase, sialate o-acetylesterase and glycosulfatase in the degradation of human colon mucin. Glycoconjugate J 1993；10；72-81.
40) Dawson P.A., Huxley S., Gardiner B. et al.：Reduced mucin sulfonation and impaired intestinal barrier function in the hyposulfataemic NaS1 null mouse. Gut 2009；58；910-919.
41) 伊藤弘幸，加藤俊彦，河田伊織ほか：ルミナコイドの嵩形成能および発酵性がラット小腸および盲腸でのムチン分泌に及ぼす影響．日本食物繊維学会誌 2010；13；107-117.
42) Frankel W., Zhang W., Singh A. et al.：Fiber；Effect on bacterial translocation and intestinal mucin content. World J Surg 1995；19；144-149.
43) Conour J.E., Ganessunker D., Tappenden K.A. et al.：Acidmucin goblet cell expansion induced by parenteral nutrition in the small intestine of piglets. Am J Physiol 2002；283；G1185-G1196.
44) Fuller M.F., Milne A., Harris C.I.. et al.：Amino acid losses in ileostomy fluid on a protein-free diet. Am J Clin Nutr 1994；59；70-73.

第２章　消化管上皮のタイトジャンクションを制御する難消化性糖質

原　　博[*1]

1．はじめに

タイトジャンクションは，上皮系の細胞間を結合する構造のひとつで，細胞と細胞の間を強固にシールする役割を持っていると同時に，上皮層の物質透過を調節している。消化管粘膜，腎尿細管上皮や血管内皮，特に血液-脳関門（blood-brain barrier）や，さらに皮膚においても重要な機能を果たしている。消化管のタイトジャンクションは，粘膜の最も重要なバリアであるとともに，“selective permeable barrier”と呼ばれるように，栄養素の生理的吸収経路でもある。

難消化性糖質には，カルシウムやマグネシウムなどのミネラル吸収促進作用が知られるが，これらの吸収促進機構にタイトジャンクションがかかわっていることが明らかになった。本章ではまず第２節で，タイトジャンクションの構造と機能，その制御にかかわるおもに食品因子について解説し，続いて第３節で，カルシウム吸収に対するタイトジャンクションのかかわりと，これに対する難消化性オリゴ糖の影響について述べる。一方で，難消化性糖質のルミナコイドとしての機能には，その大腸発酵が大きく寄与する。筆者らは，この大腸発酵産物である短鎖脂肪酸が，短時間で大腸タイトジャンクションの透過性を低下させることを見いだした。第４節では，短鎖脂肪酸による大腸粘膜タイトジャンクションのバリア機能亢進作用について解説する。

[*1]北海道大学大学院農学研究院応用生命科学部門

2．タイトジャンクションの構造と機能，およびその制御因子

（1）消化管上皮タイトジャンクションの構造と機能

タイトジャンクションは，消化管上皮において最も管腔に近い細胞間接着構造で，その結合は，近接して存在する他の細胞間結合構造であるアドヘレンスジャンクションやギャップジャンクションのなかで最も強固なものである。消化管の上皮細胞は，このタイトジャンクションにより，刷子縁膜側（apical side）と基底膜側（basolateral side）に分けられ，これにより上皮細胞は極性を持ち，物質透過に方向性を与えている。また，タイトジャンクションにより隔てられた刷子縁膜側と基底膜側の細胞膜脂質組成も大きく異なる。刷子縁膜はコレステロールやスフィンゴ脂質を多く含み，膜構造はより強固である。膜消化にかかわる種々の消化酵素や，消化管管腔から摂取した栄養素を上皮細胞内に取り込む輸送担体も，この刷子縁膜に局在することになる。このようなことから，タイトジャンクションの機能として，バリア機能と物質透過に続く第３の機能として，フェンス機能をあげることもできる。

タイトジャンクションは，細胞同士をつなぐ複雑なタンパク質複合体である。微絨毛が密集する部分のすぐ近傍にあり，ストランド状に交叉しながら何重にもなり，細胞間をシールしている（図２－１）。構成するタンパク質は，４回膜貫通型で細胞外に２つのループ構造を持つオクルディン（occludin）とクローディン（claudin）で，後者が上皮のシール機能を担うと同時に，イオンなどの透過を制御する本体で，少なくとも24 members から成る大きな family である。オクルディンはノックダウンしてもタイトジャンクションは形成されてシール機能は維持されるため，バリアには直接関与せずタイトジャンクションの機能制御にかかわるとされ[1,2]，多くの細胞内シグナル因子が結合している[3]。最近，３つの細胞の合流点をシールする４回膜貫通型の tricellulin と呼ばれるタンパク質が同定されている[4]。このほかに，１回膜貫通型タンパク質である JAM（junctional adhesion molecule）や CAR（coxackie and adenovi-

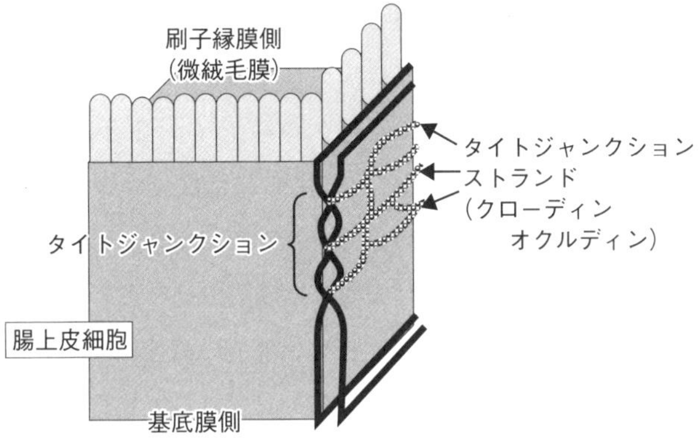

図2－1　消化管上皮タイトジャンクション

rus receptor）もタイトジャンクションを構成している。これら，細胞外ドメインを持つタンパク質群は，細胞骨格を構成するアクチンフィラメントに，直接ないしZO（zonnula occuludens）－1やZO－2と呼ばれるタンパク質（intracellular plaque protein）でアンカーされている。これらタイトジャンクションを構成するタンパク質にも多くの細胞内シグナル因子が結合している。

タイトジャンクションのバリア機能と物質透過機能を担っているのは，先にも述べたように24種同定されているクローディンである。消化管では，それぞれの部位で異なった分布をしており[5]，また２つの細胞間で同種のクローディンの組合わせ，ないし異種のクローディンの組合わせで，シール構造とともにいくつかのイオンに対する選択的チャネルを形成している。タイトジャンクションを介した上皮細胞間輸送の選択性は，荷電（一般的にはカチオンが透過しやすい）とともに，分子サイズによる選択性がある。後者の分子基盤はいまだ不明な点が多いが，前者のcharge selectivityとクローディン各分子の関係は徐々に明らかになってきている。例えば，クローディン２はNa^+のチャネル形成に関与しており[6]，一方，クローディン５や８はバリアを形成している[7]。特に，クローディン８は結腸に発現しており，Na^+が管腔内に漏出することを防ぐ役割を持つと報告されている[8]。腎再吸収をつかさどり，腸上皮とよく似た性質を持つ腎尿細管上皮の培養細胞（MDCK cell）において，クローディン

16（paracellin-1/claudin-16）がCa^{2+}とMg^{2+}の再吸収に極めて重要な役割を持つことが確かめられた[9]。先に，クローディン2がNa^{+}の透過にかかわることを述べたが，Fujitaらは，最近クローディン2と12が，腸においてCa^{2+}の上皮細胞間輸送に関与すること，さらに活性型ビタミンDにより，この2つのクローディンが誘導を受け，ビタミンDによる腸のカルシウム吸収促進作用に関与することを，Caco-2細胞の単層膜で見いだした[10]。

クローディンによるタイトジャンクション機能の調節には，その合成誘導とともに，タイトジャンクション部へのアッセンブリー（集合）が重要で，これにはcAMPに依存したprotein kinase A（PKA）の関与が報告されており[11]，また，MAPK[12]やPKC[13-15]がクローディンやオクルディンをリン酸化し，これらタンパク質のタイトジャンクションへの集合を調節している。

ホルモンやサイトカインもタイトジャンクションに大きな影響を持つことが知られている。遠位結腸においてはクローディン8は，選択的にアルドステロンにより誘導を受け，能動輸送系である細胞内（transcellular）経路で吸収されたNa^{+}の管腔内への放出を調節して，体内Na^{+}の恒常性維持に寄与している。また，プロラクチンはPI3KやROCK（RhoA-associated coiled-coil forming kinase）シグナルを介して盲腸のCa^{2+}細胞間経路の吸収を，細胞内吸収経路とともに促進する[16,17]。一方で，消化管を食事が通過しない状態，例えば消化管手術後の完全静脈栄養（TPN）時には，腸のタイトジャンクションのバリア機能が低下するが，これには上皮細胞に散在するIEL（intraepithelial lymphocytes）の放出するサイトカインIFN-γの関与が示されている[18]。また，抗炎症作用を持つサイトカインIL-10分泌低下の関与も示唆されている[19]。

（2）食品成分によるタイトジャンクション機能調節

本章では，難消化性糖質のタイトジャンクションへの影響を紹介するが，これ以外の食事因子によるタイトジャンクションの修飾作用も紹介しておく。最もよく知られた食品成分は中鎖脂肪酸である。中鎖脂肪酸C8-C12のなかでは，ラウリン酸（C12）の作用が最も強く，Caco-2単層膜では1mM以下でタイトジャンクションの透過性を上昇させる[20]。しかし，C12は溶解度が低く，溶解度がより高いカプリン酸（C10）は，10mM 程度で強くタイトジャンクションの透過性を上げる。C10は，細胞骨格を含めたタイトジャンクションの構造を変化させることが知られ，この分子機構としてフォスフォリパーゼC（PLC）-イノシトール三リン酸（IP3）を介した細胞内シグナルの関与が報告されている[21]。このカプリン酸ナトリウムは，ペプチドなど水溶性高分子薬剤の吸収促進剤として利用されているが[22]，同様にタイトジャンクションを開いて薬剤の吸収を促進させる成分としてキトサンがある[23]。キトサンは，キチンを部分的に脱アセチル化し，*N*-アセチルグルコサミンとグルコサミンを含む難消化性多糖である。脱アセチル化度の高いものは，タイトジャンクションを開く作用は強いが破壊的であるのに対し，脱アセチル化度が低く分子量の大きいキトサンは安全性が高く，またタイトジャンクションを開く作用も可逆的である[24]。現在，中性領域でも有効な *N*-trimethylchitosan chloride などのキトサン誘導体が，薬剤の absorption enhancer として開発されている[25]。その作用機構は，ポリカチオンとして細胞表層に結合し，アクチンフィラメントなどの細胞骨格を介してタイトジャンクションタンパク質の分布を変えて，これを開くとされている[26]。白子（魚の精巣）などに含まれる塩基性タンパク質のプロタミン[27]や，ポリリジン[28]などのポリカチオンでも同様の作用が報告されている。

このほかに，チャネル機能を亢進するのではなく，タイトジャンクションのバリア機能に防御的に働く食品成分として，n-3系多価不飽和脂肪酸である EPA や DHA がある。潰瘍性大腸炎などの炎症性腸疾患においては，タイトジャンクションのバリア機能が失われるが，これには，TNF-α や IFN-γ などの炎症性サイトカインが関与していると言われる。TNBS によるラット潰瘍性大腸炎モデルにおいて，TNBS と同時に魚油を投与すると炎症が抑制され，TNBS で減少するオクルディンやクローディン１を回復させることが示された[29,30]。これは，魚油のタイトジャンクションへの直接作用ではないと思われるが，臨床的意義は大きい。同様に，アルデヒドやエンドトキシンなどに曝された腸粘膜のバリア機能維持に，アミノ酸であるグルタミンが有効であることが報告されている[31]。タイトジャンクション構造維持にカルシウムが必須であることはよく知られているが[32]，最近，微量必須元素である亜鉛も，タイトジャンクション維持に必須であることが，亜鉛欠乏培地を用いたCaco-２単層膜の実験で示唆された[33]。

3．難消化性糖によるカルシウム吸収促進作用とタイトジャンクションの関与

（1）難消化性オリゴ糖はカルシウム吸収を促進する

ミネラル吸収に対する食物繊維の影響に関しては，阻害と促進の両方が報告されてきた。しかし，阻害作用の多くは，不溶性繊維と共存するフィチン酸などの関与によるものであることが明らかにされた[34]。ただ，不溶性繊維の多量摂取や高い粘度を有する水溶性繊維においても，ミネラル吸収阻害作用は報告されている[35,36]。一方で，1980年代から難消化性オリゴ糖を中心にミネラル吸収促進作用の報告が散見され，筆者らも低粘度で高発酵性の食物繊維，グアガム部分分解物にカルシウム吸収促進作用があることを報告した[37]。また，短鎖フルクトオリゴ糖（FOS）によるカルシウムとマグネシウム吸収促進作用が数多く報告され[38-40]，これらの作用は大腸発酵に依存することが明らかにされた。

筆者らは，微生物酵素による大量生産法が確立された難消化性二糖，ダイフルクトースアンヒドリドIII（DFAIII）に，強いカルシウム吸収促進作用を見いだした[41]。DFAIIIは，チコリやキクイモに多く含まれる水溶性食物繊維であるイヌリンから，微生物由来の糖転移酵素により高収率で生産される。D-フルクトースの２分子間に，２つのグリコシド結合を持つユニークな化学構造をしており（図２-２），スクロースに比べて安定で，良好な甘みを有する。

DFAIIIは，FOSを始めとする多くの難消化性オリゴ糖と異なり，ビフィズス菌で資化されない[42]。ヒトにおいては，ゆっくりと大腸発酵されることが示

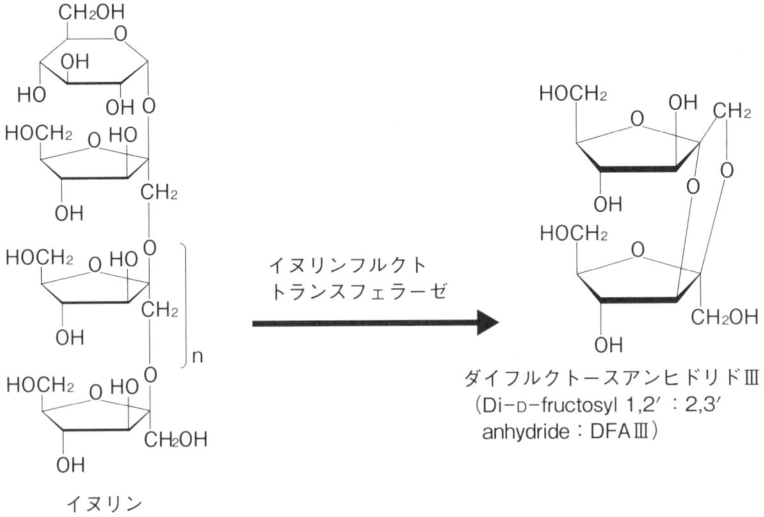

図2－2　ダイフルクトースアンヒドリドⅢ（DFAIII）とその原料，イヌリンの化学構造

され[43]，ラットにおいては摂取初期は資化率は低いものの，ある程度摂取を続けると100％大腸発酵され，短鎖脂肪酸が産生される[44]。したがって，FOSよりも強いカルシウム吸収促進作用は，大腸発酵に依存した機構では説明できない。筆者らは，DFAIIIの消化管での作用部位を特定するため，大腸全切除を施したラットで検討した。大腸切除は明らかにカルシウム吸収率を低下させたが，DFAIIIによる吸収促進作用は明確に残る[45]。この結果は，大腸に依存しないカルシウム吸収促進機構の存在を示している。

食事中カルシウムの多くは不溶性で，胃酸による可溶化後，小腸で吸収される。小腸管腔内のpH上昇に伴い，カルシウムはリン酸塩などを形成し不溶化する。大腸では難消化性糖質の発酵で生じた有機酸により再可溶化して，吸収可能となる。したがって，カルシウム吸収促進は小腸と大腸の両部位で可能であるが，小腸におけるカルシウム吸収促進作用の多くは，カゼインフォスフォペプチド（CPP）やγグルタミルペプチド（γGPA）などにみられる，小腸管腔内でのカルシウム不溶性塩の形成阻害によるものである。DFAIIIにこのような作用はない。小腸と門脈にカニューレを留置したラットを用いて，無麻酔無拘束下で小腸に直接可溶化したカルシウム（$CaCl_2$溶液）を注入すると，DFAIII添加群において$CaCl_2$のみ注入した群に比べて，門脈中のカルシウム濃度上昇は2倍程度高くなった（図2－3）。生理的条件下で，DFAIIIは小腸で可溶化したカルシウム吸収を促進することを示す結果である。なお，ここでは示していないが，同様に盲腸にDFAIIIを投与した場合は，このような促進作用はみられない。小腸（空腸・回腸）を用いた反転サック法でも，DFAIIIは濃度依存的にカルシウム吸収を促進することが示され[41]，DFAIIIはCPPやγGPAとは異なった機構でカルシウム吸収を促進することは明らかである。なお，DFAIIIより分子量が大きく，平均鎖長10程度とされるポリデキストロースでも，小腸反転サックにおいてカルシウム吸収促進作用がみられた[46]。さらに，剥離小腸粘膜をUssing chamberにマウントした実験系においても，DFAIIIは広い濃度範囲（10～100mM）で，用量依存的にカルシウム吸収を促進した[47]。これらの結果は，DFAIIIが小腸粘膜に直接作用してカルシウム

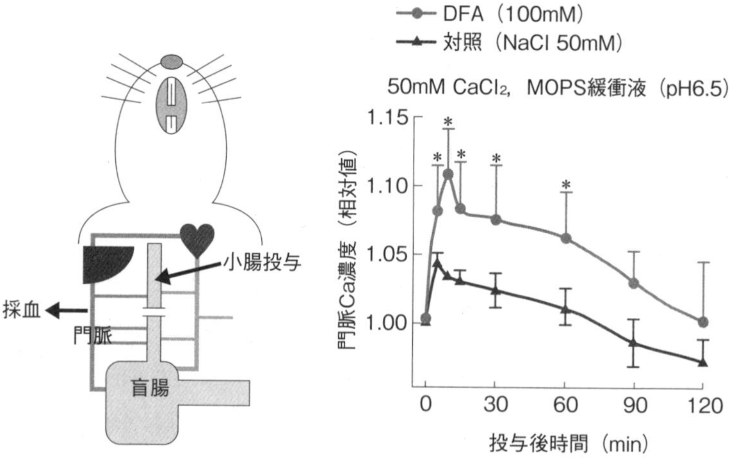

図2－3　小腸投与後のDFAIIIによる門脈カルシウム吸収の促進
藤木，原：未発表データ。
＊：対応する時間において，対照群との間で有意差あり（$p<0.05$）。

吸収を促進していることを示している。

（2）難消化性オリゴ糖による小腸カルシウム吸収促進機構

小腸でのカルシウム吸収には，細胞内経路（transcellular pathway）と上皮細胞間のタイトジャンクションを通る細胞間経路（paracellular pathway）が存在する。前者では，TRPV 6（CaT 1）と呼ばれるカルシウム吸収担体を介して吸収上皮細胞内に取り込まれたカルシウムは，カルシウム結合タンパク質（calbindinD 9 k）にトラップされ，細胞内を刷子縁膜側から基底膜側に移動して，Ca^{2+}-ATPase により細胞外（血管側）に放出される。この吸収は能動輸送系で，吸収速度はカルシウム濃度に対して飽和する。一方，タイトジャンクションを透過する細胞間経路の吸収は単純拡散であるため，小腸管腔内のカルシウムイオン濃度に依存してその速度は直線的に増加する。小腸剥離粘膜における，粘膜側のカルシウム濃度を20〜100mM まで上昇させた場合のカルシウム吸収速度の変化で，ほぼ直線的に増加していることから（図２－４），この吸収は単純拡散であることを示している。DFAIII の粘膜側への添加はすべて

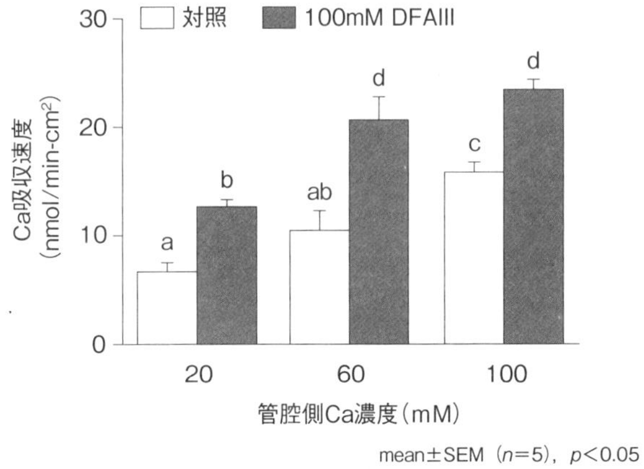

図２－４　小腸剥離粘膜における管腔側 Ca 濃度と Ca 吸収速度
峯尾，原：未発表データ。
a〜d：共通する文字を持たない群間で有意差あり（$p<0.05$）。

の濃度で吸収速度を増加させ，このことよりDFAIIIはカルシウムの単純拡散，すなわち上皮細胞間吸収を促進していることを強く示唆している。なお，消化管カルシウム濃度は食後10〜20mMに上昇する。さらに，剥離粘膜を用いてこのことを確かめるため，タイトジャンクション開閉の指標である経上皮電気抵抗値（transepithelial electrical resistance：TER）に対するDFAIIIの作用を調べた（図２－５）。TERは粘膜側に添加したDFAIII濃度依存的に低下し，タイトジャンクションにおけるイオンの透過性が上昇したことを示している。また，消化管上皮において，タイトジャンクションのみを透過する物質のひとつ，ルシファーイエローをマーカーとしてDFAIIIの作用をみると，このマーカーの透過速度はカルシウム吸収の増加と完全に一致した。これらの結果は，少なくともラット小腸剥離粘膜においては，DFAIIIの作用はタイトジャンクションを介する，上皮細胞間カルシウム吸収の促進によることが明らかになった[48)]。

この試験系においては，DFAIIIと２つのグリコシド結合の位置や様式が異なるDFAIV（β-D-fructofuranose-β-D-fructofuranose-2′, 6 : 2, 6′-dianhy-

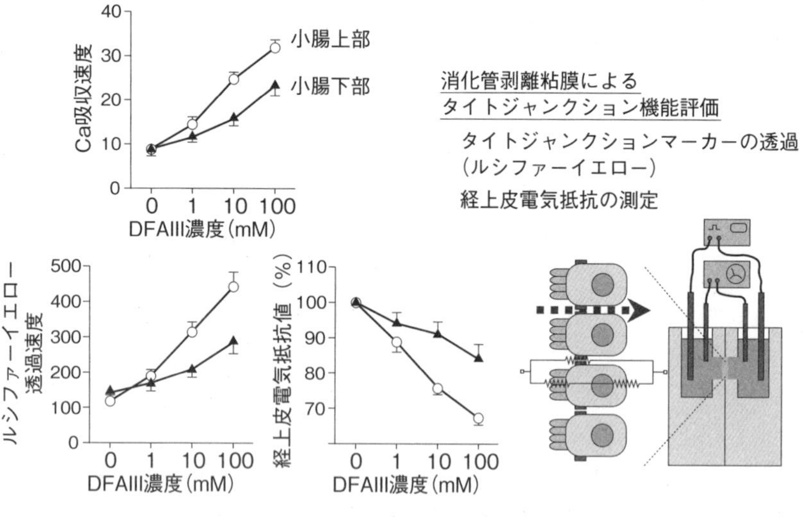

図２－５　DFAIIIは，タイトジャンクション経由のCa吸収を促進する
文献48）より引用・改変。

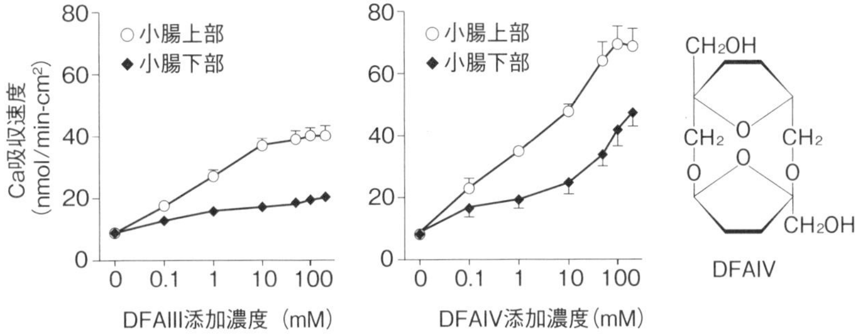

図2－6　空腸剥離粘膜によるDFAIIIとDFAIVによる濃度依存性のCa吸収促進
文献47）より引用・改変。

dride，図2－6）にも強い，用量依存的なカルシウム吸収促進作用がみられた[47]。フラクトース分子間の2つのグリコシド結合位置が異なるDFAIVは，剥離粘膜ではDFAIIIよりカルシウム吸収促進作用は強く，100mMの濃度ではDFAIIIの約2倍に達した。この結果は，難消化性糖の何らかの化学構造を小腸粘膜細胞が認識して，タイトジャンクションに影響を及ぼしていることを示唆している。しかし，麻酔下のラットを使った，小腸結紮ループないし還流ループによる*in situ*の試験系[49]，およびラット出納試験[50]では，DFAIIIとDFAIVはほぼ同等のカルシウム吸収促進作用を示した。この理由は不明であるが，DFAIIIの小腸カルシウム吸収促進作用には，タイトジャンクションを介した作用以外の機構もあるのかもしれない。

ヒト小腸上皮モデルとして，ヒト結腸がん由来の株化細胞Caco－2の単層膜がよく知られている。この細胞は，播種後増殖してコンフルエントに達すると，小腸上皮細胞様に分化し，接触した細胞間に強固なタイトジャンクションを形成する。この細胞を，トランズウェルと呼ばれる半透膜上にて培養し，単層膜を形成させてDFAIIIの作用を検討した（図2－7）。細胞内を通る能動輸送は粘膜から漿膜への一方向であるのに対して，細胞間経路の拡散輸送は双方向である。これを利用して，放射性^{45}Caを刷子縁膜側ないし基底膜側にそれぞれ添加してその透過速度を測定し，その差し引き分より刷子縁膜側から基底膜側の一方向輸送速度（能動輸送）を求め，総輸送速度から能動輸送分を差

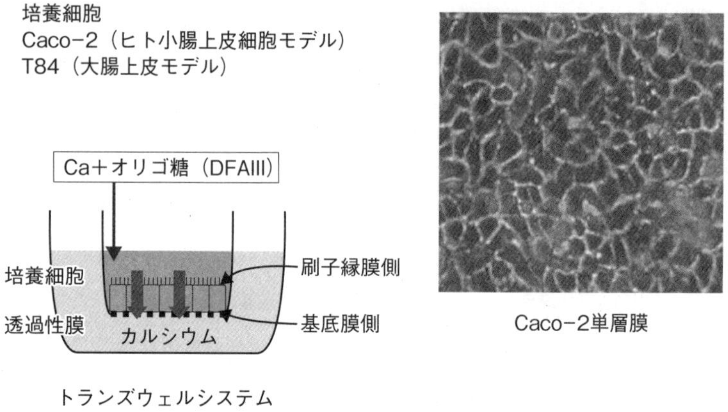

図２－７　腸上皮培養細胞単層膜による評価

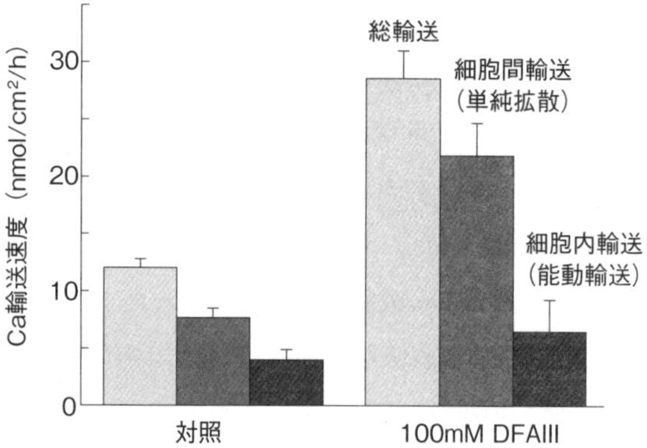

図２－８　DFAIII は Caco２単層膜において細胞間経路の Ca 吸収を特異的に促進する

文献51）より引用・改変。

し引いた分がタイトジャンクションを介した拡散輸送速度となる。基底膜側カルシウム濃度を，血漿中の遊離濃度である1.25mM とし，刷子縁膜側を食後の管腔内濃度に近い10mM とした場合の結果が，図２－８である。カルシウム総吸収速度は，DFAIII 添加により約２倍に増加しており，その大半は細胞間輸送速度の上昇に依存している[51]。能動輸送速度に変化はなく，またより重要と思われる点は，この食後を模倣した条件においては，DFAIII 非刺激下においても細胞間輸送速度が細胞内輸送の２倍となっており，DFAIII を添加するとこの差は４倍以上となる。すなわち，食後の条件においては，カルシウム吸収にとってタイトジャンクションのチャネル機能による細胞間輸送の寄与は能動輸送よりはるかに大きく，重要であることを示している。また，生理的意味でも重要であり，前に述べたようにカルシウムは小腸管腔内で不溶化する。その前になるべく多くのカルシウムを吸収する機構として，管腔内濃度に依存したタイトジャンクションチャネルは有用なのであろう。さらに，Ca^{2+}が細胞内で上昇するとカルシウムシグナルとなり，細胞内情報伝達系を乱す。Calbindin D９k でCa^{2+}はトラップされるが，急速な細胞内へのカルシウム流入は，カルシウムシグナルを引き起こすことが知られており[52]，小腸上皮細胞にとっては，不都合なことが起きることも予想される。

タイトジャンクションを介した細胞間吸収の，消化管全体のカルシウム吸収に対する寄与は議論のあるところであるが，回腸部においては大半が細胞間経路で吸収され，カルシウム吸収全体に対する寄与も非常に大きいとする報告もある[53]。一方で，カルシウムは回腸部では，血中から管腔へ分泌されることも知られており，閉経後のエストロゲン欠乏におけるカルシウム吸収率の低下に，このカルシウムの管腔への分泌増加が関与しているとされる[54]。いずれにせよ，先に述べたナトリウムの恒常性維持と同様，タイトジャンクションを介した血液と消化管管腔の間のカルシウムの吸収と分泌は，カルシウムの恒常性維持に対して何らかの役割を持っているのかもしれない。

（３）ヒトにおいても難消化性オリゴ糖はカルシウム吸収を促進する

さて，タイトジャンクションを介したカルシウム吸収に対する DFAIII の促進作用は，ラットおよびヒト由来の消化管細胞で確認されたが，実際にヒトでも機能するのかは証明されていない。しかし，尿中へのカルシウム排泄速度を指標とした，ヒトで DFAIII の作用を検討した報告がある[55]。短時間におけるカルシウム負荷時の，クレアチニンで除した尿中へのカルシウム排泄速度は，

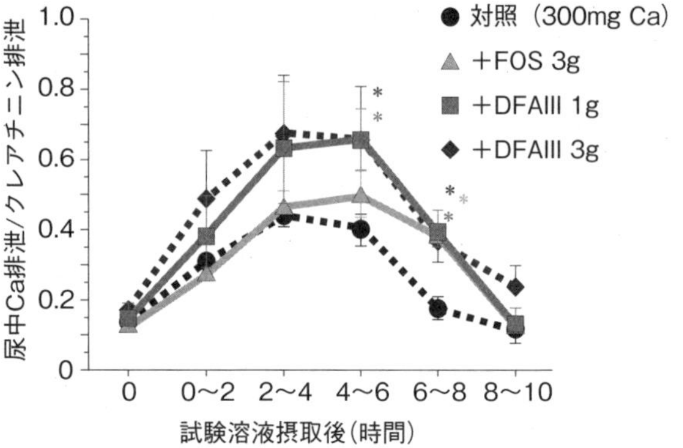

図2－9 ヒトにおけるDFAIII摂取によるカルシウム吸収促進
＊：p＜0.05 vs. 対照群。文献55）より引用・改変。

おおよそ腸でのカルシウム吸収速度を反映する。尿中のカルシウム排泄量は，カルシウム300mg負荷後2～6時間でピークとなるが，DFAIIIを1gないし3gと比較的少量を同時に摂取すると，このピーク値が約2倍になる（図2－9）。このDFAIIIによるカルシウムの尿中排泄の増加は，投与初期，すなわち摂取したカルシウムが小腸に存在する時間帯でみられること，またFOS 3gではこの時間帯での増加がみられないことより，DFAIIIによる尿中排泄の増加は小腸におけるタイトジャンクション経由のカルシウム吸収の増加が反映されたとみるのが妥当であろう。

（4）タイトジャンクションを開くことは安全か

タイトジャンクションを開くDFAIIIの作用は，これまでタイトジャンクションのチャネル機能の亢進としてみてきたが，バリア機能の傷害となる可能性もある。先に，タイトジャンクションのバリア機能保護作用のある成分としてグルタミンをあげた。最近，このグルタミンによるタイトジャンクションの構造維持に，細胞内シグナル系のPI3K/Akt pathwayがかかわっていることが明らかにされた[56)]。そこで，DFAIIIによるタイトジャンクション経由のカルシウム吸収促進作用へのグルタミン添加の影響を観察したが，その影響は全く

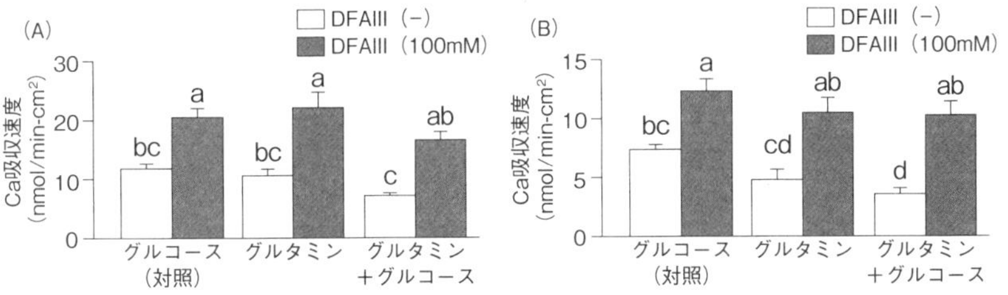

図２－10　ラット小腸剥離粘膜におけるDFAIIIのCa吸収促進作用に対するグルタミンの作用

Glucose, Glutamine 各10mM, mean ± SEM（n=６）

A：空腸，B：回腸。峯尾，原：未発表データ。

みられず（峯尾，原：未発表データ，図２－10），DFAIIIの作用は，タイトジャンクションに対しては傷害性のものではないことを示唆している。また，Caco－２単層膜へDFAIIIを作用させたときのオクルディンとクローディン1，F－アクチンのタイトジャンクションへのアッセンブリーを蛍光免疫組織染色で観察した結果，中鎖脂肪酸のカプリン酸（C10）で，クローディン１のタイトジャンクション部での断裂が観察されたのに対して，DFAIIIではこのような像はなく，逆にクローディン１のより強いシグナルが，タイトジャンクションの一部で観察された[57]。これらの結果は，DFAIIIなどのオリゴ糖のタイトジャンクションへの作用は傷害的なものではないことを示している。

（５）タイトジャンクションに対する難消化性オリゴ糖の分子機構

DFAIIIを始めとする難消化性オリゴ糖のタイトジャンクションへの作用機序に関しては，現状での情報は少ない。先に述べたCaco－２単層膜を用いた試験において，難消化性オリゴ糖は基底膜側ではなく，刷子縁膜側への添加時のみ作用を発揮することより[51]，細胞への非特異的な作用ではなく，刷子縁膜側の細胞成分との相互作用によりその機能を発現すると思われる。

タイトジャンクションは，カルシウムシグナルを始めとしたさまざまな細胞内情報伝達系を介したアクチンフィラメントの収縮により，開く方向に調節されている。難消化性オリゴ糖は，何らかの細胞シグナル分子に作用して，タイ

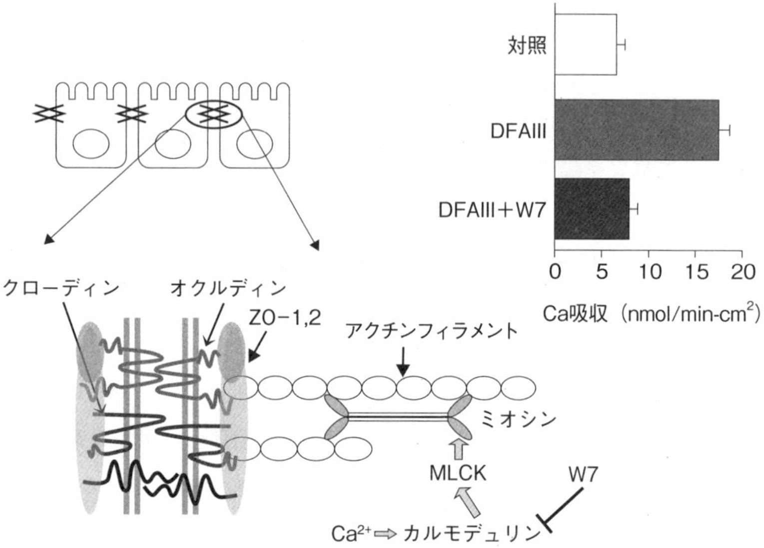

図2−11　タイトジャンクションの構造とその制御
峯尾，原：未発表データ。

トジャンクションを開いている可能性が高い。マルトースを還元して得られる糖アルコールのマルチトールにより亢進したタイトジャンクション経由のカルシウム吸収が，カルモデュリン阻害剤，W７で減弱することが，回腸組織を用いた試験で報告されている[58)]。DFAIII に関しても，剥離粘膜を用いた試験によりW７が同様にDFAIII のカルシウム吸収促進作用を消失させることを観察している（峯尾，原：未発表データ，図２−11)。タイトジャンクションを開くアクチンフィラメントの収縮は，これらに結合しているミオシン軽鎖をリン酸化するMLCK（myosin light−chain kinase）により調節されている。DFAIII はカルモデュリンを活性化する細胞内 Ca^{2+} シグナルを惹起することが，ラット単離小腸上皮細胞で確認されている（図２−12)[59)]。一方，Caco−２単層膜においても，DFAIII は細胞内 Ca^{2+} シグナルを誘導するが，先のMLCK 阻害剤，ML−７ではDFAIII の作用は阻害されず[51)]，ラット上皮細胞との整合性は確認されていない。

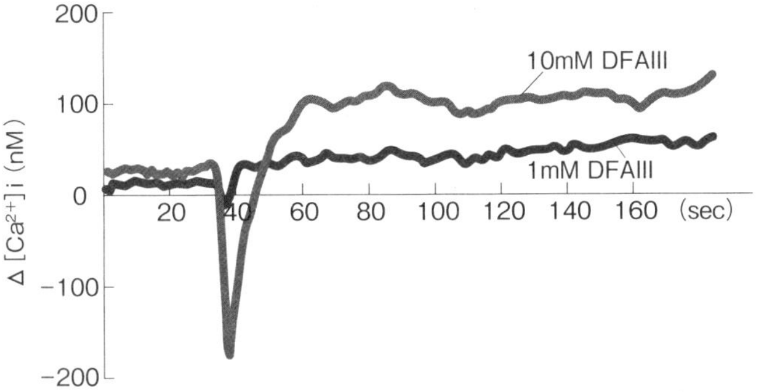

図2-12　DFAIII により誘導されるラット単離小腸上皮細胞内 Ca^{2+} 濃度の上昇（Ca^{2+} シグナル）

Fura 2-AM, mean（n=4）。文献59）より引用・改変。

Caco-2単層膜においては，他の難消化性オリゴ糖で，タイトジャンクションに対して，DFAIII と同等の作用を持つものもあるが，*in vivo* では DFAIII の作用はより強い。この点に関しては，いまだ理由は明らかではない。DFAIII が作用する細胞内シグナル系とともに，DFAIII を刷子縁膜において受容する分子機構も不明である。DFAIII の作用は，細胞表層のプロテアーゼ処理や糖鎖の切断では消失しなかった（鈴木，原：未発表データ）。これまでに例のない未知の受容機構が関与しているのかもしれない。

4．難消化性糖の大腸発酵産物によるタイトジャンクションのバリア機能亢進作用

（1）短鎖脂肪酸は大腸バリア機能を亢進する

難消化性糖は，大腸で腸内微生物により発酵を受け，おもに短鎖脂肪酸を産生する。主要な短鎖脂肪酸は，酢酸，プロピオン酸，酪酸である。これらの有機酸は，大腸粘膜のエネルギー源であり，また大腸粘膜上皮細胞の増殖を促す。筆者らは，この短鎖脂肪酸にタイトジャンクションのバリア機能亢進作用を見いだした[60]。これは，前項で述べた難消化性オリゴ糖自体による，タイトジャ

ンクション透過機能の亢進とは逆の作用であるが，FOSを始めとする大半の難消化性オリゴ糖は，大腸に流入すると直ちに腸内微生物により発酵を受け，大腸内にはほとんど滞留しない。また，発酵の遅いDFAIIIに関しても，図2－2で示したように，ラット *in vivo* においては，DFAIIIは小腸では強いカルシウム吸収亢進作用を示すが，大腸ではインタクトなDFAIIIにこのような作用はみられず，短鎖脂肪酸のバリア機能亢進と拮抗するものではない。

まず，図2－13は麻酔下ラット盲腸内にpH6.5の緩衝液と，これに生理的濃度の短鎖脂肪酸を注入したとき，タイトジャンクション透過マーカーである，^{3}H-マンニトールの盲腸静脈への透過を示したものである。このタイトジャンクションマーカーの透過は，短鎖脂肪酸混合物の添加で半分以下に減少した。ラット盲腸壁を用いたUssing chamberによる試験では，短鎖脂肪酸添加後10～20分に経上皮電気抵抗値（TER）は30％以上上昇し，これと同時にルシファーイエローの透過が低下した（図2－14）。生理的濃度の短鎖脂肪酸では，酢酸の作用が最も強く，またこの作用はpH依存性があり，盲腸内のpH下限に近いpH5.5でその作用は最も強く，pH7.5では作用は減弱するが，なお有意

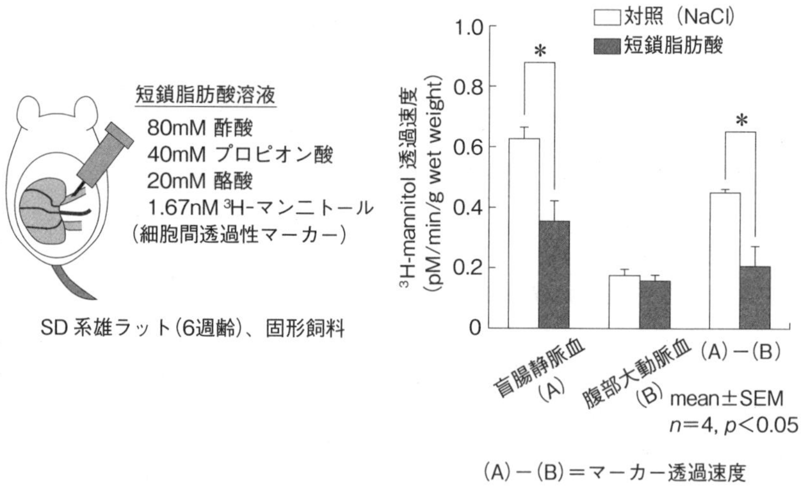

図2－13　ラット盲腸の上皮細胞間透過性への短鎖脂肪酸の作用
＊：有意差あり（$p<0.05$）。文献60）より引用・改変。

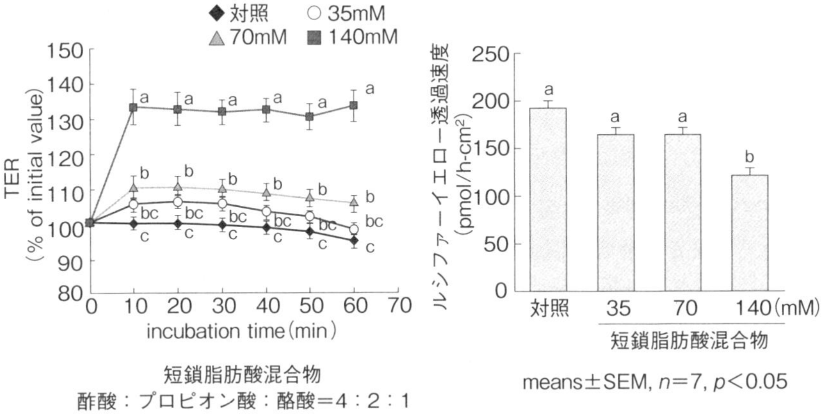

図2-14　短鎖脂肪酸による盲腸粘膜透過性の減少
a～c：同時間内において，共通する文字を持たない群間で有意差あり（$p<0.05$）。文献60）より引用・改変。

な TER の上昇がみられる[60]。

（2）短鎖脂肪酸はどのようにタイトジャンクションに作用するのか

次に，短鎖脂肪酸による大腸粘膜バリア機能亢進の作用機構を探るため，培養細胞の消化管上皮モデルを用いて，短鎖脂肪酸に同様の作用があるかを検討した。用いたのは，大腸上皮モデルとして知られる T84単層膜と Caco-２単層膜である。両消化管上皮モデルにおいて，ともにラット盲腸壁と全く同じ現象が得られ，80mM 酢酸添加で，約40％の TER 上昇がみられた[60]。タイムコースや各短鎖脂肪酸に対する特異性もラット盲腸壁と同じであり，培養細胞モデルでラット盲腸壁と同じ現象が再現されたことになる。Caco-２単層膜を使い，酢酸のタイトジャンクションタンパク質の動態を調べた結果，酢酸添加により，アクチンフィラメントへの結合を示す TritonX-100不溶性分画において，オクルディンとクローディン１の増加がみられた。この結果は，タイトジャンクションへのこれらシールタンパク質の集積を示している。なお，これまでに酪酸を添加して培養した Caco-２単層膜で，同様に TER の上昇が報告されているが[61,62]，この場合，酢酸に作用はなく，作用時間が24時間以上かかることより，数10分で起こる筆者らの見いだした現象とは異なるものである。酪酸には強い分化促進作用があるため，これら長期のTERの上昇は分化促進に伴うものと思われる。

培養細胞で，短鎖脂肪酸の受容部位を探った。短鎖脂肪酸の吸収担体であるmonocarboxylic acid transporter 1（MCT－1）の阻害剤は，酢酸の作用に影響はなく，また，酢酸は刷子縁膜側に添加したときのみTERを上昇させ，基底膜側に添加した場合，逆にTERを大きく低下させタイトジャンクションのバリア機能を傷害した。これらの結果は，短鎖脂肪酸（酢酸）は細胞外，それも刷子縁膜側から作用することを示す。なお，血液中の生理的な酢酸濃度は管腔側よりはるかに低く，基底膜側からの作用は非生理的な高濃度の酢酸によるタイトジャンクションの傷害であると考えられる。

（3）短鎖脂肪酸は細胞膜の脂質マイクロドメインに作用する

先に述べたように，タイトジャンクションの機能は種々の細胞内情報伝達機構により制御されている。Caco－2単層膜において，これら細胞内情報伝達分子の阻害剤を用いて，短鎖脂肪酸の作用を観察した。図2－15には，タイトジャンクションに作用する種々の細胞内シグナル系を示したが，このうちPI3K

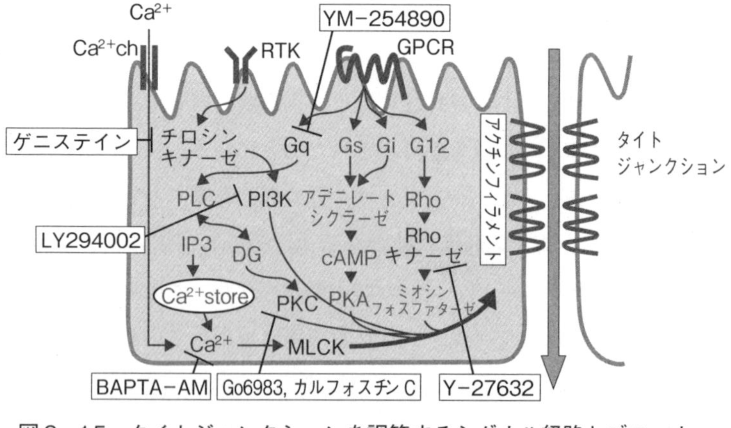

図2－15　タイトジャンクションを調節するシグナル経路とブロッカー

阻害剤 LY294002および Gαq 阻害剤 YM-254890で，酢酸の TER 上昇作用は減弱した[60]。これらのシグナル分子は，細胞表層の受容体に直結した，あるいは非常に近い分子であるため，細胞外からの短鎖脂肪酸の作用機構を探った。消化管上皮細胞の刷子縁膜に多く存在する，コレステロールを引き抜くβメチルシクロデキストリン処理や，スフィンゴミエリンを分解するスフィンゴミエリナーゼで Caco-２細胞を前処理すると，酢酸の TER 上昇作用は完全に消失した。これら膜脂質は，刷子縁膜上で“ラフト”とも呼ばれるマイクロドメインを形成していることより，短鎖脂肪酸の作用部位はこの脂質マイクロドメインである可能性が高い。タイトジャンクションタンパク質は，カベオラと呼ばれる脂質マイクロドメインでのエンドサイトーシスにより，ダイナミックにターンオーバーしていると言われている[63]。酢酸処理は，このカベオラを構成するカベオリン１の細胞質分画（Triton 可溶化分画）を減少させることより（図２-16），カベオリン１のタイトジャンクション部から細胞質分画への移行を阻害していることが示唆され，これは免疫組織染色によるタイトジャンクション部のカベオリン１蛍光シグナル増強と一致する（図２-16）。短鎖脂肪酸は，カベオラによるタイトジャンクションのシールタンパク質のターンオーバーを抑制することにより，タイトジャンクションの透過性を制御していると考えられる。

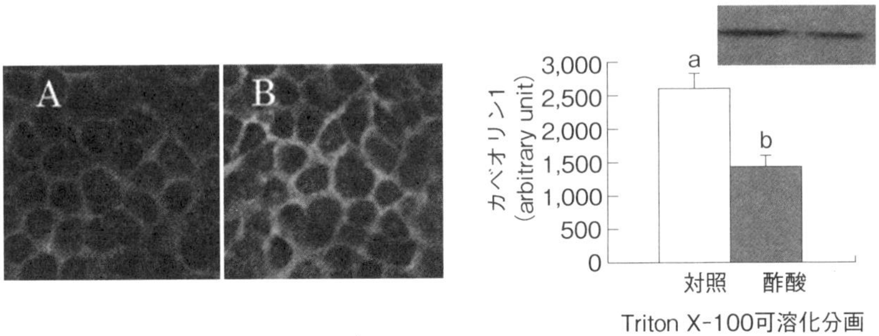

図２-16　酢酸によるカベオリン１のタイトジャンクション部への滞留
A：対照，B：酢酸80mM。吉田，原：未発表データ。

大腸内には1,000種，100兆個の微生物が常在しており，このなかには有害物質を分泌したり，菌体の細胞壁成分であるリポポリサッカライドなどの炎症惹起物質が大量に存在している。腸内微生物は，ヒトにとって健康維持に重要な役割を持っていることはよく知られており，難消化性オリゴ糖はプレバイオティクスとして，これら腸内微生物の増殖に寄与している。一方で，これら腸内菌の有害な作用を防御するバリア機能のひとつがタイトジャンクションである。難消化性糖質から産生される短鎖脂肪酸は，このバリア機能を高めることにより腸内微生物との共生を図っているものと思われる。

5．おわりに

タイトジャンクションはイオンチャネル機能，輸送担体を持たない水溶性物質透過機能，さらに消化管上皮バリア機能を担っている。これまでみてきたように，タイトジャンクションは単なる上皮細胞間のシール構造ではなく，たいへん複雑な構造と多数の細胞内シグナル系による調節機構を有している。このことは，消化管の機能，ひいては生体全体にとって単なる有害事象からの防御ではなく，生体の恒常性維持やメタボリックシンドロームなどの疾病予防に重要な役割を持っていることが予想される。今後，これらタイトジャンクションの意味を探るとともに，いまだ発見されていない，難消化性オリゴ糖や短鎖脂肪酸の受容機構の解明が待たれる。

補足：最近発見された細胞膜上の短鎖脂肪酸受容体，GPR41とGPR43はタイトジャンクションバリア機能亢進には関与していない（鈴木：未発表データ）。

文　献

1）Chiba H., Osanai M., Murata M. et al.：Transmembrane proteins of tight junctions. Biochim Biophys Acta 2008；1778；588-600.

2) Saitou M., Fujimoto K., Doi Y. et al. : Occludin-deficient embryonic stem cells can differentiate into polarized epithelial cells bearing tight junctions. J Cell Biol 1998 ; 141 ; 397-408.

3) Nusrat A., Chen J.A., Foley C.S. et al. : The coiled-coil domain of occludin can act to organize structural and functional elements of the epithelial tight junction. J Biol Chem 2000 ; 275 ; 29816-29822.

4) Ikenouchi J., Furuse M., Furuse K. et al. : Tricellulin constitutes a novel barrier at tricellular contacts of epithelial cells. J Cell Biol 2005 ; 171 ; 939-945.

5) Fujita H., Chiba H., Yokozaki H. et al. : Differential expression and subcellular localization of claudin-7, -8, -12, -13, and -15 along the mouse intestine. J Histochem Cytochem 2006 ; 54 ; 933-944.

6) Amasheh S., Meiri N., Gitter A.H. et al. : Claudin-2 expression induces cation-selective channels in tight junctions of epithelial cells. J Cell Sci 2002 ; 115 ; 4969-4976.

7) Amasheh S., Milatz S., Krug S.M. et al. : Tight junction proteins as channel formers and barrier builders. Ann N Y Acad Sci 2009 ; 1165 ; 211-219.

8) Amasheh S., Milatz S., Krug S.M. et al. : Na^{+} absorption defends from paracellular back-leakage by claudin-8 upregulation. Biochem Biophys Res Commun 2009 ; 378 ; 45-50.

9) Ikari A., Hirai N., Shiroma M. et al. : Association of paracellin-1 with ZO-1 augments the reabsorption of divalent cations in renal epithelial cells. J Biol Chem 2004 ; 279 ; 54826-54832.

10) Fujita H., Sugimoto K., Inatomi S. et al. : Tight junction proteins claudin-2 and -12 are critical for vitamin D-dependent Ca^{2+} absorption between enterocytes. Mol Biol Cell 2008 ; 19 ; 1912-1921.

11) Kohler K., Zahraoui A. : Tight junction : a co-ordinator of cell signalling and membrane trafficking. Biol Cell 2005 ; 97 ; 659-665.

12) Fujibe M., Chiba H., Kojima T. et al. : Thr203 of claudin-1, a putative phosphorylation site for MAP kinase, is required to promote the barrier function of tight junctions. Exp Cell Res 2004 ; 295 ; 36-47.

13) Nunbhakdi-Craig V., Machleidt T., Ogris E. et al. : Protein phosphatase 2A associates with and regulates atypical PKC and the epithelial tight junction complex. J Cell Biol 2002 ; 158 ; 967-978.

14) Banan A., Zhang L.J., Shaikh M. et al. : theta Isoform of protein kinase C alters barrier

function in intestinal epithelium through modulation of distinct claudin isotypes：a novel mechanism for regulation of permeability. J Pharmacol Exp Ther 2005；313；962-982.

15) Suzuki T., Elias B.C., Seth A. et al.：PKC eta regulates occludin phosphorylation and epithelial tight junction integrity. Proc Natl Acad Sci USA 2009；106；61-66.

16) Thongon N., Nakkrasae L.I., Thongbunchoo J. et al.：Prolactin stimulates transepithelial calcium transport and modulates paracellular permselectivity in Caco-2 monolayer：mediation by PKC and ROCK pathways. Am J Physiol Cell Physiol 2008；294；C1158-C1168.

17) Thongon N., Nakkrasae L.I., Thongbunchoo J. et al.：Enhancement of calcium transport in Caco-2 monolayer through PKCzeta-dependent Cav1.3-mediated transcellular and rectifying paracellular pathways by prolactin. Am J Physiol Cell Physiol 2009；296；C1373-C1382.

18) Yang H., Kiristioglu I., Fan Y. et al.：Interferon-gamma expression by intraepithelial lymphocytes results in a loss of epithelial barrier function in a mouse model of total parenteral nutrition. Ann Surg 2002；236；226-234.

19) Sun X., Yang H., Nose K. et al.：Decline in intestinal mucosal IL-10 expression and decreased intestinal barrier function in a mouse model of total parenteral nutrition. Am J Physiol Gastrointest Liver Physiol 2008；294；G139-G147.

20) Lindmark T., Nikkila T. and Artursson P.：Mechanisms of absorption enhancement by medium chain fatty acids in intestinal epithelial Caco-2 cell monolayers. J Pharmacol Exp Ther 1995；275；958-964.

21) Lindmark T., Kimura Y. and Artursson P.：Absorption enhancement through intracellular regulation of tight junction permeability by medium chain fatty acids in Caco-2 cells. J Pharmacol Exp Ther 1998；284；362-369.

22) Aungst B.J.：Intestinal permeation enhancers. J Pharm Sci 2000；89；429-442.

23) Thanou M., Verhoef J.C. and Junginger H.E.：Chitosan and its derivatives as intestinal absorption enhancers. Adv Drug Deliv Rev 2001；50 Suppl 1；S91-S101.

24) Schipper N.G., Varum K.M. and Artursson P.：Chitosans as absorption enhancers for poorly absorbable drugs. 1：Influence of molecular weight and degree of acetylation on drug transport across human intestinal epithelial (Caco-2) cells. Pharm Res 1996；13；1686-1692.

25) van der Merwe S.M., Verhoef J.C., Verheijden J.H. et al.：Trimethylated chitosan as

polymeric absorption enhancer for improved peroral delivery of peptide drugs. Eur J Pharm Biopharm 2004 ; 58 ; 225-235.

26) Schipper N.G., Olsson S., Hoogstraate J.A. et al. : Chitosans as absorption enhancers for poorly absorbable drugs 2 : mechanism of absorption enhancement. Pharm Res 1997 ; 14 ; 923-929.

27) Peixoto E.B. and Collares-Buzato C.B. : Protamine-induced epithelial barrier disruption involves rearrangement of cytoskeleton and decreased tight junction-associated protein expression in cultured MDCK strains. Cell Struct Funct 2005 ; 29 ; 165-178.

28) McEwan G.T., Jepson M.A., Hirst B.H. et al. : Polycation-induced enhancement of epithelial paracellular permeability is independent of tight junctional characteristics. Biochim Biophys Acta 1993 ; 1148 ; 51-60.

29) Li Q., Zhang Q., Wang M. et al. : n-3 polyunsaturated fatty acids prevent disruption of epithelial barrier function induced by proinflammatory cytokines. Mol Immunol 2008 ; 45 ; 1356-1365.

30) Li Q., Zhang Q., Zhang M. et al. : Effect of n-3 polyunsaturated fatty acids on membrane microdomain localization of tight junction proteins in experimental colitis. Febs J 2008 ; 275 ; 411-420.

31) Basuroy S., Sheth P., Mansbach C.M. et al. : Acetaldehyde disrupts tight junctions and adherens junctions in human colonic mucosa : protection by EGF and L-glutamine. Am J Physiol Gastrointest Liver Physiol 2005 ; 289 ; G367-375.

32) Collares-Buzato C.B., McEwan G.T., Jepson M.A. et al. : Paracellular barrier and junctional protein distribution depend on basolateral extracellular Ca^{2+} in cultured epithelia. Biochim Biophys Acta 1994 ; 1222 ; 147-158.

33) Finamore A., Massimi M., Conti Devirgiliis L. et al. : Zinc deficiency induces membrane barrier damage and increases neutrophil transmigration in Caco-2 cells. J Nutr 2008 ; 138 ; 1664-1670.

34) Lonnerdal B. : Dietary factors influencing zinc absorption. J Nutr 2000 ; 130 ; 1378S-1383S.

35) Hara H., Hayashi K. and Aoyama Y. : Intestinal absorption of zinc is promoted by low-level intake but inhibited by high-level intake of corn husk fiber in rats. Nutr Res 2001 ; 21 ; 627-637.

36) Asvarujanon P., Ishizuka S. and Hara H. : Inhibitory effects of psyllium on rat mineral absorption were abolished by reduction of viscosity with partial hydrolysis. Biosci Bio-

technol Biochem 2004；68；1737-1742.

37) Hara H., Nagata M., Ohta A. et al.：Increases in calcium absorption with ingestion of soluble dietary fibre, guar-gum hydrolysate, depend on the caecum in partially nephrectomized and normal rats. Br J Nutr 1996；76；773-784.

38) Ohta A., Ohtuki M., Takizawa T. et al.：Effects of fructooligosaccharides on the absorption of magnesium and calcium by cecectomized rats. Int J Vitam Nutr Res 1994；64；316-323.

39) Ohta A., Motohashi Y., Ohtsuki M. et al.：Dietary fructooligosaccharides change the concentration of calbindin-D9k differently in the mucosa of the small and large intestine of rats. J Nutr 1998；128；934-939.

40) Tahiri M., Tressol J.C., Arnaud J. et al.：Effect of short-chain fructooligosaccharides on intestinal calcium absorption and calcium status in postmenopausal women：a stable-isotope study. Am J Clin Nutr 2003；77；449-457.

41) Suzuki T., Hara H., Kasai T. et al.：Effects of difructose anhydride III on calcium absorption in small and large intestines of rats. Biosci Biotechnol Biochem 1998；62；837-841.

42) Saito K. and Tomita F.：Difructose anhydrides：their mass-production and physiological functions. Biosci Biotechnol Biochem 2000；64；1321-1327.

43) Tamura A., Shiomi T., Tamaki N. et al.：Comparative effect of repeated ingestion of difructose anhydride III and palatinose on the induction of gastrointestinal symptoms in humans. Biosci Biotechnol Biochem 2004；68；1882-1887.

44) Minamida K., Kaneko M., Ohashi M. et al.：Effects of difructose anhydride III（DFA III）administration on bile acids and growth of DFA III-assimilating bacterium Ruminococcus productus on rat intestine. J Biosci Bioeng 2005；99；548-554.

45) Mitamura R., Hara H., Aoyama Y. et al.：Supplemental feeding of difructose anhydride III restores calcium absorption impaired by ovariectomy in rats. J Nutr 2002；132；3387-3393.

46) Hara H., Suzuki T. and Aoyama Y.：Ingestion of the soluble dietary fibre, polydextrose, increases calcium absorption and bone mineralization in normal and total-gastrectomized rats. Br J Nutr 2000；84；655-661.

47) Mineo H., Hara H., Kikuchi H. et al.：Various indigestible saccharides enhance net calcium transport from the epithelium of the small and large intestine of rats *in vitro*. J Nutr 2001；131；3243-3246.

48) Mineo H., Hara H., Shigematsu N. et al. : Melibiose, difructose anhydride III and difructose anhydride IV enhance net calcium absorption in rat small and large intestinal epithelium by increasing the passage of tight junctions *in vitro*. J Nutr 2002 ; 132 ; 3394-3399.

49) Hara H. and Kondo K. : Difructose anhydrides III and IV equally promote calcium absorption from the luminally perfused rat small intestine. Biosci Biotechnol Biochem 2005 ; 69 ; 839-841.

50) Saito K., Hira T., Suzuki T. et al. : Effects of DFA IV in rats : calcium absorption and metabolism of DFA IV by intestinal microorganisms. Biosci Biotechnol Biochem 1999 ; 63 ; 655-661.

51) Suzuki T. and Hara H. : Various nondigestible saccharides open a paracellular calcium transport pathway with the induction of intracellular calcium signaling in human intestinal Caco-2 cells. J Nutr 2004 ; 134 ; 1935-1941.

52) Cosentino S., Gravaghi C., Donetti E. et al. : Caseinphosphopeptide-induced calcium uptake in human intestinal cell lines HT-29 and Caco2 is correlated to cellular differentiation. J Nutr Biochem 2009 ; 13 ; 13.

53) Wasserman R.H. : Vitamin D and the dual processes of intestinal calcium absorption. J Nutr 2004 ; 134 ; 3137-3139.

54) O'Loughlin P.D. and Morris H.A. : Oophorectomy in young rats impairs calcium balance by increasing intestinal calcium secretion. J Nutr 1994 ; 124 ; 726-731.

55) Shigematsu N., Okuhara Y., Shiomi T. et al. : Effect of difructose anhydride III on calcium absorption in humans. Biosci Biotechnol Biochem 2004 ; 68 ; 1011-1016.

56) Li N. and Neu J. : Glutamine deprivation alters intestinal tight junctions via a PI3-K/Akt mediated pathway in Caco-2 cells. J Nutr 2009 ; 139 ; 710-714.

57) Suzuki T. and Hara H. : Difructose anhydride III and sodium caprate activate paracellular transport via different intracellular events in Caco-2 cells. Life Sci 2006 ; 79 ; 401-410. Epub 2006 Mar 2029.

58) Kishi K., Goda T. and Takase S. : Maltitol increases transepithelial diffusional transfer of calcium in rat ileum. Life Sci 1996 ; 59 ; 1133-1140.

59) Suzuki T. and Hara H. : Various non-digestible saccharides increase intracellular calcium ion concentration in rat small-intestinal enterocytes. Br J Nutr 2004 ; 92 ; 751-755.

60) Suzuki T., Yoshida S. and Hara H. : Physiological concentrations of short-chain fatty

acids immediately suppress colonic epithelial permeability. Br J Nutr 2008；100；297-305.

61) Mariadason J.M., Barkla D.H. and Gibson P.R.：Effect of short-chain fatty acids on paracellular permeability in Caco-2 intestinal epithelium model. Am J Physiol 1997；272；G705-712.

62) Peng L., He Z., Chen W. et al.：Effects of butyrate on intestinal barrier function in a Caco-2 cell monolayer model of intestinal barrier. Pediatr Res 2007；61；37-41.

63) Shen L. and Turner J.R.：Actin depolymerization disrupts tight junctions via caveolae-mediated endocytosis. Mol Biol Cell 2005；16；3919-3936.

第3章 β-グルカンの腸管吸収と免疫系への作用

日 野 真 吾[*1], 松 田 幹[*1]

1. は じ め に

β-グルカンは，β配位したグルコピラノースを主構成糖とする非セルロース系多糖類の総称であり，共通の特徴としてβ-(1,3) 結合したグルコピラノースの主鎖を持つ。β-グルカンの多くでは，主鎖に対し，β-(1,6) 結合したグルコピラノースの分岐鎖が存在するが，その分岐鎖の頻度については生物種により異なることが知られている（表3－1）[1-8]。例えば，スエヒロタケ（*Schizophyllum commune*）由来のシゾフィラン（schizophyllan）は，β-(1,3) 結合の主鎖を持ち，β-(1,6) 結合した1つのグルコピラノース側鎖を3糖ごとに持つとされている。一方，マイタケ（*Grifola frondosa*）由来のグリフォラン（grifolan）は，β-(1,6) 結合した2つのグルコピラノース側鎖を5糖ごとに持つとされている。側鎖を持たない，直鎖状のβ-グルカンも存在し，微生物由来としてはカードラン（curdlan）や，植物細胞壁のカロース（callose）と呼ばれる分岐鎖を持たないβ-(1,3) グルカンが知られている。その他，大麦由来のβ-グルカンにみられる構造として，β-(1,3) 結合とβ-(1,4) 結合が不規則に縦列に入り混じった直鎖状のβ-(1,3) (1,4) グルカンなども知られている。また，β-(1,3) (1,6) グルカンとマンナン，タンパク質などの複合体である酵母由来のザイモザン（zymosan）やβ-(1,3) グルカンとタンパク質との複合体であるカワラタケ（*Trametes versicolor*）由来のクレスチン（krestin）

[*1]名古屋大学大学院生命農学研究科

表３－１　β-グルカンの種類と構造

β-グルカン	由　来	構　造	文　献
Curdlan	*Alcaligenes faecalis*	直鎖β-(1,3)グルカン	McIntosh, Stone & Stanisich, 2005[1]
Grifolan	*Grifola frondosa*	５つごとに２つのβ-(1,6)分岐鎖	Munz, Steinman & Fujii, 2005[2]
Lentinan	*Lentinula edodes*	３つごとに１つのβ-(1,6)分岐鎖	Sasaki & Takasuka, 1976[3]
Schizophyllan	*Schizophyllum commune*	３つごとに１つのβ-(1,6)分岐鎖	Tabata et al., 1981[4]
Scleroglucan	*Sclerotinia sclerotiorum*	３つごとに１つのβ-(1,6)分岐鎖	Garcia-Lora et al., 2003[5]
Zymosan	*Saccharomyces cerevisiae*	β-(1,3)(1,6)グルカンとマンナンの混合物	Sato et al., 2003[6]
Krestin	*Trametes versicolor*	β-(1,3)グルカン、タンパク質複合体	Kurashige, Akuzawa & Endo, 1997[7]
Epiglucan	*Epicoccum nigrum*	３つごとに２つのβ-(1,6)分岐鎖	Schmid et al., 2001[8]

など単一の分子種で構成されないβ-グルカン含有物も，一般には広義のβ-グルカンとみなされている。

β-グルカンは，低分子のものやタンパク質などと複合体を形成しているものを除き，水には不溶であり，アルカリ溶液やジメチルスルフォキシドなどの溶媒に溶解することが知られている。また，β-グルカンは，通常，安定な３重螺旋構造を持つが，NMRを用いた解析により，アルカリ溶解時には，１重螺旋へと構造変化をすることがこれまでに報告されている。しかし，螺旋構造のようなグルカン主鎖の立体構造と生物活性との関連についての詳細は明らかではない。

2．β-グルカンの免疫系への作用

菌体由来成分の生理作用は，古くから菌類生薬として冬虫夏草や霊芝などが知られている。これらの菌類生薬に含まれる成分の一部は，微生物などの下等な生物種に保存されているが，動物には存在しないため，病原体関連分子パターン（pathogen associated molecular patterns : PAMPs）として生体に認識されることにより，自然免疫と獲得免疫のいずれも活性化する。β-グルカンは真菌や酵母の細胞壁成分として保存された構造であり，PAMPsのひとつとして免疫系細胞により認識され作用する。β-グルカンに関する研究は，1940年代にパン酵母細胞壁の抽出物から補体活性化能を示す成分が，ザイモザンと命名されたことから始まった。1960～1970年代の研究により，ザイモザン中の免疫系を刺激する成分は，β-(1,3)(1,6) グルカン分子であると同定された。現在では，免疫系への作用を利用して，キノコ由来のβ-グルカンである，レンチナン（lentinan），シゾフィラン，クレスチンといったβ-グルカンが抗腫瘍剤の補助剤などとして認可・使用されている。

（1）β-グルカンは自然免疫系に作用し抗菌・抗腫瘍活性を示す

自然免疫は，われわれが生まれながらに持つ免疫システムであり，感染症や腫瘍に対する初期免疫応答をおもに担っている。β-グルカンは，マクロファージや樹状細胞などの貪食細胞を活性化することにより，感染時に貪食した菌体を殺す能力や死細胞の除去能を上げることが報告されている[9]。また，ナチュラルキラー（NK）細胞を活性化することにより，腫瘍細胞やウイルス感染細胞を効率的に除去する作用[5]や，好中球に作用し，肺炎球菌の殺菌能を高めることが報告されている[10]。これらの報告の多くは，血中，または培養細胞系へのβ-グルカンの投与により得られた結果であるが，実験動物への経口投与による効果の報告もある。鈴木らの研究によれば，β-グルカンをマウスに10日間経口投与することにより，T細胞，NK細胞，マクロファージの活性化が観察され，移植した腫瘍細胞の増殖を抑えるとされている[11]。また，Hong らにより，β-グルカンのマウスへの経口投与は，好中球の活性化を誘導し，腫瘍抗原特異的なモノクローナル抗体による腫瘍細胞増殖抑制効果を強めることが報告されている[12]。

（2）β-グルカンは間接的に獲得免疫関連細胞の分化にかかわる

β-グルカンはさまざまな細胞に対して活性化を促し，自然免疫応答を促す一方，獲得免疫に対しても働きかけることが知られている。獲得免疫はおもにB細胞とT細胞によって担われ，前者はおもに抗体応答（液性免疫応答）に，後者は細胞性免疫応答にもかかわっている。この獲得免疫には，樹状細胞やマクロファージなどの貪食細胞による抗原提示が必要となるほか，抗原提示をされたT細胞の分化・成熟やB細胞の免疫グロブリン（Ig）クラススイッチには，T細胞を主とする免疫細胞から分泌されるさまざまなサイトカインが必須である。β-グルカンは，樹状細胞やマクロファージを活性化することによりさまざまなサイトカインの産生を誘導することが知られており，産生されたサイトカインは，ヘルパーT細胞（Th細胞）の分化に関与する。マウスにおいて，樹状細胞のβ-グルカン刺激によって産生されるサイトカインは，おもにTh1型およびTh17型のTh細胞を分化誘導することが示されている[13]。また，酵母由来のザイモザンと抗原をマウスに経口投与することにより，抗原特異的な制御性T細胞（T_{reg}）が誘導され，抗原特異的な経口免疫寛容が成立するという報告[14]もあり，経口・非経口的経路ではT細胞の誘導機序および作用が異なる可能性もある。

ヒトを対象とした臨床研究としては，ザイモザンを経口投与することにより，腸管および唾液中に分泌されるIgAの産生量が増えるといった報告[15]がある。また，クレスチンが経口薬として用いられていることからも，経口的に摂取されたβ-グルカンはヒトにおいても免疫系に作用することが示されている。しかしながら，これらの経口投与による免疫系の活性化が，β-グルカンが体内に吸収された後に，粘膜固有層などに存在する免疫細胞により引き起こされるのか，吸収されないまま，腸上皮細胞を活性化することにより間接的に免疫系細胞の活性化を誘導するのかは，明らかになっていない。

(3) β-グルカンに対する抗体は糖鎖の結合様式を識別する

獲得免疫において主要な役割を果たすものとして抗体が存在するが，β-グルカンは一般的なタンパク質抗原に対する抗体応答を修飾する作用のほか，それ自身が抗原となる。例えば，β-(1,3) グルカンであるカードラン，β-(1,3)(1,6) グルカンであるザイモザン，β-(1,6) グルカンであるパスツランをアジュバントなしでDBA/2マウスに免疫すると，経時的に血液中のIgM，IgG抗体価の上昇が観察される（図3-1A）。一般に，多糖抗原はT細胞非依存性の抗原であり，B細胞を直接活性化して形質細胞（抗体産生細胞）に分化させることができるが，T細胞を活性化しないため抗体のクラススイッチが誘導されず，その結果，IgMが優勢となる。しかし，上述のとおり，β-グルカンはIgG応答も誘導する。β-グルカンは免疫系細胞に作用しさまざまなサイトカ

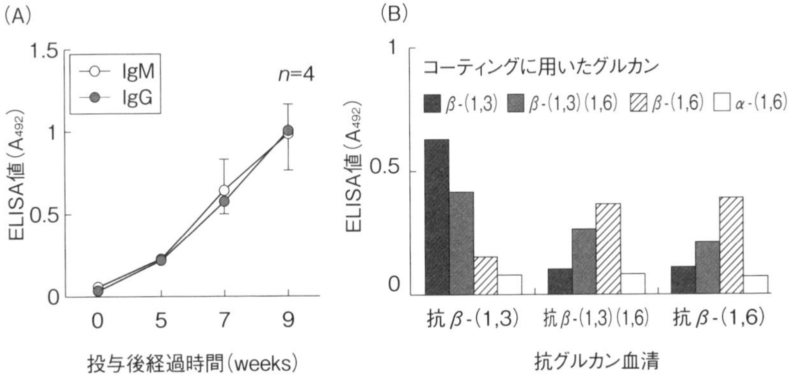

図3-1　β-グルカンに対する抗体応答と認識特異性

A：DBA/2マウスにカードラン1mgをアジュバントなしで2週間ごとに腹腔内投与し，抗β-(1,3)グルカン抗体価の経時変化をELISA法により観察した。
B：DBA/2マウスにカードラン(β-(1,3)，ザイモザン(β-(1,3)(1,6))，パスツラン(β-(1,6))をそれぞれ免疫し，IgG抗体の認識特異性をELISA法により解析した。

イン産生を誘導することから，β-グルカン自身がアジュバントとして作用することにより，抗体応答を誘導し，さらに抗体のクラススイッチも引き起こすものと推定される。このようなβ-グルカンの抗原としての作用は，抗原として認識される以外には，それ自体で免疫系を刺激することのない一般的なタンパク質抗原とは異なる点である。また，このように産生された抗体は，各β-グルカンに特異的なグリコシド結合様式を識別する（図3-1B）。

健常者の血清中においてもβ-グルカンを認識する抗体が存在することが報告[16]されていることからも，β-グルカンを認識し，体外へ排除する機構として抗体を介した機構も存在し，また，β-グルカンと特異抗体との免疫複合体が免疫系に作用する可能性も考えられる。

3．β-グルカンの受容体

近年になり，Toll-like receptor（TLR）をはじめとするパターン認識受容体（pattern recognition receptors: PRRs）と呼ばれる自然免疫にかかわる分子の研究が進むなかで，β-グルカンを認識する受容体候補としてTLR 2，comple-

表3-2　β-グルカン受容体の種類と機能

受容体	発現細胞	機　能	β-グルカン以外のリガンド
Dectin-1	単核球，マクロファージ，好中球，樹状細胞，T細胞	ファゴサイトーシス，活性酸素産生，サイトカイン産生	真菌，T細胞膜タンパク質（未同定）
CR 3（CD11b/CD18）	ナチュラルキラー細胞，好中球，リンパ球	がん細胞障害性	さまざまな病原体
Scavenger	内皮細胞，骨髄系細胞	ファゴサイトーシス	LDL，HDL
LacCer	好中球，上皮細胞	活性酸素産生，サイトカイン産生	さまざまな微生物
TLR 2	マクロファージ，樹状細胞，リンパ球，上皮細胞	サイトカイン産生	さまざまな微生物

ment receptor 3（CR 3），dendritic-cell-associated C-type lectin-1（Dectin-1）などが同定された（表3-2）。TLR 2は，TLR ファミリータンパク質のひとつであり，細胞外に TLR ファミリーに共通して存在するロイシンリッチリピートドメインを持つ。TLR 2は，この細胞外ドメインを介して，グラム陽性細菌の細胞壁成分である，リポテイコ酸やペプチドグリカンを認識する受容体として同定された。その後，TLR 2がβ-グルカンであるザイモザンとも結合し，サイトカイン産生を誘導することが報告されたが[6]，ザイモザンから精製されたβ-(1,3) (1,6) グルカンとの結合性は持たないことが示されたことから，TLR 2は単独のβ-グルカンを認識する受容体ではないと現在では考えられている[17]。

好中球が主として発現する補体受容体，CR 3は，CD11b と CD18から成るヘテロ二量体タンパク質であり，細胞外ドメインに補体の結合部位とは別にレクチン様のドメインを持ち，このドメインを介してβ-グルカンと結合する[18]。CR 3とβ-グルカンの結合は，補体の結合による細胞内へのシグナルを増強することが報告されており，オプソニン化された病原微生物や腫瘍細胞に対する細胞傷害活性を高める[19]。

マクロファージや樹状細胞がβ-グルカンを認識する際に主要な役割を果たすと考えられている Dectin-1は，II 型一回膜貫通タンパク質であり，細胞外ドメインに NK 受容体様の C 型レクチン様ドメインを持ち，この部分でβ-グルカンを認識・結合する。また，細胞内ドメインには免疫受容活性化チロシンモチーフ（ITAM）を持ち，β-グルカンとの結合により，チロシンリン酸化を受け，さまざまなシグナル経路を経て細胞を活性化すると考えられている[20]。

このようにβ-グルカンに対する受容体は多種存在するが，β-グルカンに対する応答に際しては，複数種のβ-グルカン受容体が協調的に作用していると考えられ，実際に，ザイモザンに対する応答では TLR 2と Dectin-1が協調的に作用し，免疫応答を強めるという報告がある[21]。

本項では，主要なβ-グルカン受容体である Dectin-1とβ-グルカンとの結合特異性について筆者らのグループが最近行った研究例を紹介する。

（1）β-グルカン受容体Dectin-1はβ-(1,3)，β-(1,6) グルカンを認識する

マウスDectin-1のβ-グルカン結合部位を含む細胞外ドメインをショウジョウバエ由来S2細胞を用いて調製し，この可溶性受容体（Dectin-1 CRD-V5-His）とさまざまなグルカンとの結合性について解析を行った（図3-2）。S2細胞で発現させたDectin-1 CRD-V5-Hisはβ-(1,3) 結合，あるいは，β-(1,6) 結合を持つβ-グルカンに特異的に結合した。また，β-(1,3) グルカンであるカードランやβ-(1,6) グルカンであるパスツランに比べ，β-(1,3) (1,6) グルカンであるザイモザンはDectin-1 CRD-V5-Hisとの結合能が高く，β-(1,6) 分岐鎖を持つものがDectin-1とより強く結合すると考えられた。この結果は，Dectin-1とザイモザンとの結合に対する種々のβ-グルカンの阻害効果を調べたGordonらの研究の結果[22]と類似しており，Dectin-1の親和性はβ-(1,3) (1,6) グルカン，β-(1,3) グルカン，β-(1,6) グルカン

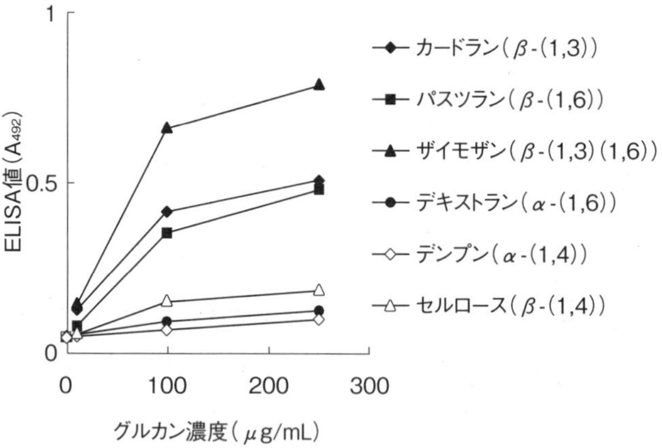

図3-2　マウスβ-グルカンレセプターDectin-1のリガンド結合特異性

ショウジョウバエ由来S2細胞を用いて調製したDectin-1 CRD-V5-Hisと各種グルカンとの結合親和性について解析した。0～250μg/mLで各種グルカンをコーティングし，リコンビナントDectin-1の結合性をELISA法により解析した。検出はマウス抗V5抗体，POD-抗マウスIgG抗体を用いて行った。

の順に高いと考えられた。これまでの研究において，免疫活性化作用が高いβ-グルカンはβ-(1,6) の分岐鎖を持つものであることが示唆されているが，この要因のひとつとしてDectin-1との親和性が考えられる。

（2）Dectin-1と直鎖β-グルカンとの結合は糖鎖の鎖長に依存的である

β-グルカンの多くは細胞壁成分であり，その由来や抽出プロセスの違いにより，多様なサイズのものが含まれている。カードランを遠心分離によって粒子径の大きなβ-グルカンと粒子径の小さなβ-グルカンに分画し，マクロファージ活性化能を比較したところ，同じ添加量で比較すると，小さなβ-グルカン粒子のほうが高いマクロファージ活性化能を持つという結果が得られた。小さなβ-グルカン粒子中においてもさまざまな鎖長を持つβ-グルカンが会合体として含まれていると考えられ，これら鎖長の異なる分子のうち，どの程度の鎖長のβ-グルカンが強い生物活性を持つのかは明らかでない。天然のβ-グルカンは鎖長が長く，会合体を形成して水に不溶性の粒子であることから，単一分子種として鎖長の異なるβ-グルカンを調製・分離することは困難である。

そこで，粒子状のβ-(1,3) グルカン（カードラン）を100mM塩酸，100℃中で，酸加水分解し，可溶性の低分子β-グルカンを調製し，分子ふるいクロマトグラフィーにより鎖長の異なるβ-グルカンを分画した。フェノール硫酸法によるヘキソースの測定では，3つのピークが検出され，最初の排除体積のピーク（A）および2番目のピーク（B）に溶出された画分は，アニリンブルーと相互作用することで500nm付近で蛍光を発するというβ-グルカンに特徴的な分光学的性質を示した。一方，第3のピークの画分はアニリンブルーを添加しても蛍光は検出されなかった。これらのフラクションをMALDI-TOF-MS分析した結果，フラクション No. 13〜20には，加水分解によって低分子化した3〜15糖の鎖長を持つβ-グルカンが分画されていることが明らかとなった。

得られた画分を用いて，Dectin-1との結合性を解析したところ，いずれの画分も濃度依存的に，Dectin-1と結合し，また，その親和性は鎖長の長いものほど高いことが明らかとなった。しかしながら，3，4糖の鎖長を持つβ-グルカンを主成分とするフラクションNo. 20においてもその結合性が確認された（図3-3）。

これらのDectin-1結合性を持つ可溶性の低分子β-グルカンが実際に免疫細胞活性化能を持つことを，マクロファージにおけるNF-κB活性化（図3-4），およびサイトカイン発現誘導能を指標として解析した。同一重量濃度条件下で測定した結果，NF-κBの活性化能はβ-グルカンの鎖長に比例して強いことが示された。鎖長の違いによる分子量を考慮したモル当たりの比活性としては，図3-4に示された結果よりも，さらに鎖長による影響が大きいものと考えられた。また，画分A，Bでは，粒子状の不溶性β-(1,3)グルカンよりも単位重量当たり活性が高い傾向がみられた。画分A，Bが不溶性グルカンよりNF-κB活性化能が強い要因としては，水に可溶・不溶という物理的な性

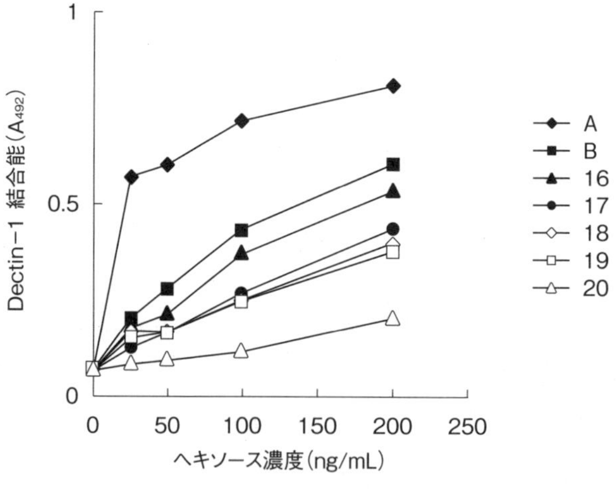

図3-3　Dectin-1と低分子化可溶性β-グルカンとの結合性

分子ふるいクロマトグラフィーによって得られた低分子化可溶性β-グルカンの各フラクションとDectin-1 CRD-V5-Hisとの結合性の解析をサンドイッチELISA法により行った。96穴プレートにDectin-1 CRD-V5-Hisをコーティング後，0～250ng/mLで各画分を添加した。検出はFc-Dectin-1，POD-anti-human IgGを用いて行った。

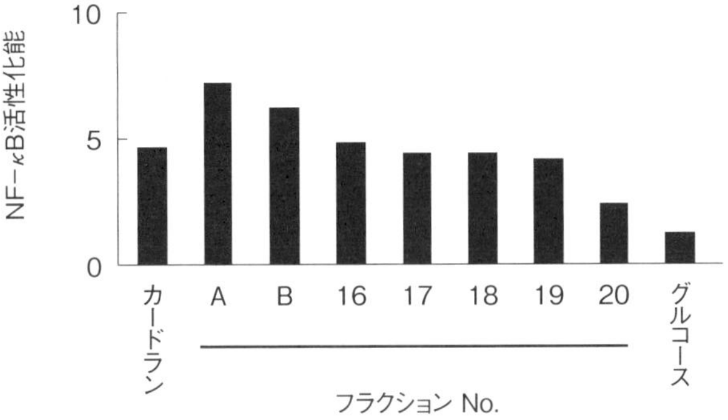

図3-4　低分子化可溶性β-グルカンのマクロファージ活性化能

NF-κBレポーター遺伝子（ホタルルシフェラーゼ）安定導入株RAW264.7細胞を播種し，低分子化β-グルカン，粒子状カードラン，グルコースをそれぞれ25μg/mLの濃度で添加し，16時間培養した。細胞を洗浄後，ルシフェラーゼ活性を測定することによりNF-κB活性化能を測定した。

質の差異というよりは，画分A，Bのほうが溶液中での拡散性が高く，多くの細胞を活性化できるためであると考えられる。サイトカイン発現誘導能を指標とした場合においても，フラクションA，Bで強い活性が認められ，かつ，3，4糖構造を含むフラクションまでその活性化能が観察されたが，半定量的なRT-PCRでは，糖鎖長による誘導能の明確な差は検出されなかった。これらの結果より，マウスDectin-1は，3，4糖程度の低分子のβ-グルカンを認識することが可能であり，免疫系への作用も持つと考えられた。

マウスDectin-1とヒトDectin-1ではその糖鎖認識部位全体のアミノ酸配列の同一性は60%程度であるが，ジスルフィド結合の位置やβ-グルカンとの相互作用に直接かかわると考えられているアミノ酸配列については種間で保存されており，また，氏田らのグループによりヒト可溶性Dectin-1もマウスDectin-1と同様に3糖以上の鎖長を持つβ-グルカンを認識することが報告されている[23]。このように，Dectin-1の糖鎖認識部位のアミノ酸配列の全体的な類似性はそれほど高くないものの，β-グルカンの認識特異性には種間で大きな差異はないと考えられる。

4．β-グルカンの腸管吸収

β-グルカンは，感染防御応答における病原体由来の非自己分子（異物）であると同時に，食物繊維として食品中にも含まれる成分でもある。わずかな量の可溶性タンパク質が消化管から吸収され，血流に乗って末梢まで到達することは古くから知られていた生理現象であり，かつ，免疫応答を起こすのには十分な量であることが報告されている[24]。しかし，β-グルカンなどの多糖類（食物繊維）の消化管内での動態や腸管から体内への吸収について調べた研究は意外に少ない。経口投与されたβ-グルカンの生体に及ぼす作用に関する研究の多くは，抗腫瘍活性や感染症に対する抵抗性などの生理作用を指標とするものであり，腸管での吸収や作用機構に焦点を当てたものではない。腸管吸収に着目し，定量的な解析を行った例として，蛍光標識した可溶性β-グルカンを成熟ラットにゾンデを用いて胃内投与した後，末梢血中の蛍光を定量的に測定したRiceらの研究がある[25]。この研究では，重合度や官能基の修飾が異なる3種類の可溶性β-グルカンを用いて実験が行われ，分子量や構造が異なることにより，末梢血濃度がピークに達するまでの時間が異なることが報告されている。しかしながら，この研究は蛍光を測定したものであり，β-グルカンそのものを測定した結果ではないことは考慮に入れる必要がある。また，経口的に摂取されたβ-グルカンが，どこからどのように体内に取り込まれるのかという，末梢血に到達するまでの機構については明らかにされていない。

腸管管腔内からの物質の取込みは，小腸ではおもに栄養成分の吸収を行う絨毛に加えて，腸管免疫系において中心的な役割を果たすパイエル板からも行われる。小腸のパイエル板に存在するM細胞は管腔内の高分子成分を積極的に取り込む性質を持っており，菌体そのものや菌体成分を免疫関連細胞へ積極的に供給することにより腸管免疫系の恒常性に寄与している。一方，絨毛に目を向けると，管腔内の物質は絨毛を覆う腸上皮細胞の頂端側（apical side）での飲食作用によって細胞内へ取り込まれ，細胞内小胞輸送を経て，側底側（basolateral side）から開口分泌により粘膜固有層に放出される“経細胞輸送（トランスサイトーシス）”といった能動輸送や密着結合（タイトジャンクション）が緩んで，その間隙を通過して取り込まれる“傍細胞輸送”といった受動輸送などが提唱されている。

本項では，可溶性 Dectin-1をβ-グルカンに対する特異プローブとして，マウスおよびヒト腸上皮細胞株を用いて行ったβ-グルカンの吸収経路および輸送機構についての筆者らの最近の研究を紹介する。

（1）マウスにおいて経口投与されたβ-グルカンは小腸パイエル板のみならず腸上皮細胞からも取り込まれる

マウスにゾンデを用いて7日間β-(1,3) グルカンであるカードランを胃内投与し，最終投与から24時間後に開腹し，小腸組織におけるβ-グルカンの分布について可溶性 Dectin-1をプローブとして用いた免疫組織学的手法により解析した。β-グルカンは，おもに小腸パイエル板に観察され（図3-5A，B），M細胞を介してβ-グルカンが体内に取り込まれることが示唆された。取り込まれたβ-グルカンとマクロファージマーカーで共染色を行った結果，パイエル板内のβ-グルカンのほとんどがマクロファージにより取り込まれていることが明らかとなった。加えて，これらのマクロファージはβ-グルカン受容体 Dectin-1も発現しており，この受容体を介したファゴサイトーシスにより細胞内に取り込まれていると考えられた。また，一部の小腸絨毛において，リンパ管であると考えられる部位にβ-グルカンが蓄積している様子が観察され，小腸絨毛より取り込まれたβ-グルカンは，リンパ管を経て血流に入り末梢組織に到達する可能性が考えられた。

腸管組織においてβ-グルカンの取込みが観察されたことから，最終投与から24時間後の末梢血におけるβ-グルカン濃度を測定したところ，投与群において，非投与群と比べて血中β-グルカン濃度が有意に上昇していた。この結果より，経口投与されたβ-グルカンの一部は腸管を通して吸収され，末梢血まで到達することが明らかとなった。小腸上皮細胞におけるβ-グルカンの輸送の有無，および輸送経路について解析を行うため，マウスの十二指腸管腔内へカードランを投与し，３時間後の小腸絨毛部位におけるβ-グルカンの分布について免疫染色法を用いて解析したところ，絨毛に存在する小腸上皮細胞内へのβ-グルカンの取込みが確認された（図３－５C, D）。この結果から，腸

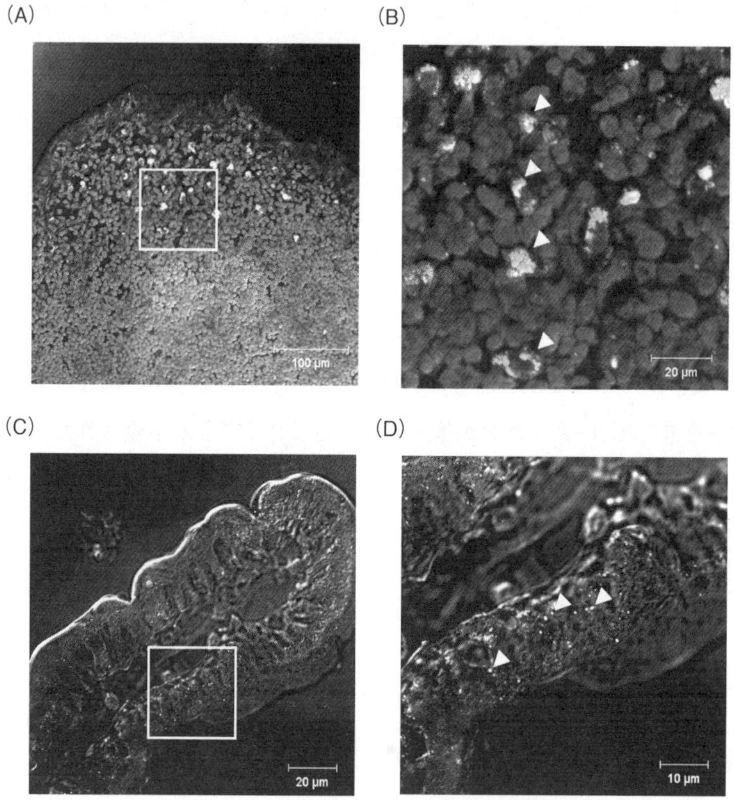

図３－５　β-グルカンのマウス腸管からの吸収

DBA/２マウスの胃内に１週間カードラン１mg/日を投与し，最終投与から24時間後小腸を取り出し，凍結切片（10µm）を作製した（A，B）。または十二指腸内にカードラン１mgを投与し，３時間後に小腸を取り出し，凍結切片（10µm）を作製した（C，D）。β-グルカンをDectin-１ CRD-V５-Hisで，核をTOTO-３により染色した。観察は共焦点顕微鏡を用いて行った。パイエル板（A，B）小腸絨毛（C，D）の染色像を示す。BはAの，DはCの白く囲った部分の拡大図である。

上皮細胞はβ-グルカンを経細胞輸送により体内へ取り込んでいることが示唆された。また，これらの小腸上皮細胞内にみられるβ-グルカンはパイエル板においてマクロファージに貪食されたβ-グルカンに比べ，そのサイズは小さいことが明らかとなった。加えて，一般的に，パイエル板に存在するM細胞は，小腸上皮細胞に比べ大きな粒子を飲み込むことが可能とされていることから，粒子径により吸収経路が異なる可能性が考えられた。

（2）ヒト腸上皮細胞様細胞株Caco-2はβ-グルカンを経細胞輸送する

マウス小腸組織において投与したβ-グルカンの小腸上皮細胞内への取込みが観察されたことから，ヒト腸上皮細胞株Caco-2細胞を用いた *in vitro* 腸上皮モデル系にて腸上皮細胞によるβ-グルカンの吸収について解析を行った。Caco-2細胞を4.67cm^{2}の半透膜状で単層培養して密着結合を形成した上皮様細胞層を構築させた後，細胞頂端側（管腔側）にβ-グルカンを添加した際の，基底膜側（粘膜固有層側）へのβ-グルカン輸送量を経時的に測定した。Caco-2細胞の頂端側に1mgのカードラン溶液を添加した際，5時間後において基底膜側に約500ng（250ng/mL）のカードランが輸送されていた（図3-6）。これは，頂端側に加えたβ-グルカンの2,000分の1に相当し，また，この値は経時的に増加した。このようにヒト腸上皮様細胞によりβ-グルカンが極性輸送されることから，ヒトの腸管においてもβ-グルカンが体内へと取り込まれる可能性が考えられた。ヒト腸上皮様細胞においてもマウス小腸組織と同様にβ-グルカンが細胞内へ取り込まれるのかを可溶性Dectin-1をプローブとして蛍光免疫染色したところ，Caco-2細胞においてもβ-グルカンの細胞内への取込みが観察された。細胞が細胞外の高分子を取り込む機構には，受容体依存・非依存的な飲食作用が考えられる。β-グルカンがどの機構でCaco-2細胞に取り込まれるのかを明らかにするために，3種の薬剤（cytochalasin D, dynasore, genistein）を用いた細胞生理学的な実験を行った。その結果，アクチン重合阻害剤であるcytochalasin Dを用いた場合にのみβ-グルカンの細胞内への取込みが顕著に抑制された。Cytochalasin Dはおもにファゴサイトー

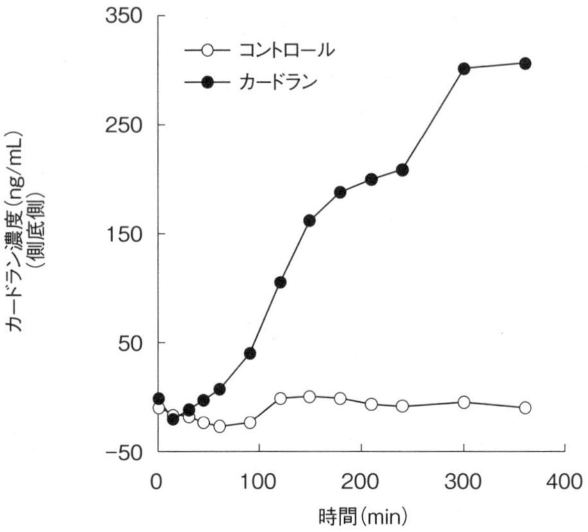

図3-6　ヒト腸上皮様細胞 Caco-2によるβ-グルカンの輸送

多孔膜上で単層培養を行い，分化させたCaco-2細胞による頂端側から側底側へのβ-グルカンの輸送量を定量した。1 mg/mL のカードランをCaco-2細胞の頂端側へ添加し，経時的に側底側溶液を回収した。側底側へ輸送されたβ-グルカンを可溶性 Dectin-1を用いたサンドイッチ ELISA 法により定量した。

シスやマクロピノサイトーシスなどを阻害することが知られており，腸上皮細胞はβ-グルカンを未知の機構により感知し，これらを能動的に取り込み，基底膜側へ輸送している可能性が考えられた。

（3）体内に取り込まれたβ-グルカンの免疫系への作用

消化管内から微量のβ-グルカンが体内へ取り込まれることは上述のとおりであるが，それらは生体にとって異物であり，第2項で述べたように生体免疫系に対して多様な作用を及ぼすと考えられる。消化管は細菌やウイルスなどの病原体が最も進入しやすい部位のひとつであり，消化管付随リンパ組織（gut associated lymphoid tissue：GALT）と呼ばれる免疫系器官が発達している。また，粘膜固有層には多くのリンパ球や抗原提示細胞などの免疫系細胞が常在しており，体内に取り込まれたβ-グルカンに対する応答が引き起こされる可能性が考えられる。そこで，Caco-２細胞が基底膜側へ輸送したβ-グルカンの免疫系への作用について検討を行った。頂端側にβ-グルカンを添加して培養したCaco-２細胞の側底側馴化培地（conditioned medium）を調製し，これをホルボールエステルでマクロファージに分化誘導したTHP-１細胞の培地に添加した。３時間培養した後，THP-１細胞によるサイトカイン発現誘導をRT-PCR法で解析したところ，TNF-αおよびTGF-βの産生誘導が観察された（図３-７）。このサイトカイン発現誘導能は加熱処理によっても失活しないため，Caco-２細胞が分泌したタンパク性の因子ではなく，透過したβ-グルカンによる免疫活性化作用である可能性が高いと考えられた。また，透過したβ-グルカンと同量のβ-グルカンを用いてTHP-１細胞を直接刺激した際にはこのような活性化は観察されないため，腸上皮細胞によりβ-グルカンに対して何らかの修飾が施されている，または，Caco-２由来の熱耐性液性因子とともにマクロファージを共刺激している可能性が考えられ，今後さらなる解析が必要である。また，腸管粘膜固有層に存在する免疫系細胞は，PAMPsに対する炎症応答が抑制されているとの報告[26]もあることから，THP-１細胞で誘導された応答が実際に腸管で起こりうるかという疑問に答えるには，個体レベルでの解析が必要である。

現時点では，栄養成分ではないβ-グルカンを小腸上皮細胞が体内へと吸収

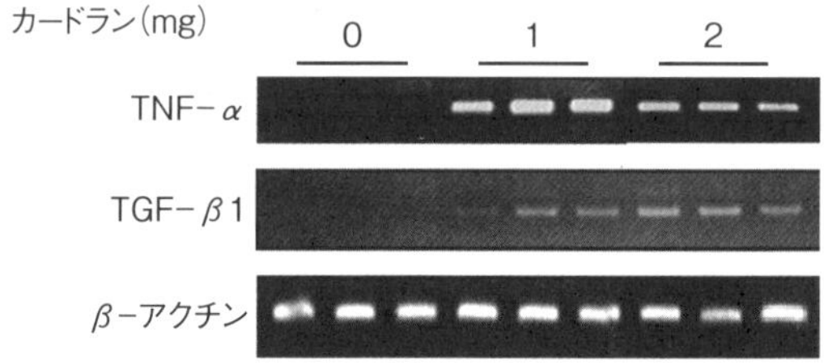

図３-７　頂端側へβ-グルカンを添加したCaco-2の側底側溶液によるマクロファージの活性化

１mg/mLのカードランを単層培養したCaco-２細胞の頂端側へ添加し，３時間後に側底側溶液を回収した。マクロファージ活性化能の解析には，ヒト単球細胞株であるTHP-１細胞をPMA刺激によりマクロファージへ分化させ用いた。側底側溶液でTHP-１細胞を３時間刺激後，RNAを調製し，RT-PCRを行った。

する生理的意義については不明ではあるが，上述した一連の研究により，受容体への結合性と免疫細胞活性化作用を持つβ-グルカンが基底膜側へ輸送されていることが明らかとなった。腸内細菌の放出するアデノシン三リン酸（ATP），グラム陰性細菌の細胞壁成分であるリポ多糖（lipopolysaccharide：LPS），細菌DNA中のシトシン-リン酸-グアニンモチーフ（CpG）などの菌体由来成分が体内に取り込まれることにより，腸管に存在する免疫系細胞が活性化され，腸管免疫系の恒常性を保っていることも知られており[27)]，β-グルカンについても同様に腸管免疫の恒常性の維持に寄与している可能性が考えられる。

5．β-グルカンはマクロファージにより可溶化される

一般的に，哺乳動物は植物や菌類などとは異なり，β-(1,3) グルカナーゼを持たず，β-グルカンを代謝することはできないと考えられている。実際，β-グルカンをマウスやラットの血中および腹腔などに投与するとそれらは脾臓，肝臓，腎臓などに蓄積し，長期にわたって残存する。しかしながら，上述のとおり，経口摂取されたβ-グルカンは腸管から体内へ吸収されており，吸収されたβ-グルカンが一生にわたり体内に蓄積し続け，代謝されないということは考えづらい。また，マウスへの粒子状β-グルカンの経口投与実験において血中に可溶性β-グルカンが検出されていることも，代謝機構の存在を示唆するものである。この作用機序として考えられるひとつの可能性として，活性酸素種による分解がある。

活性酸素種による多糖の分解活性について，活性酸素処理によるβ-(1,3)(1,4) グルカン溶液の粘性の低下という結果が報告されている[28)]。また，マクロファージをβ-グルカンで刺激することにより，活性酸素種が産生されることは古くから知られている。マクロファージによる活性酸素産生において主要な役割を果たす酵素として，ニコチンアミドアデニンジヌクレオチドリン酸（NADPH）オキシダーゼが知られており，この酵素を欠くノックアウトマウ

スでは，β-グルカンによる炎症の長期化が起こることが報告されている[29]。これらの報告に加え，マウスへのβ-グルカンの経口投与実験において，パイエル板内でマクロファージによりβ-グルカンが取り込まれていたことから，本項ではマクロファージ細胞株およびマウス腹腔マクロファージを用いて，β-グルカンの可溶化と活性酸素種の関連について行った研究を一例として示す。

（1）マクロファージは貪食した粒子状β-グルカンを可溶化し再放出する

マウスマクロファージ細胞株RAW264.7細胞に1時間，粒子状β-グルカンを貪食させ，その後マクロファージから放出される可溶性β-グルカンの量を定量した（図3-8）。マクロファージから放出された可溶性β-グルカンは，その後24時間まで直線的に増加した。1時間後には，すでに可溶性β-グルカンが検出されたことから，マクロファージにより貪食されたβ-グルカンは速やかに可溶化され，放出されていると考えられた。このRAW264.7細胞で観

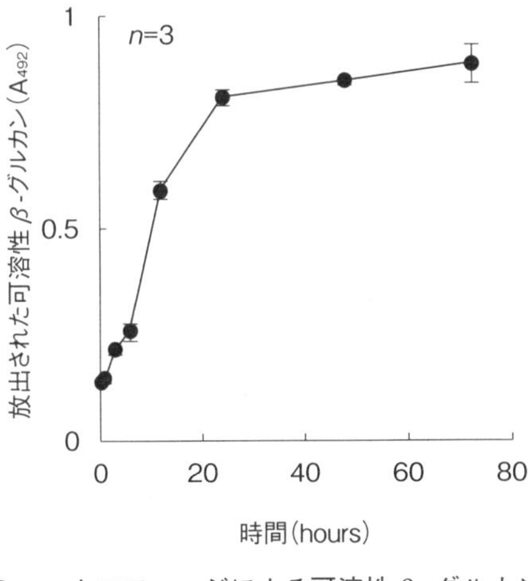

図3-8　マクロファージによる可溶性β-グルカンの放出

RAW264.7細胞にカードラン（20,000× g ppt.）を1時間貪食させ，細胞を洗浄後，経時的に培養上清を回収した。回収した培養上清を20,000× gで遠心後，その上清中に含まれるβ-グルカンをサンドイッチ ELISA 法により定量した。

察されたβ-グルカンの可溶化という現象が一般的なものであるのかを確認するため，マウス腹腔マクロファージ，およびTHP-1細胞を用いてβ-グルカンの可溶化能について検討を行った。その結果，マウス腹腔マクロファージ，THP-1細胞，ともに，可溶化β-グルカンの放出が確認された。これらの結果から，マクロファージはβ-グルカンの部分的な可溶化を行うことができることが示唆された。また，これらの放出されたβ-グルカンを含む培養上清でRAW264.7細胞を刺激したところ，粒子状カードランと同様にIL-1，IL-6，TNF-αといった炎症性サイトカインとともにIL-10，TGF-βといった抑制性のサイトカインの産生を誘導することが確認され，放出された可溶性β-グルカンは免疫細胞活性化能を維持していることが示唆された。

（2）活性酸素はマクロファージによるβ-グルカンの可溶化に関与する

マクロファージによる粒子状β-グルカン可溶化への活性酸素の関与を検討するため，マクロファージにおける主要なスーパーオキシド産生酵素であるNADPHオキシダーゼの阻害剤を用いて，β-グルカン可溶化活性への影響を解析した。NADPHオキシダーゼ阻害剤であるアポシニン（APO）でマクロファージ細胞を処理することにより，可溶性β-グルカンの放出量が減少することが確認された（図3-9A）。この結果から，NADPHオキシダーゼがβ-グルカンの可溶化に対して寄与している可能性が示唆された。さらに，スーパーオキシドのスカベンジャーとしてMn（III）tetrakis（1-methyl-4-pyridyl）porphyrin pentachloride（MnTMPyP）を用いて同様の実験を行ったところ，同様に半分程度まで可溶化β-グルカンの放出量が抑制されることが明らかとなった（図3-9B）。この結果から，NADPHオキシダーゼにより産生されるスーパーオキシドのβ-グルカン可溶化への寄与が示唆された。

（3）粒子状β-グルカンを活性酸素で処理すると可溶性β-グルカンが生成する

生体内においては，活性酸素は活性酸素産生酵素の触媒や周囲に存在する金

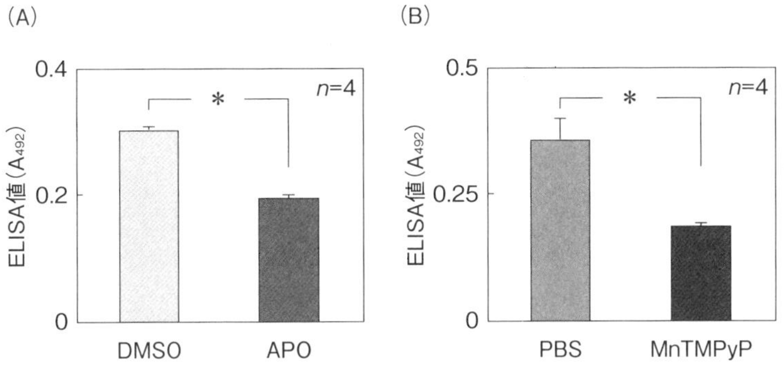

図3-9　マクロファージによる可溶性β-グルカンの放出に対する活性酸素の影響

RAW264.7細胞に対して，NADPHオキシダーゼ阻害剤であるアポシニン（APO）100μM，または，ラジカルスカベンジャーであるMnTMPyP 100μMで1時間処理した後に，カードランを1時間貪食させ，細胞を洗浄後，1時間で培養上清に放出された可溶性β-グルカン量を定量した。＊：有意差$p<0.01$を示す。

属イオンとの化学反応によって産生される。本項では，マクロファージによるβ-グルカンの可溶化への活性酸素種の直接的なかかわりについて解析した研究，および三浦らによって行われた研究[30]を紹介する。

鉄イオン（III）-EDTA複合体と過酸化水素を含む溶液中では，スーパーオキシドラジカルとヒドロキシラジカルが発生することが知られている。この溶液中でβ-グルカン粒子を反応させることにより，可溶化されるβ-グルカン量をサンドイッチELISA法により定量した（図3-10）。過酸化水素濃度依存的に可溶性β-グルカンの増加が観察された。

また，三浦らによって行われたカンジダ菌細胞壁β-グルカンの可溶化実験では，次亜塩素酸を用いている。この系では，ヒドロキシラジカルおよび一重項酸素が発生することが知られている。三浦らは，この次亜塩素酸を含む溶液中で，カンジダ菌細胞壁β-グルカンを1日処理することにより，次亜塩素酸量に依存してβ-グルカン粒子の量が減少することを報告している。

これらの結果から，活性酸素は直接的にβ-グルカンの可溶化に関与すると考えられたが，粒子がほぐれることで，微粒子化することによる可溶化であるのか，β-(1,3) 結合などの化学結合が切断されることによって低分子化β-グ

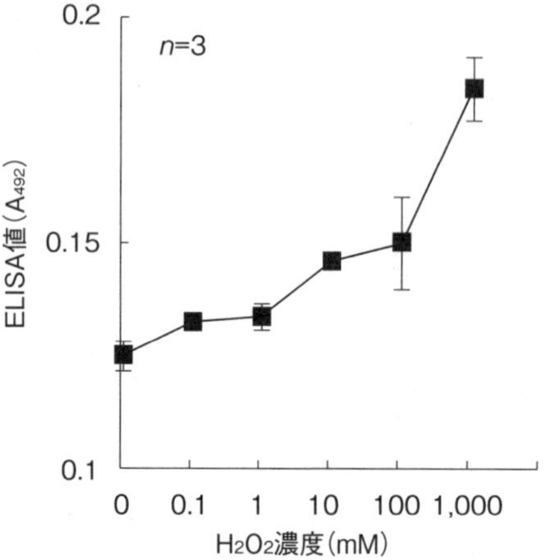

図3-10　活性酸素種によるβ-グルカンの可溶化

カードラン粒子（20,000× g ppt.）をH_2O_2（0～1,000mM），Fe^{3+}，EDTAを含むPBS溶液中で1時間反応後，20,000× gで遠心分離し，その上清中に含まれるβ-グルカンをサンドイッチELISA法により定量した。

ルカンが切り出されることによる可溶化であるのかについてはさらなる検証が必要である。

6. おわりに

本章では，免疫系へのさまざまな作用を持つ不溶性食物繊維であるβ-グルカンの腸管吸収および体内に取り込まれたβ-グルカンのマクロファージによる可溶化について紹介を行った。1980年代から，β-グルカンのさまざまな免疫系への作用が報告され，受容体の報告もされたことから，その認識システムや作用機序は徐々に明らかになりつつある。しかし，これらの報告の多くは感染症や腫瘍の治療に焦点を当てたものであり，食品中に含まれる食物繊維として摂取されたβ-グルカンの作用や作用機構については不明な点も多い。

本章で紹介したβ-グルカンという粒子状の物質の体内への取込みは，可溶性の高分子であるタンパク質と同様に，食物繊維などの不溶性物質が体内へ取り込まれる可能性を示すものである。食物繊維は，多種多様な構造を持ち，その溶解性や生理作用も多岐にわたる。これらの物質が実際に腸管から取り込まれるのか，また，取り込まれてどのように作用し，代謝されるのかを明らかにすることは，食物繊維の機能性および安全性を考える際に重要な課題であると考えられる。

文　献

1）McIntosh M., Stone B.A. and Stanisich V.A.：Curdlan and other bacterial (1-->3)-beta-D-glucans. Appl Microbiol Biotechnol 2005；68 (2)；163-173.

2）Munz C., Steinman R.M and Fujii S.：Dendritic cell maturation by innate lymphocytes：coordinated stimulation of innate and adaptive immunity. J Exp Med 2005；202 (2)；203-207.

3）Sasaki T. and Takasuka N.：Further study of the structure of lentinan, an anti-tumor polysaccharide from Lentinus edodes. Carbohydr Res 1976；47 (1)；99-104.

4）Tabata K., Ito W., Kojima T. et al.：Ultrasonic degradation of schizophyllan, an antitumor polysaccharide produced by Schizophyllum commune Fries. Carbohydr Res 1981；89 (1)；121-135.

5）Garcia-Lora A., Martinez M., Pedrinaci S. et al.：Different regulation of PKC isoenzymes and MAPK by PSK and IL-2 in the proliferative and cytotoxic activities of the NKL human natural killer cell line. Cancer Immunol Immunother 2003；52 (1)；59-64.

6）Sato M., Sano H., Iwaki D. et al.：Direct binding of Toll-like receptor 2 to zymosan, and zymosan-induced NF-kappa B activation and TNF-alpha secretion are down-regulated by lung collectin surfactant protein A. J Immunol 2003；171 (1)：417-425.

7）Kurashige S., Akuzawa Y. and Endo F.：Effects of *Lentinus edodes, Grifola frondosa* and *Pleurotus ostreatus* administration on cancer outbreak, and activities of macrophages and lymphocytes in mice treated with a carcinogen, *N*-butyl-*N*-butanolnitrosoamine. Immunopharmacol Immunotoxicol 1997；19 (2)；175-183.

8）Schmid F., Stone B.A., McDougall B.M. et al.：Structure of epiglucan, a highly side-chain/branched (1 --> 3;1 --> 6)-beta-glucan from the micro fungus *Epicoccum nigrum* Ehrenb. ex Schlecht. Carbohydr Res 2001；331 (2)；163-171.

9) Ladanyi A., Timar J. and Lapis K.：Effect of lentinan on macrophage cytotoxicity against metastatic tumor cells. Cancer Immunol Immunother 1993；36 (2)；123-126.

10) Hetland G., Ohno N., Aaberge I.S. et al.：Protective effect of beta-glucan against systemic *Streptococcus pneumoniae* infection in mice. FEMS Immunol Med Microbiol 2000；27 (2)；111-116.

11) Suzuki I., Tanaka H., Kinoshita A. et al.：Effect of orally administered beta-glucan on macrophage function in mice. Int J Immunopharmacol 1990；12 (6)；675-684.

12) Hong F., Yan J., Baran J.T. et al.：Mechanism by which orally administered beta-1,3-glucans enhance the tumoricidal activity of antitumor monoclonal antibodies in murine tumor models. J Immunol 2004；173 (2)；797-806.

13) LeibundGut-Landmann S., Gross O., Robinson M.J. et al.：Syk- and CARD9-dependent coupling of innate immunity to the induction of T helper cells that produce interleukin 17. Nat Immunol 2007；8 (6)；630-638.

14) Dillon S., Agrawal S., Banerjee K. et al.：Yeast zymosan, a stimulus for TLR2 and dectin-1, induces regulatory antigen-presenting cells and immunological tolerance. J Clin Invest 2006；116 (4)；916-928.

15) Lehne G., Haneberg B., Gaustad P. et al.：Oral administration of a new soluble branched beta-1,3-D-glucan is well tolerated and can lead to increased salivary concentrations of immunoglobulin A in healthy volunteers. Clin Exp Immunol 2006；143 (1)；65-69.

16) Masuzawa S., Yoshida M., Ishibashi K. et al.：Solubilized candida cell Wall β-glucan, CSBG, is an epitope of natural human antibody. Drug Dev Res 2003；58 (2)；179-189.

17) Ikeda Y., Adachi Y., Ishii T. et al.：Dissociation of Toll-like receptor 2-mediated innate immune response to Zymosan by organic solvent-treatment without loss of Dectin-1 reactivity. Biol Pharm Bull 2008；31 (1)；13-18.

18) Ross G.D. and Vetvicka V.：CR3 (CD11b, CD18)：a phagocyte and NK cell membrane receptor with multiple ligand specificities and functions. Clin Exp Immunol 1993；92 (2)；181-184.

19) Yan J., Vetvicka V., Xia Y. et al.：Beta-glucan, a "specific" biologic response modifier that uses antibodies to target tumors for cytotoxic recognition by leukocyte comple-

ment receptor type 3 (CD11b/CD18). J Immunol 1999 ; 163 (6) ; 3045-3052.

20) Brown G.D. : Dectin-1 : a signalling non-TLR pattern-recognition receptor. Nat Rev Immunol 2006 ; 6 (1) ; 33-43.

21) Gantner B.N., Simmons R.M., Canavera S.J. et al. : Collaborative induction of inflammatory responses by dectin-1 and Toll-like receptor 2. J Exp Med 2003 ; 197 (9) ; 1107-1117.

22) Brown G.D. and Gordon S. : Immune recognition. A new receptor for beta-glucans. Nature 2001 ; 413 ; 36-37.

23) Ujita M., Nagayama H., Kanie S. et al. : Carbohydrate binding specificity of recombinant human macrophage beta-glucan receptor dectin-1. Biosci Biotechnol Biochem 2009 ; 73 (1) ; 237-240.

24) Matsuda T., Matsubara T. and Hino S. : Immunogenic and allergenic potentials of natural and recombinant innocuous proteins. J Biosci Bioeng 2006 ; 101 (3) ; 203-211.

25) Rice P.J., Adams E.L., Ozment-Skelton T. et al. : Oral delivery and gastrointestinal absorption of soluble glucans stimulate increased resistance to infectious challenge. J Pharmacol Exp Ther 2005 ; 314 (3) ; 1079-1086.

26) Smythies L.E., Sellers M., Clements R.H. et al. : Human intestinal macrophages display profound inflammatory anergy despite avid phagocytic and bacteriocidal activity. J Clin Invest 2005 ; 115 (1) ; 66-75.

27) Abt M.C. and Artis D. : The intestinal microbiota in health and disease : the influence of microbial products on immune cell homeostasis. Curr Opin Gastroenterol 2009 ; 25 (6) ; 496-502.

28) Kivela R., Gates F. and Sontag-Strohm T. : Degradation of cereal beta-glucan by ascorbic acid induced oxygen radicals. J Cereal Sci. 2009 ; 49 (1) ; 1-3.

29) Schappi M., Deffert C., Fiette L. et al. : Branched fungal beta-glucan causes hyperinflammation and necrosis in phagocyte NADPH oxidase-deficient mice. J Pathol 2008 ; 214 (4) ; 434-444.

30) Miura N.N., Miura T., Ohno N. et al. : Gradual solubilization of Candida cell wall beta-glucan by oxidative degradation in mice. FEMS Immunol Med Microbiol 1998 ; 21 (2) ; 123-129.

第４章　硫酸化多糖によるグランザイムＡの機能調節

都築　巧[*1]

１．はじめに

多糖のなかで分子内に硫酸基を有するものは硫酸化多糖（硫酸多糖）と呼ばれる。しかしながら糖質化学の領域では，ヘパリンなど脊椎動物の体内でみられる硫酸化多糖はムコ多糖の範疇で分類される[1)]。ムコ多糖とは糖の水酸基がアミノ基で置換されたアミノ糖を有する多糖の総称であり，ヒアルロン酸など硫酸基を持たないものも含まれる。また硫酸化を持つ多糖のすべてがアミノ基を持つわけではない。硫酸化多糖＝ムコ多糖ではないので注意が必要である。硫酸化多糖は程度の差はみられるものの，抗血液凝固活性を示すという特徴がある[2)]。

２．抗血液凝固活性を持つ硫酸化多糖

強い抗血液凝固活性を持つ硫酸化多糖としてヘパリン，フコイダン，カラギーナンがある。ヘパリンは高等動物の各種臓器に広く分布する硫酸化多糖である。高等動物ではヘパリンのほかにヘパラン硫酸，コンドロイチン硫酸などの硫酸化多糖も存在しているが，その抗血液凝固活性はヘパリンに比べて弱い。２糖単位当たりの硫酸基の数だけでなく，構成糖の種類や硫酸化の位置も抗血液凝固活性発現に影響を与えるようである。フコイダン，カラギーナンは藻類

[*1]京都大学大学院農学研究科食品生物科学専攻

の細胞壁を構成する硫酸化多糖である。

（1）ヘパリン（heparin）

ヘパリンは最も有名な抗血液凝固活性を示す硫酸化多糖である[2,3]。化学的にはムコ多糖に分類され，L-イズロン酸（またはD-グルクロン酸）とD-グルコサミンが1,4結合により重合した高分子である[2]。ムコ多糖のうちでは硫酸基を最も多く含み，多くは2糖単位当たり3分子の硫酸基を持つ。ヘパリンは二糖構造を含めた五糖配列（pentasaccharide sequence）がAT Ⅲ（アンチトロンビンⅢ）への結合に重要である[2]。

ヘパリンは血液凝固セリンプロテアーゼであるトロンビンとその阻害物質であるAT Ⅲの両者に結合してAT Ⅲによるトロンビンの阻害を飛躍的に高める（図4－1）。また，ヘパリンとAT Ⅲの結合はAT Ⅲによる第Xa因子の阻害も高める。この作用によりヘパリンは抗血液凝固活性を示す[1,3]。

（2）フコイダン（fucoidan）

フコイダンは化学的には硫酸化フコースを主とする多糖の総称であり，褐藻のヒバマタ属（*Fucus*）からみつかったことからこのように呼ばれる。

褐藻由来フコイダンによる抗血液凝固活性は，AT ⅢおよびヘパリンコファクターⅡへの結合を介して発揮されることが報告されている。すなわちヘパリンと同様の機構で抗血液凝固活性を示すと考えられる[4]。抗血液凝固活性発現

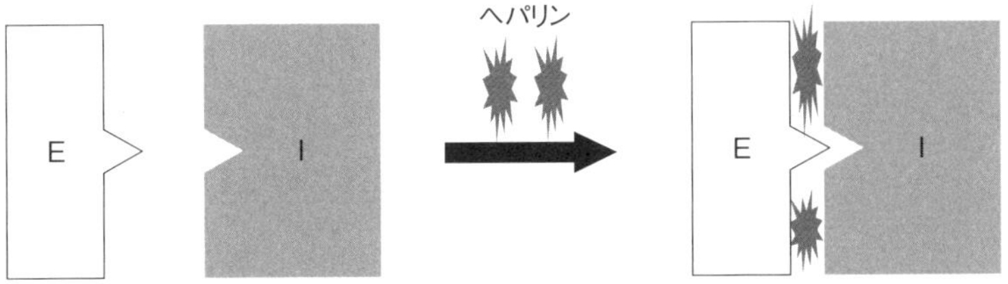

図4－1　ヘパリンによるトロンビンとその阻害物質の相互作用増強
E：トロンビン，I：アンチトロンビンIIIまたはヘパリンコファクターII。

には4位が硫酸化されたフコースの存在が重要である。

(3) カラギーナン (carrageenan)

カラギーナンは，D-ガラクトース（あるいは3,6-アンヒドロ-D-ガラクトース）がα1-3，β1-4結合した直鎖状の硫酸化多糖である[5)]。硫酸基が付加される位置は2位または4位で，2糖単位中の硫酸化の程度により細分類される。λ-カラギーナンは6位にも硫酸基が付加されており，水に非常に溶けやすい。

カラギーナンが抗血液凝固活性を示すことは古くから知られていたが，興味深いことにその作用はAT Ⅲの活性増強を介したものではないことが報告されている[6)]。緑藻から抽出された硫酸化ガラクタンにもAT Ⅲ活性増強を介さない抗血液凝固活性が認められ，フィブリンのポリマー化阻害によるものであることが予想されている[7)]。λ-カラギーナンも同様の機構により抗血液凝固活性を発現している可能性がある。なお，ハナノエダ属（*Botryocladia*）などの紅藻から抽出された硫酸化ガラクタンはAT Ⅲの活性増強を介した抗血液凝固活性を示す[8)]。

3．抗血液凝固活性を持つ硫酸化多糖によるグランザイムAの機能調節

(1) グランザイムA (GrA) の機能

GrAは細胞傷害性リンパ球やナチュラルキラー細胞で産生される主要なセリンプロテアーゼである[9)]。活性化されたリンパ球ではリソソームに相当すると考えられている巨大顆粒に蓄えられている。同細胞で産生されているパーフォリンはがん細胞，ウイルス感染細胞の形質膜に穴をあけることが知られているが，GrAはこの膜穿孔から侵入し，これらの異常細胞をアポトーシスに導く実行因子のひとつとして機能している（図4－2）。GrAはトリプシンと同様にアルギニンまたはリジン残基のカルボキシル末端側のペプチド結合を加水分解するエンドペプチダーゼであるが[9)]，核内に移行した際は，①DNaseを

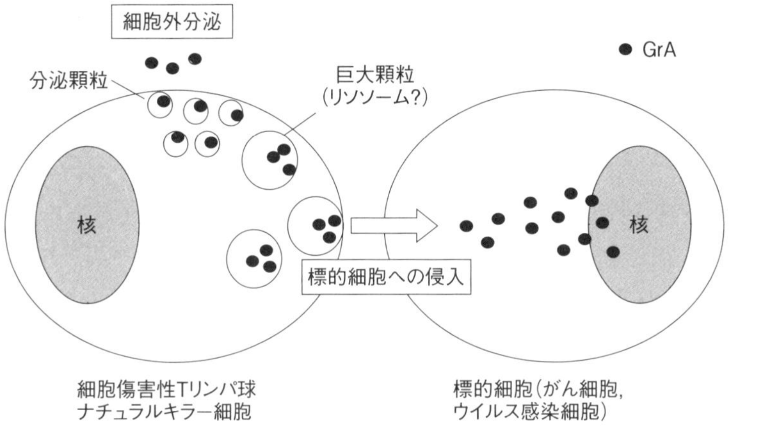

図４－２　GrA の運搬経路

活性化する，②ヒストンやラミンなどの核内タンパク質を分解するなどの作用によりアポトーシスに寄与すると考えられている[10)]。一方，GrA は細胞外にも分泌されることが知られており[11,12)]，アポトーシス誘導以外に何らかの機能を持つことが示唆されている。実際に，精製 GrA を末梢血由来の単球や腸管上皮細胞培養株に作用させると IL（インターロイキン）－６や IL－８といった炎症メディエーターの分泌が促進されるし[13,14)]，*in vitro* においてはフィブロネクチンなどの細胞外マトリックスタンパク質を分解する活性を示す[9)]。すなわち GrA は異常細胞を内側，外側の両方向から攻撃していると考えられる（図４－２）。

（2）GrA と硫酸化多糖の結合

GrA は細胞傷害性リンパ球の巨大顆粒中ではコンドロイチン硫酸が結合したプロテオグリカン（おそらくセルグリシン）とカップルした形で存在している[9)]。また GrA はヘパリンカラムに強く結合し，この性質を利用して純化できる。ヘパリンカラムに結合した GrA はフコイダンで溶出できることから海藻由来の硫酸化多糖も GrA に対して親和性を持っていることがわかる。筆者らはヘパリン（ブタ小腸由来），フコイダン（*Fucus vesiculosus* 由来）がラットの組替え型 GrA（以下，rGrA）[15]の BLT（alpha-*N*-benzyloxy-carbonyl-L-lysinethiobenzyl ester）分解活性を増強することを明らかにした[16]。これはrGrA が，①天然型の GrA と同等の性質を持つこと，② GrA がヘパリン，フコイダンといった硫酸化多糖と相互作用するということを支持した。コンドロイチン硫酸Ａについても検討したが，BLT 分解活性増強効果はみられなかった[16]。一方，*Gigartina aciculaire* と *Gigartina pistillata* から抽出されたλ-カラギーナンが最も強い BLT 加水分解増強効果を示した[16]。このことはλ-カラギーナンが rGrA に強い親和力を持つことを示している。

（３）rGrA による炎症促進・細胞剥離作用

GrA は細胞外において炎症メディエーター放出を促進することで炎症促進効果を発揮すると考えられる[13,14]。そこで筆者らはヒト肺胞上皮由来の A549細胞を用いて rGrA による IL-８（好中球走化性因子）放出促進について検討した。rGrA は濃度依存的に IL-８放出を促進した[17]。予想していなかったことであるが，rGrA は IL-８放出促進だけでなく，細胞を剥離させる作用を示した。rGrA による IL-８放出は細胞剥離に伴うものであることが示唆された[17]。rGrA による剥離は A549細胞をフィブロネクチンまたはⅣ型コラーゲンとともに接着させた場合には観察されたが，ラミニンとともに接着させた場合にはみられなかった[17]。GrA は *in vitro* においてフィブロネクチン，Ⅳ型コラーゲン分解活性を示すが，ラミニンは分解できないことが知られている[9,18]。このことと合わせて考えると，rGrA による A549細胞の剥離はⅣ型コラーゲンなどの細胞外マトリックス成分の分解によって引き起こされていることが推察された。

（４）λ-カラギーナンによる rGrA 作用の阻害

筆者らは rGrA による A549細胞からの IL-８放出促進と同細胞の剥離が低濃度（例えば0.005mg/mL）のλ-カラギーナンの添加で完全に抑制されることを見いだした。一方，コンドロイチン硫酸Ａはこのような効果を示さなかった[19]。λ-カラギーナンによる阻害のメカニズムについて筆者らは以下のように考えている。基底膜の構成成分のひとつとして，ヘパラン硫酸プロテオグリカンがある。GrA はヘパラン硫酸プロテオグリカンの糖鎖を認識して基底膜と結合することができると考えられている[20]。この結合は GrA の基質であるフィブロネクチンやⅣ型コラーゲンへの接近と切断を可能とする必須条件である可能性がある。ヘパリン等の可溶性硫酸化多糖の存在下では GrA はヘパラン硫酸プロテオグリカンに結合することができず，結果的にⅣ型コラーゲン等への接近が不可能となっていることが考えられる（図４－３）。

（５）rGrA による小腸上皮 IEC－６細胞の剥離とヘパリンによるその抑制

GrA は正常な小腸において上皮層に散在する上皮細胞間リンパ球に発現している[15]。特に小腸上皮細胞と基底層の接着が緩い絨毛上部に GrA 陽性上皮細胞間リンパ球が検出される[15]。rGrA による A549細胞の剥離作用と合わせて考えると，本酵素が小腸において上皮細胞の脱落に寄与していることが予想された。そこで小腸上皮のモデル細胞である IEC－６を用いてこのことについ

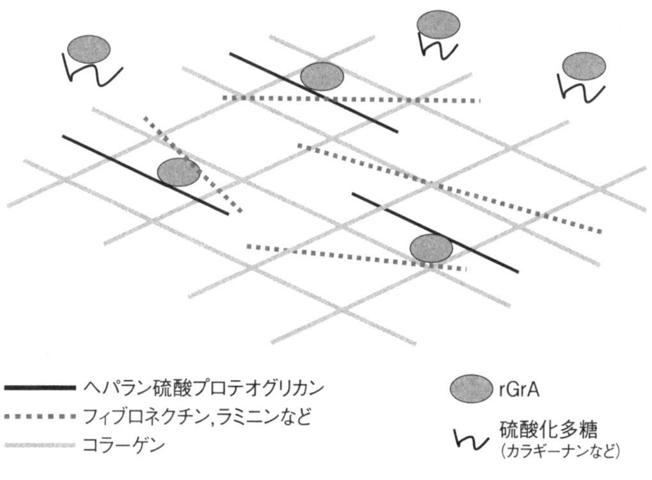

図４－３　rGrA による細胞外マトリックス成分分解と硫酸化多糖による抑制機構のモデル

て検証した。A549細胞を用いた場合と同様，IEC−6細胞をフィブロネクチン，IV型コラーゲンとともに培養皿に接着させた場合にrGrAによる剥離作用が観察された[21]。この結果から，GrAの生体内における役割のひとつは単層上皮細胞を剥離させることであることが示唆された。また，筆者らはrGrAによるIEC−6細胞の剥離が0.01mg/mLのヘパリンで完全に抑制されることを明らかにした[21]。コンドロイチン硫酸AもrGrAの剥離作用を抑制したが，完全抑制には高濃度（1mg/mL）で添加する必要があった[21]。IEC−6細胞でみられた硫酸化多糖によるrGrA作用の抑制も図4−3で示したものと同等の機構で生じているものと考えられる。

4．おわりに

抗血液凝固活性を示す硫酸化多糖について概説した。フコイダン，カラギーナンなどは日常的に摂取するレベルではルミナコイドとしての効能も期待できる。しかしながら，カラギーナンは多量に摂取すると炎症性腸疾患を招く恐れがあるので注意が必要である。GrAは炎症性腸疾患や炎症性肺疾患における増悪因子のひとつと考えられている[22,23]。筆者らは低濃度のλ-カラギーナンがGrA作用を阻害することを明らかにしてきている。強力な炎症惹起物質として知られるλ-カラギーナンであるが，用い方次第では消炎剤としての効能が期待できる。

文献

1） Laques L.B.：Determination of heparin and related sulfated mucopolysaccharides. Methods Biochem Anal 1977；24；203–312.
2） Mourão P.A. and Pereira M.S.：Searching for alternatives to heparin：sulfated fucans from marine invertebrates. Trends Cardiovasc Med 1999；9；225–232.
3） Gandhi, N.S. and Mancera R.L.：The structure of glycosaminoglycans and their inter-

actions with proteins. Chem Biol Drug Des 2008；72；455-482.

4) Church F.C., Meade J.B., Treanor R.E. et al.：Antithrombin activity of fucoidan. The interaction of fucoidan with heparin cofactor II, antithrombin, and thrombin. J Biol Chem 1989；264；3618-3623.

5) Michel G., Nyval-Collen P., Barbeyron T. et al.：Bioconversion of red seaweed galactans：a focus on bacterial agarases and carrageenases. Appl Microbiol Biotechnol 2006；71；23-33.

6) Kindness G., Long W.F. and Williamson F.B.：Anticoagulant effects of sulphated polysaccharides in normal and antithrombin III-deficient plasma. Br J Pharmacol 1980；69；675-677.

7) Matsubara K., Matsuura Y., Bacic Antony. et al.：Anticoagulant properties of a sulfated galactan preparation from a marine green alga, Codium cylindricum. Int J Biol Macromolec 2001；28；395-399.

8) Melo F.R., Pereira M.S., Foguel D. et al.：Antithrombin-mediated anticoagulant activity of sulfated polysaccharides. J Biol Chem 2004；279；20824-20835.

9) Kam C.M., Hudig D. and Powers J.C.：Granzymes (lymphocyte serine proteases)：characterization with natural and synthetic substrates and inhibitors. Biochim Biophys Acta 2000；1477；307-323.

10) Lieberman J. and Fan Z.：Nuclear war：the granzyme A-bomb. Curr Opin Immunol 2003；15；553-559.

11) Isaaz S., Baetz K., Olsen K., et al.：Serial killing by cytotoxic T lymphocyte：T cell receptor triggers degranulation, re-filling of the lytic granules and secretion of lytic proteins via a non-granule pathways. Eur J Immunol 1995；25；1071-1079.

12) Spaeny-Dekking E.H., Kamp A.M., Froelich C.J. et al.：Extracellular granzyme A, complexed to proteoglycans, is protected against inactivation by protease inhibitors. Blood 2000；95；1465-1472.

13) Sower L.E., Froelich C.J., Allegretto N. et al.：Extracellular activities of human granzyme A. Monocyte activation by granzyme A versus alpha-thrombin. J Immunol 1996；56；2585-2590.

14) Sower L.E., Klimpel G.R., Hanna W. et al.：Extracellular activities of human granzymes. I. Granzyme A induces IL6 and IL8 production in fibroblast and epithelial cell lines. Cell Immunol 1996；171；159-163.

15) Tsuzuki S., Kokado Y., Satomi S. et al.：Purification and identification of a binding

protein for pancreatic secretory trypsin inhibitor：a novel role of the inhibitor as an anti-granzyme A. Biochem J 2003；372；227-233.

16) Hirayasu H., Yoshikawa Y., Tsuzuki S. et al.：Sulfated polysaccharides derived from dietary seaweeds increase the esterase activity of a lymphocyte tryptase, granzyme A. J Nutr Sci Vitaminol 2005；51；475-577.

17) Yoshikawa Y., Hirayasu H., Tsuzuki S. et al.：Granzyme A causes detachment of alveolar epithelial A549 cells accompanied by promotion of interleukin-8 release. Biosci Biotechnol Biochem 2008；72；2481-2484.

18) Nakamura K., Arahata K., Ishiura S. et al.：Degradative activity of granzyme A on skeletal muscle proteins *in vitro*：a possible molecular mechanism for muscle fiber damage in polymyositis. Neuromuscul Disord 1993；3；303-310.

19) Yoshikawa Y., Hirayasu H., Tsuzuki S. et al.：Carrageenan inhibits granzyme A-induced detachment of and interleukin-8 release from alveolar epithelial A549 cells. Cytotechnology 2009；58；63-67.

20) Vettel U., Brunner G., Bar-Shavit R. et al.：Charge-dependent binding of granzyme A（MTSP-1）to basement membranes. Eur J Immunol 1993；23；279-282.

21) Hirayasu H., Yoshikawa Y., Tsuzuki S. et al.：A lymphocyte serine protease granzyme A causes detachment of a small-intestinal epithelial cell line（IEC-6）. Biosci Biotechnol Biochem 2008；72；2294-2302.

22) Hirayasu H., Yoshikawa Y., Tsuzuki S. et al.：A role of a lymphocyte tryptase, granzyme A, in experimental ulcerative colitis. Biosci Biotechnol Biochem 2007；71；234-237.

23) Vernooy, J.H., Moller, G.M., van Suylen, R.J. et al.：Increased granzyme A expression in type II pneumocytes of patients with severe chronic obstructive pulmonary disease. Am J Crit Care Med 2007；175；464-472.

第2編

腸内細菌，発酵代謝産物の生体調節機能

第2編では，ルミナコイドによる腸内細菌叢の修飾および発酵産物を介した生体調節機能について最新の研究結果とその将来的可能性について議論した。

いわゆる難消化性の糖質を中心としたルミナコイドの機能は，1980年代から1990年代前半まで，もっぱら大腸における有用細菌の増殖をメルクマールとして評価されてきた。すなわち，「ビフィズス菌＝有用細菌」「クロストリジウム＝有害細菌」というテーゼにしたがって Bifidogenic でかつ *Clostridium* spp. を減少させるような糖質がスクリーニングされ，市場に提案されてきた。いわゆる善玉菌と悪玉菌というストーリーである。このテーゼは非常にわかりやすいためにコマーシャルベースに乗りやすく，そのため非常に多くの資材が善玉菌を増加させるもの，すなわちプレバイオティクスとして商品化されてきた。

有用菌を増やすことが保健効果を持つならば，生菌製剤として直接腸管に送達すればよいと考えるのは当然で，乳酸菌飲料を中心にいわゆる生菌製剤（プロバイオティクス）も多種多様な形状で提案されてきた。

その後，1990年代後半に短鎖脂肪酸の生理効果が分子レベルで明らかにされるに至り，特定の短鎖脂肪酸を誘導する能力が糖質に求められるようになった。この段階で，「大腸に常在する有用菌を増殖させるか，あるいは有害な細菌の増殖を抑制することで宿主に有益な効果をもたらす難消化性食品成分」というプレバイオティクスの定義は，種々考案された資材の能力を表現しきれなくなってきたことも事実である。つまり，酪酸であったりプロピオン酸であったり特定の短鎖脂肪酸を優勢に産生させることは，一種類の有用細菌だけで達成することができないからである。微生物生態学的な観点の解説が必要であると感じ，本編の一部でそうした議論を行った。

2000年に入り，腸管の生理学は特に粘膜免疫を中心に急速な発展を遂げた。全身のリンパ球の過半数が集まる免疫器官としての腸管の重要性は言を待たない。腸管は，種々の細菌抗原や食事由来の抗原と接触する場所として腸管粘膜の局所ばかりでなく全身の免疫系に対して強い影響力を持つ。特に，いわゆる衛生仮説によって説明される一連のアレルギー疾患の多発は，腸管の微生物抗原刺激の重要性を逆説的に示しており，ルミナコイドの機能性を考える際に微生物抗原の介在を前提にした議論が要請されるのである。本編では腸管粘膜の病態として炎症性腸疾患を取り上げてルミナコイドの抗炎症作用を解説するとともに，アレルギー症に対するルミナコイドの効果についても詳説した。

最後に，短鎖脂肪酸以外の発酵産物の機能性について水素の重要性を指摘したい。水素ガスは，嫌気システムでは還元力の処理産物として一定量が必ず発生する。水素が発生する発酵の生化学について解説するとともに，吸収された水素の生理作用について議論をした。

（牛 田 一 成）

第5章　ルミナコイドによる腸内細菌叢の修飾とアレルギー予防

園山　慶[*1]

1．はじめに

Strachanが1989年に提唱した衛生仮説は，「免疫系の正常な発達には適度な微生物曝露が必要であり，衛生環境の改善によって微生物曝露が減少したことが先進諸国におけるアレルギー患者の増加と関係する」というものである[1)]。とりわけ腸内の常在細菌叢はわれわれにとって最大の微生物曝露源であり，宿主の免疫系の正常な発達に重要な役割を果たしていることが明らかになりつつあるので[2, 3)]，腸内細菌叢は衛生仮説の重要な要素と言うことができる。事実，腸内細菌叢とアレルギー発症との関係を示すいくつかの疫学調査が報告されている。例えば，Björkstén らはアレルギー罹患児の腸内では非罹患児に比べて生後1カ月までの enterococci および生後1年までの bifidobacteria の定着頻度が低いこと，ならびに生後3カ月時の clostridia 菌数および生後6カ月時の *Staphylococcus aureus* の定着頻度が高く，生後12カ月時の *Bacteroides* 菌数が少ないことを報告した[4)]。また Kalliomaki らはアトピー罹患児において生後3カ月時の clostridia 菌数が多いことを示した[5)]。さらに Penders らはアトピー性皮膚炎（atopic dermatitis：AD）を発症する乳幼児において *Escherichia coli* および *Clostridium difficile* 菌数が多いことを観察した[6)]。これらの調査結果は腸内細菌叢を修飾することによってアレルギー疾患を予防するという戦略につながり，実際にある種の乳酸菌株を投与するというアプローチ，

[*1]北海道大学大学院農学研究院応用生命科学部門

すなわちプロバイオティクスによりアレルギーを予防する試みが行われている。例えば，*Lactobacillus rhamnosus* GG株を妊娠・授乳期の母親に投与することにより，AD発症のリスクを持つ乳幼児において生後4歳までのAD発症が抑制されるという臨床試験の成績が報告された[7,8]。他方，同様に*L. rhamnosus* GG株や*L. acidophilus*を投与しても乳幼児のAD発症を予防できなかったとする報告もあるので[9-11]，現在のところプロバイオティクスはアレルギー疾患の予防あるいは治療の標準的な手段のひとつとして推奨されるに至っていない[12]。

2．アトピー性皮膚炎に対するプレバイオティクスの効果

（1）難消化性オリゴ糖はアトピー性皮膚炎を予防する

新生児の腸内細菌叢は，出生時に産道を通過する際に母体から伝播・定着し，形成される。母乳中に豊富に含まれるオリゴ糖がbifidobacteriaの増殖を刺激するので，母乳哺育児の腸内ではbifidobacteriaが優勢になるのに対して，人工乳哺育の場合にはbifidobacteria，*E. coli*，および*Bacteroides*などから成る多彩な菌叢を示す。アレルギー罹患児の腸内ではbifidobacteriaの定着頻度が低い[4]という疫学調査結果は，bifidobacteriaがアレルギー発症に対して抑制的に働く可能性を示唆しているので，難消化性オリゴ糖を人工乳に添加してbifidobacteriaが優勢な母乳哺育児の腸内細菌叢に近づけることがアレルギー予防策のひとつとして考えられている。ヨーロッパでは，重合度（degree of polymerization：DP）が5～60のフルクトオリゴ糖（fructo-oligosaccharides：FOS）とDP2～DP7のガラクトオリゴ糖（galacto-oligosaccharides：GOS）の混合物（FOS：GOS=10：90）を人工乳に添加することにより，乳児糞便中のbifidobacteriaおよびlactobacilli菌数の増加がみられるとともに，有機酸の組成も母乳哺育児と同様となることが報告されている[13]。また，アレルギー予防を意図したプロバイオティクスの投与が試みられていることは前述したとおりであるが，用いられている乳酸菌群は本来ヒトの腸内に常在する

ものであり，これらがアレルギー予防に有効であるならば，腸内でのこれらの菌群の増殖・活性化を選択的に刺激する難消化性オリゴ糖，すなわちプレバイオティクスにもアレルギーの予防が期待できるはずである。このことについて以下のような試みが報告されている。

イタリアにおいてアトピー疾患発症のリスクを持つ乳児を対象にして前述のFOS/GOS混合物のアレルギー抑制効果に関する前向き無作為割付け偽薬対照二重盲検臨床試験が実施された[14)]。AD，アレルギー性鼻炎，あるいは喘息の既往歴を有する父親あるいは母親を持つ新生児259名に対し，乳清加水分解物をタンパク源とする人工乳にFOS/GOS混合物（0.8g/100mL）あるいは対照としてマルトデキストリンを添加したものを６カ月間自由摂取させた。生後６カ月時のADの累積発症率を比較したところ，対照群では23.1%（24/102）であったのに対し，FOS/GOS群では9.8%（10/104）であり，FOS/GOS群で統計的に有意に発症率が低かった（p=0.014）。また，６カ月齢における血清抗体価をFOS/GOS群（41名）と対照群（43名）で比較した結果も報告され，総IgE，IgG１，IgG２，およびIgG３レベル，ならびに牛乳タンパク特異的IgG１レベルがFOS/GOS群において対照群に比較して有意に低値を示した[15)]。さらに，６カ月齢でFOS/GOS混合物の摂取を中止した後の追跡調査が行われ，２歳時のAD，反復性喘鳴，およびアレルギー性じん麻疹の累積発症率が，対照群（68名）においてそれぞれ27.9，20.6，および10.3%であったのに対し，FOS/GOS混合物群（66名）ではそれぞれ13.6，7.6，および1.5%であり，いずれの症状も対照群に比較してFOS/GOS混合物群で有意に低いことが報告された[16)]。

（2）難消化性オリゴ糖はアトピー性皮膚炎を改善する

一方，わが国では，すでに発症したADに対する難消化性オリゴ糖の治療効果について調べられてきた。松田らは，50名のAD患者（０～23歳，平均年齢4.32歳）にラフィノース（１歳以下，１g/日；３歳以下，２g/日；６歳以下，３g/日；成人，６g/日）を６週間経口投与し，皮膚炎の症状を観察した。

その結果，著効22例（44％），有効16例（32％），無効12例（24％）および増悪０例（０％）であったという[17]。ラフィノースの投与により糞便中のbifidobacteriaが増加することが報告されている[18]。

また金子らは，31名の成人AD患者（17〜36歳，平均年齢25.6歳）にメリビオース（６g/日）を12週間経口投与した結果，症状の改善（SCORAD index の有意な低下）と末梢血中好酸球数の有意な低下をみている[19]。これもやはりヒト糞便中 bifidobacteria を増加させる[20]。

さらに Shibata らは AD に対する FOS の治療効果について報告した[21]。３歳未満の AD 罹患児に対して無作為抽出二重盲検偽薬対照試験を行い，被験物質群（15名）および偽薬群（14名）に対してそれぞれ１-ケストースおよびマルトースを毎日１あるいは２gずつ12週間投与した。その結果，SCORAD index は６週目（25.3 vs. 36.4, p=0.004）および12週目（19.5 vs. 37.5, p< 0.001）ともに１-ケストース群で有意に低値を示した。

３．動物モデルを用いた解析

（１）難消化性オリゴ糖はラットおよびマウスのI型アレルギーを抑制する

難消化性オリゴ糖が AD を予防・改善する機構を明らかにするには動物モデルを用いた解析が必要になる。難消化性オリゴ糖の効果はこれまでに以下のような動物モデルで確認されている。

AD にはＩ型アレルギー（IgE 抗体が介在する即時型過敏反応）と IV 型アレルギー（細胞性免疫が関与する遅延型過敏反応）が深くかかわっている。代表的なＩ型アレルギーのモデルとして，喘息モデルと消化管アナフィラキシーモデルがある。筆者らは，卵白アルブミン（ovalbumin：OVA）で感作した Brown Norway ラットに OVA のエアロゾルを吸入させることによりアレルギー性喘息を惹起し，ラフィノースの混餌投与（AIN93G 飼料に５％添加）が及ぼす影響を調べた。その結果，ラフィノースは気管支肺胞洗浄液（bronchoalveolar lavage fluid：BALF）中の炎症細胞浸潤を減少させた（図５-１）[22]。

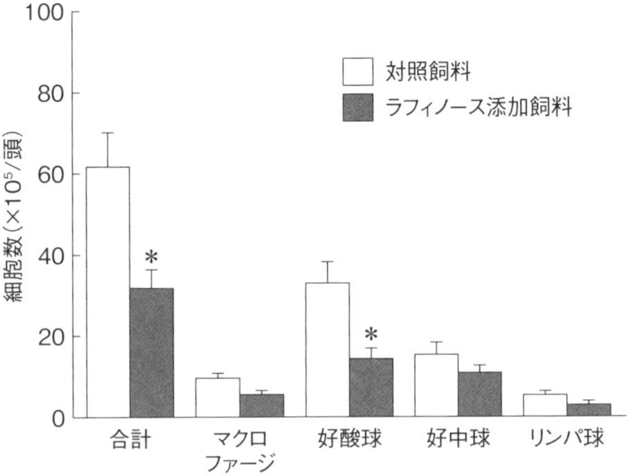

図5－1　Brown Norway ラットの卵白アルブミン特異的アレルギー性気道炎症モデルにおける食餌ラフィノースの効果（文献[22]より作成）

気管支肺胞洗浄液中の細胞プロファイルを示した。データは6頭の平均値±標準誤差で表す。＊：$p<0.05$で有意差あり。

しかしながら血清中のOVA特異的抗体価は影響を受けなかった。したがって，このモデルにおいて，ラフィノースは感作を抑制しないが，炎症を予防することが示唆された。同様な効果は，α-結合GOSでも観察された[23]。またVosらは，BALB/cマウスのアレルギー性喘息モデルを用いて，前述のイタリアにおける臨床試験で用いたのと同じFOS/GOS混合物を1％添加したAIN93G飼料を摂取させることにより，メタコリンのエアロゾル吸入に対する気道過敏性およびBALF中の細胞浸潤が抑制されることを報告した[24]。さらにFujitaniらは，DP3～DP5のFOSがマウスの消化管アレルギーを抑えることを以下のように示した[25]。NC/jicマウスを用い，OVA（100μg）の胃内投与およびOVA（100μg）/Alumの腹腔投与を1週間おきに5回繰り返すことにより免疫し，4週間後に2mgのOVAを胃内投与することにより消化管アレルギー炎症を惹起した。飼料は，市販固形飼料にFOSあるいはフルクトースを5％添加したものを自由摂取させた。十二指腸粘膜組織における免疫組織学的な解析の結果，FOSの摂取はCCR4陽性細胞（Th2細胞）の組織浸潤を抑制する傾向にあり，肥満細胞の浸潤および粘膜浮腫を有意に抑制することが示された。

（２）難消化性オリゴ糖はマウスのⅣ型アレルギーを抑制する

一方，Ⅳ型アレルギーの代表的なモデルに接触過敏症（contact hypersensitivity：CHS）がある。筆者らは，CHS が FOS（DP３～DP５）摂取により抑制されることを報告した[26]。BALB/c マウスの腹部にジニトロフルオロベンゼン（2,4-dinitrofluorobenzene：DNFB）を塗布して免疫し，５日後に DNFB を耳介に塗布することで CHS を惹起した。飼料は，AIN93G 飼料あるいはこれに FOS を５％添加したものを免疫の３週間前から実験最終日まで自由摂取させた。その結果，CHS による耳介の肥厚が FOS 摂取により有意に抑制された（図５－２A）。このマウスの糞便より DNA を抽出し，細菌の16S rRNA 遺伝子断片を PCR で増幅して変性剤濃度勾配電気泳動法（denaturing gradient gel electrophoresis：DGGE）により分析したところ，FOS が腸内細

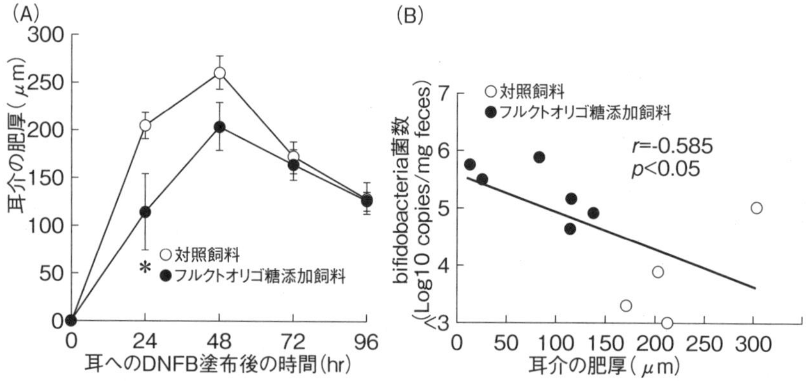

図５－２　BALB/c マウスのジニトロフルオロベンゼン誘発接触過敏症モデルにおける炎症症状（耳介肥厚）の経時変化（A）および糞中 bifidobacteria 菌数との相関（B）（文献[26]より作成）

bifidobacteria 菌数は糞から抽出した DNA を鋳型としてリアルタイム PCR により定量した。A のデータは６頭の平均値±標準誤差，＊：$p<0.05$で有意差あり。B の各ポイントは１頭のマウスを示す。

菌叢の構成を修飾することが示唆され，とりわけ定量リアルタイムPCRにより推定したbifidobacteria菌数と耳介の肥厚に負の相関が認められた（図5-2B）。さらに，bifidobacteria菌属に特異的なプライマーを用いたPCR-DGGEを行い，FOS摂取群においてみられたバンドを切り出して塩基配列を決定した結果，*Bifidobacterium pseudolongum*が主要な菌種であると推測された。つまり，FOSによるマウスのCHSの抑制には腸内における*B. pseudolongum*の増殖が関連することが示唆された。実際，マウスの腸内容物から*B. pseudolongum*を純化・培養してマウスに投与すると，DNFBによるCHSが部分的に抑制されることを観察した[27]。

（3）妊娠・授乳期の母マウスの難消化性オリゴ糖摂取は仔マウスの発育後のアレルギーを抑制する

過去の研究から，腸内細菌叢はとりわけ発育初期の免疫系に影響を及ぼすと考えられている。例えば，無菌マウスでは経口免疫寛容によるTh2応答の抑制が阻害され，新生仔期に*Bifidobacterium infantis*を経口投与して腸内細菌叢を再構築するとTh2応答抑制は回復するが，離乳後（5週齢）において同様に*B. infantis*を投与しても回復しない[28]。またプロバイオティクスがADに及ぼす影響についての試験は，大部分が周産期の母親および乳児期に投与したことによる予防効果を報告している。そこで筆者らは，発育初期の腸内細菌叢を修飾することにより成長後のAD発症が影響を受けるか否かについて，次のように検討した。FOS（DP3～DP5）添加飼料で妊娠・授乳期のBALB/cマウスを飼育し，盲腸内容物から抽出したDNAをPCR-DGGEにより解析したところ，対照飼料摂取マウスとは異なる腸内細菌叢の構成を有することが示された[29]。また，それらのマウスから生まれた仔マウスの離乳前（出生日，7，14および21日齢）における腸内細菌叢の構成もやはりFOS添加飼料群と対照飼料群との間で異なっていた（図5-3）[29]。そこでこれを，発育後にADを自然発症するNC/Ngaマウスに適用した。すなわち，妊娠・授乳期のNC/NgaマウスをFOS添加飼料あるいは対照飼料のいずれかで飼育し，

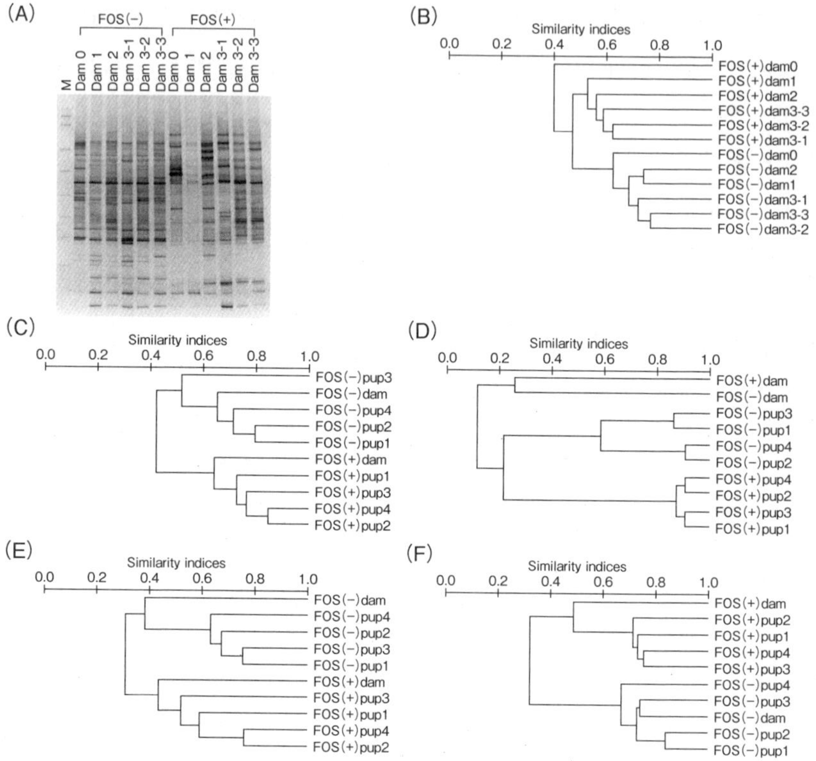

図５－３　授乳マウスのフルクトオリゴ糖（FOS）摂取が仔マウスの腸内細菌叢に及ぼす影響（文献[29]より作成）

授乳期のBALB/cマウス（dam）およびそれらの仔マウス（pup）の盲腸内容物からRNAを分離し，逆転写した後に16S rDNA配列に基づくPCR-DGGEに供し，そのバンドパターンから系統樹を作成した。A：母マウスのDGGE泳動像，B：母マウスの系統樹，C～F：０，７，14，および21日齢の仔マウスおよびその母マウスの系統樹。FOS（−）：対照飼料（AIN-93G）摂取群，FOS（＋）：５％FOS添加飼料摂取群。

それらの母マウスから生まれた仔マウスを21日齢で離乳させ，FOS添加飼料あるいは対照飼料のいずれかで飼育した。その結果，発育後に発症する皮膚炎のスコアおよびひっかき行動の頻度は，母マウスの飼料および離乳後の飼料を対照飼料とした仔マウスにおいて最も高く，母マウスをFOS添加飼料で飼育した仔マウスにおいては離乳後のFOS摂取の有無にかかわらず有意に低かっ

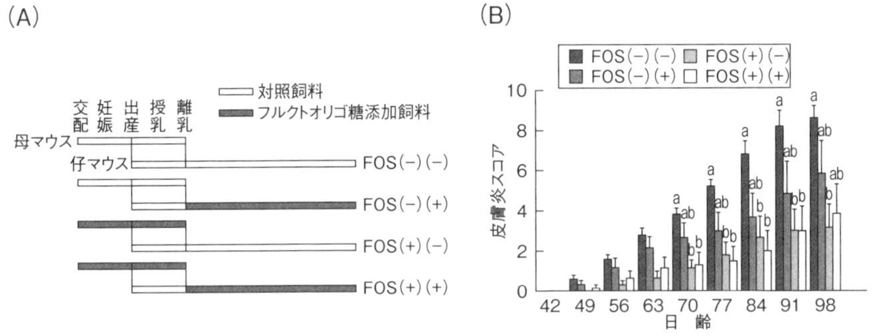

図5－4　NC/Nga マウスにおける授乳期のフルクトオリゴ糖（FOS）摂取が発育後の自然発症皮膚炎に及ぼす影響（文献[30]より作成）

A：妊娠・授乳期のマウスに FOS 添加飼料（FOS（＋））あるいは無添加飼料（FOS（－））を摂取させ，それらより生まれた仔マウスには離乳後に FOS（＋）あるいは FOS（－）を摂取させた。B：皮膚炎スコアデータは６頭の平均値±標準誤差で表す。異なるアルファベットは $p<0.05$ で有意差あり。

た（図５－４）[30]。対照飼料を摂取した母マウスを持ち，離乳後に FOS 添加飼料を摂取した仔マウスではそれらの中間であった。これらの結果は，FOS によって発育初期（乳児期）における腸内細菌叢を修飾することにより，発育後の皮膚炎発症を予防することができること，発育後（この実験では離乳後）に FOS を摂取して皮膚炎発症を予防することはより難しいことを示唆している。ところが，仔マウスの発育後に DNFB による CHS を誘導するⅣ型アレルギーモデルの場合は，母マウスの FOS 摂取によって仔マウスの耳介の肥厚は抑制されず，むしろ離乳後の FOS 摂取によって抑制された（投稿中）。NC/Nga マウスの自然発症皮膚炎はⅠ型アレルギーと考えられるので，Ⅰ型およびⅣ型アレルギーに対して腸内細菌叢は異なる機序で影響するのかもしれない。

以上のように，動物モデルを用いて難消化性オリゴ糖がアレルギー疾患の発症を予防できることが示されており，今後はこれらのモデルを用いて作用機序が解明されることを期待したい。

4．難消化性オリゴ糖の作用機序

臨床試験および動物実験によって示された難消化性オリゴ糖のADおよびアレルギー抑制効果について述べてきたが，その作用機構は明らかになっていない。これまでに想定されているものを以下に述べる。

Naguraらは，ラフィノースを摂取させたBALB/cマウスのパイエル板細胞ではIL-12産生が増加しており，そのパイエル板細胞を抗原提示細胞としてOVA特異的T細胞受容体トランスジェニックマウス由来のCD4$^+$細胞と共培養すると，IFN-γ産生が増加することを観察している[31]。さらにこのトランスジェニックマウスをOVAで経口免疫すると，腸間膜リンパ節細胞によるIL-4産生および血清IgE抗体価の上昇がラフィノース摂取群で対照群に比して抑制された。これらのことは，腸管免疫系において経口抗原に対するTh1タイプの免疫応答がラフィノース摂取により刺激される結果，Th2応答が抑制され，食物アレルギーのリスクが低下する可能性を示唆している。

またTomitaらは，BALB/cマウスをOVAで腹腔免疫する7日前に1mgのOVAを経口投与することによって経口免疫寛容を誘導するモデルを用い，メリビオース添加飼料摂取マウスにおいて鼠径部リンパ節細胞の*in vitro*における増殖応答ならびにIL-2およびIFN-γ産生が対照飼料摂取マウスよりも低値を示すことを観察した。このことから，メリビオースは経口免疫寛容の誘導を促進すると結論している[32]。経口免疫寛容の破綻は食物アレルギーにつながると考えられているので，メリビオースは経口免疫寛容の誘導促進を介して食物アレルギー発症の抑制に寄与するかもしれない。

FOSの摂取により腸管における分泌型IgAが増加することが報告されているので，FOSが腸管粘膜バリアを強固にすることにより食物アレルゲンの吸収を抑制する結果，食物アレルギーのリスクを低下させる可能性が考えられる。Hosonoらは，BALB/cマウスにFOS（DP3～DP5）を2.5%添加したAIN93G飼料を摂取させると，糞中IgA排出量が増加するとともに，それらのマウスから分離したパイエル板細胞を *Bifidobacterium pseudocatenulatum* 7041株菌体破砕物添加培地で培養したときのIgA産生が増加することを示した[33]。またNakamuraらは，授乳中のBALB/cマウスおよびその仔マウスに精製飼料あるいはそれにFOS（DP３～DP５）を５％添加した飼料を与えたとき，５週齢時における仔マウスの糞中IgA排出量，腸管粘膜組織中のIgA含量，回腸におけるIgA分泌速度，パイエル板におけるIgA陽性細胞数，ならびに回腸および結腸におけるpolymeric Ig receptor発現量がFOS摂取により高値を示すことを報告した[34]。さらに，Rollerらは，F344ラットにFOS（DP２-DP60）を10％添加した飼料を摂取させると，盲腸内容物中のIgA含量が増加することを示している[35]。また，HosonoらおよびRollerらは，FOS添加飼料で飼育した動物のパイエル板細胞を培養したときのIL-10産生が高値を示すことを報告している[33, 35]。FOSの摂取は，この制御性サイトカインによる経口免疫寛容の誘導促進を介して，食物アレルギーのリスク低下に関与するかもしれない。

以上のような難消化性オリゴ糖摂取による腸管免疫系への影響の一部はおそらく腸内細菌叢の変化を介して発揮される。すなわち，腸内細菌叢の変化（とりわけbifidobacteriaの増加）は，微生物関連分子パターンの変化をきたし，それがToll様受容体による認識を介した免疫応答の変化につながるのであろう。また，難消化性オリゴ糖は回腸末端や結腸において腸内細菌により資化されて短鎖脂肪酸を産生し，それらが腸粘膜上皮細胞の増殖・分化やパイエル板の機能に影響を及ぼす可能性がある。さらに，短鎖脂肪酸は腸管粘膜組織のさまざまな細胞に発現するGタンパク質共役受容体であるGPR41やGPR43により認識され，その情報が免疫応答や炎症反応の変化に結びつくかもしれない。

加えて，難消化性オリゴ糖が腸管からわずかに生体内に取り込まれた後に免疫担当細胞に作用する可能性も否定できない。筆者らは，前述したBrown Norwayラットにおけるアレルギー性気道炎症モデルにおけるラフィノースの炎症予防効果に関して，以下のような解析を行った。ラットの盲腸を外科的に切除し，さらに抗生剤（ネオマイシン）を経口投与することにより，結腸内の総嫌気性菌およびlactobacilliは1万分の1に減少し，偽手術を施した動物では総嫌気性菌数がラフィノース添加飼料群で対照飼料群の10倍であったのが，盲腸切除および抗生剤投与によりその差はみられなくなった[22]。このような条件においてアレルギー性気道炎症を比較したところ，ラフィノース摂取ラットにおけるBALF中の細胞数はなお低値を示した。また，0.5mgのラフィノースを毎日腹腔投与したラットでも，ラフィノース添加飼料を摂取したラットと同様にBALF中の好酸球数が低値を示した[22]。したがって，ラフィノースは腸内細菌叢の変化を介さなくてもBrown Norwayラットのアレルギー性気道炎症を抑制することができ，おそらく消化管からインタクトな状態でわずかに生体内に吸収されたラフィノースが免疫応答や炎症反応に何らかの影響を及ぼすのではないかと考えられた。実際，ラットにラフィノースを経口投与した際に，門脈血および腹大動脈血中に数十μMのラフィノースが検出された[22]。さらに，同様の気道炎症モデルを用いて，α-結合したガラクトースを含むオリゴ糖であるラフィノースおよびα-結合GOSと，これを含まないFOSおよびキシロオリゴ糖の混餌投与の効果を比較した結果，ラフィノースおよびα-結合GOSが抑制効果を示したのに対し，FOSおよびキシロオリゴ糖は対照飼料群との間に差はみられなかった[23]。またα-結合GOSの混餌投与はラフィノースと同様に盲腸切除および抗生剤投与動物においても気道炎症を抑制し，腹腔投与した場合にも混餌投与と同等の効果が得られた[23]。つまり，Brown Norwayラットのアレルギー性気道炎症モデルにおいて，α-結合したガラクトースが免疫応答・炎症反応に何らかの影響を及ぼすのかもしれない。

5．ゆきひかりはアレルギーを抑えるプレバイオティク米か

（1）ゆきひかりは米アレルギー患者のアトピー性皮膚炎を改善する

食物アレルギーの場合，一般にアレルゲンとなる食物の摂取を避けることがアレルギー発症を抑える手段の第一選択となるが，これが困難なことも少なくない。例えばわが国のように米を主食とする場合，普段の食事から米を完全に

除去することはあまり現実的ではないので，米に対する食物アレルギーは深刻な問題である。

ゆきひかりは北海道立中央農業試験場で開発された米品種で，これを摂取することによってADの症状を改善することが報告された。すなわち，米アレルギーの関与が推測された38名のAD患者（0～38歳，平均年齢 5.09歳）に対して，主食として摂取する米品種をゆきひかりに変更させ，4週間後のAD症状を評価したところ，改善26例（68.4%），不変11例（29.0%）および増悪1例（2.6%）であった[36]。その後，この作用機構について米アレルゲンの差異の可能性に着目して解析されたが，塩可溶性タンパク含量やAD患者の血清中IgE抗体に対する塩可溶性タンパクの結合活性はゆきひかりと他品種で差が認められなかった。

（2）腸内細菌叢の構成は摂取する米の品種によって変化する

筆者らは，ゆきひかり摂取によるAD症状の改善も，難消化性オリゴ糖でみられるのと同様に腸内細菌叢が関与するのではないかと考えた。つまり，ゆきひかりに含まれるレジスタントスターチが腸内細菌叢を修飾する結果，アレルギー反応を抑制すると予想したのである。そこでこのことについて以下のようにマウスを用いた動物実験で調べた。デンプンの消化性はアミロース含量に依存するので，アミロース含量の異なる4品種の米（ゆきひかり 18%，米品種A（粳米）18%，米品種B（醸造米）20%，米品種C（餅米）0%）を用意し，これらから調製した非加熱の精白米粉を主成分とする精製飼料でBALB/cマウスを飼育した。これらのマウスの糞からDNAを抽出して16S rRNA遺伝子をPCR-DGGEにより分析した結果，細菌叢の構成は米品種間で類似性が高いものの，ゆきひかり群と米品種A群との間では明らかに異なっていた[37]。そこで，16S rRNA遺伝子クローンライブラリを作成して詳細に比較した結果，ゆきひかり群および米品種A群ともにFirmicutes門が最も優勢で（それぞれ60.9および41.6%），次いでゆきひかり群ではProteobacteria門が優勢であったのに対し（29.5%），米品種A群ではVerrucomicrobia門が優勢であった

(24.6%)。Verrucomicrobia 門に帰属されたすべての DNA 配列が *Akkermansia muciniphila* と完全に一致し，*A. muciniphila* に特異的なプライマーを用いた RT-qPCR によってもゆきひかり群において他群に比較して *A. muciniphila* 菌数が少ない傾向にあることが示された。*A. muciniphila* は粘液の主成分であるムチンを分解するヒト腸内細菌として見いだされたものである[38]。そこで筆者らは，ゆきひかり摂取により腸内の *A. muciniphila* 菌数が少なくなる結果，腸管粘液バリアが強固となり，食物アレルゲンの取込みが抑えられるのではないかと推測した。事実，マウスから回腸および結腸を摘出して反転ループを作製し，西洋ワサビペルオキシダーゼの透過性を比較したところ，ゆきひかり群において他群に比較して低い傾向が観察された[37]。

（3）ゆきひかりはマウスの食物アレルギーを抑制する

それでは，ゆきひかりはマウスのモデルにおいても食物アレルギーを抑えるのであろうか。このことを明らかにするために，OVA で皮下免疫した BALB/c マウスに OVA（10mg）の胃内投与を繰り返すことにより惹起されるアレルギー性下痢症モデル[39]を用いて検討したところ，ゆきひかり群は米品種 A 群および米品種 B 群と比して下痢頻度が有意に低かった（図5－5 A)[37]。この結果は，経口摂取した OVA に対する即時型消化管アレルギーがゆきひかり摂取により抑制されることを示唆している。また別の実験で，マウスに OVA（0.1mg）を毎日胃内投与したときの血清抗体価の推移を比較した結果，OVA 特異的 IgG レベルがゆきひかり群において米品種 A 群および米品種 C 群に比して有意に低値を示したので（図5－5B），ゆきひかり摂取は OVA に対する経口感作を抑えると考えられた[37]。

以上の結果から，筆者らは，ゆきひかり摂取によって腸内細菌叢が修飾され，とりわけムチン分解菌である *A. muciniphila* 菌数を減ずることにより腸管粘液バリアが強固となり，腸管における食物アレルゲンの透過が減少する結果，食物アレルギーの発症が抑えられるのではないかと推測した。当初は，アミロース含量の違いによってデンプンの消化性に差が生じ，腸内細菌叢が修飾され

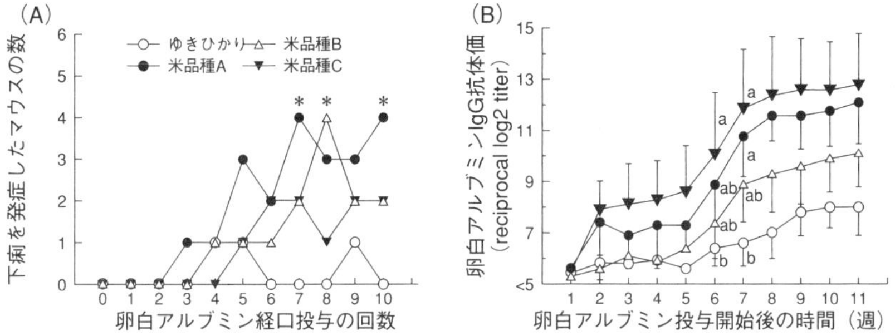

図5－5　BALB/c マウスのアレルギー性下痢症（A）および経口感作（B）に摂取する米品種が及ぼす影響（文献[37]より作成）

A：アレルギー性下痢症は卵白アルブミンで感作したマウスに卵白アルブミンの経口投与を繰り返すことで誘導した。B：経口感作は卵白アルブミンを毎日経口投与したマウスの血清抗体価の推移で示す。データは6頭の平均値±標準誤差，異なるアルファベットは $p<0.05$ で有意差あり。

るのではないかと予想したが，*in vitro* における定量の結果，ゆきひかりならびに米品種 A，B，および C に含まれるレジスタントスターチ含量は極めて低いものであった（それぞれ1.9，0.9，1.7，および1.2mg/g）。したがって，摂取する米品種の違いによって腸内細菌叢の構成が変化する機構は現在のところ明らかではない。しかしながら，摂取することによって腸内細菌叢が修飾を受け，さらに免疫およびアレルギー応答が変化するという結果は，ゆきひかりに含まれるルミナコイドの存在を示唆しており，このものの実体を明らかにするためにさらなる研究が必要である。

6．消化管へのカンジダ菌定着の制御を介したアレルギー予防・改善の可能性

カンジダ菌（*Candida albicans*）はヒトの粘膜面に常在する日和見感染真菌である。これが AD の発症・増悪に関与するとの説があるが，臨床上の経験的な知見によるところが大きく，十分な証拠があるとは言えない。筆者らはこのことを解析するために，消化管粘膜に *C. albicans* が長期間定着するモデル

マウスを作製した[40]。このモデルにおいて本菌は不顕性に定着しており，免疫抑制剤の投与により重篤な深在性真菌症に移行するので，ヒトの状態をよく模倣していると言うことができる。このマウスにOVA(0.1mg)を隔日で９週間経口投与し血清抗体価の推移をみたところ，*C. albicans* が定着していない対照動物に比べOVA特異的IgGおよびIgEともに有意な高値を示した[41]。このことは，*C. albicans* の消化管定着が経口抗原に対する感作を促進することを示唆する。また筆者らはOVAを抗原としたアレルギー性下痢症，DNFBにより誘導されるCHS, およびコラーゲン誘発関節炎の各モデルを用い，対照マウスに比べ *C. albicans* 定着マウスにおいてそれぞれの症状が有意に増悪することを観察した(投稿中)。以上の結果は，消化管における *C. albicans* の定着がアレルギー発症の危険因子であると同時にアレルギーや自己免疫疾患における炎症の増悪因子であることを示唆する。言い換えれば，*C. albicans* はこれらの疾患の予防・改善のための標的のひとつとなりうると言うことができる。

過去の多くの研究により，常在細菌が *C. albicans* の定着・増殖の制御に大きな役割を果たしていることがわかっているので[42]，プロバイオティクスやプレバイオティクスを用いて *C. albicans* を除菌する方策が考えられており，実際にlactobacilliの投与が *C. albicans* の定着を阻害することが報告されている[43, 44]。また，FOS（DP５～DP60）がマウス小腸における *C. albicans* の定着を抑えることが報告され[45]，筆者らの *C. albicans* 定着マウスにおいても，FOS（DP３～DP５）が結腸における *C. albicans* の定着を阻害することを観察している[46]。したがって，難消化性オリゴ糖が消化管における *C. albicans* 定着・増殖の制御を介してアレルギーの予防・改善に寄与するケースもあるかもしれない。今後は，ヒトにおいても *C. albicans* がアレルギーの発症・増悪因子となるか否かを明らかにするための臨床研究が必要であろう。

7．おわりに

以上の知見は，ADなどのアレルギー疾患の予防・治療に資するルミナコイドが存在することを示唆している。それらは，限られた菌種を投与するプロバイオティクスに比べ，よりグローバルに腸内細菌叢を修飾しうることに加え，食経験の豊富なものが多いので食品に添加する際の安全性が高く，食品素材として扱う際の操作性にも優れている。したがって今後さらに精密かつ大規模な臨床試験により，アレルギー予防・治療効果が確かめられることが望まれる。

文　献

1）Strachan D.P.：Hay fever, hygiene, and household size. Br Med J 1989；299；1259-1260.

2）Macpherson A.J. and Harris N.L.：Interactions between commensal intestinal bacteria and the immune system. Nat Rev Immunol 2004；4；478-485.

3）Wills-Karp M., Santeliz J. and Karp C.L.：The germless theory of allergic disease：revisiting the hygiene hypothesis. Nat Rev Immunol 2004；1；69-75.

4）Björkstén B., Sepp E., Julge K. et al.：Allergy development and the intestinal microflora during the first year of life. J Allergy Clin Immunol 2001；108；516-520.

5）Kalliomaki M., Kirjavainen P., Eerola E. et al.：Distinct patterns of neonatal gut microflora in infants in whom atopy was and was not developing. J Allergy Clin Immunol 2001；107；129-134.

6）Penders J., Stobberingh E.E., Thijs C. et al.：Molecular fingerprinting of the intestinal microbiota of infants in whom atopic eczema was or was not developing. Clin Exp Allergy 2006；36；1602-1608.

7）Kalliomaki M., Salminen S., Arvilommi H. et al.：Probiotics in primary prevention of atopic disease：a randomised placebo-controlled trial. Lancet 2001；357；1076-1079.

8）Kalliomaki M., Salminen S., Poussa T. et al.：Probiotics and prevention of atopic disease：4-year follow-up of a randomised placebo-controlled trial. Lancet 2003；361；1869-1871.

9）Brouwer M.L., Wolt-Plompen S.A., Dubois A.E. et al.：No effects of probiotics on atopic dermatitis in infancy：a randomized placebo-controlled trial. Clin Exp Allergy 2006；36；899-906.

10）Folster-Holst R., Muller F., Schnopp N. et al.：Prospective, randomized controlled trial on *Lactobacillus rhamnosus* in infants with moderate to severe atopic dermatitis. Br J Dermatol 2006；155；1256-1261.

11) Taylor A., Dunstan J. and Prescott S.L.：Probiotic supplementation for the first 6 months of life fails to reduce the risk of atopic dermatitis and increases the risk of allergen sensitisation in high risk children：a randomised controlled trial. J Allergy Clin Immunol 2007；119；184-191.

12) Prescott S.L. and Björkstén B. Probiotics for the prevention or treatment of allergic diseases. J Allergy Clin Immunol 2007；120；255-262.

13) Veereman G.：Pediatric Applications of Inulin and Oligofructose. J Nutr 2007；137；2585S-2589S.

14) Moro G., Arslanoglu S., Stahl B. et al.：A mixture of prebiotic oligosaccharides reduces the incidence of atopic dermatitis during the first six months of age. Arch Dis Child 2006；91；814-819.

15) van Hoffen E., Ruiter B., Faber J. et al.：A specific mixture of short-chain galacto-oligosaccharides and long-chain fructo-oligosaccharides induces a beneficial immunoglobulin profile in infants at high risk for allergy. Allergy 2008；64；484-487.

16) Arslanoglu S., Moro G.E., Schmitt J. et al.：Early dietary intervention with a mixture of prebiotic oligosaccharides reduces the incidence of allergic manifestations and infections during the first two years of life. J Nutr 2008；138；1091-1095.

17) 松田三千雄，竹内せち子，名倉泰三：ラフィノースのアトピー性皮膚炎に与える影響．アレルギーの臨床 1998；18；1092-1095.

18) Benno Y., Endo K., Shiragami N. et al.：Effects of raffinose intake on human fecal microflora. Bifid Microflora 1987；6；59-63.

19) 金子いづる，速水耕介，富田響子ほか：思春期・成人アトピー性皮膚炎患者に対するメリビオースの初期臨床試験．J Appl Glycosci 2004；51；123-128.

20) 名倉泰三，清水洋介，佐山晃司ほか：ヒトの糞便内フローラ，とくに Bifidobacterium 属の構成および糞便性状に及ぼすメリビオースの影響．ビフィズス 1996；9；151-159.

21) Shibata R., Kimura M., Takahashi H. et al.：Clinical effects of kestose, a prebiotic oligosaccharide, on the treatment of atopic dermatitis in infants, Clin Exp Allergy 2009；39；1397-1403.

22) Watanabe H., Sonoyama K., Watanabe J. et al.：Reduction of allergic airway eosinophilia by dietary raffinose in Brown Norway rats. Br J Nutr 2004；92；247-255.

23) Sonoyama K., Watanabe H., Watanabe J. et al.：Allergic airway eosinophilia is sup-

pressed in ovalbumin-sensitized Brown Norway rats fed raffinose and α-linked galactooligosaccharide. J Nutr 2005 ; 135 ; 538-543.

24) Vos A.P., van Esch B.C., Stahl B. et al. : Dietary supplementation with specific oligosaccharide mixtures decreases parameters of allergic asthma in mice. Int Immunopharmacol 2007 ; 7 ; 1582-1587.

25) Fujitani S., Ueno K., Kamiya T. et al. : Increased number of CCR4-positive cells in the duodenum of ovalbumin-induced food allergy model Nc/jic mice and antiallergic activity of fructooligosaccharides. Allergol Int 2007 ; 56 ; 131-138.

26) Watanabe J., Sasajima N., Aramaki A. et al. : Consumption of fructo-oligosaccharide reduces 2,4-dinitrofluorobenzene-induced contact hypersensitivity in mice. Br J Nutr 2008 ; 100 ; 339-346.

27) Sasajima N., Ogasawara T., Takemura N. et al. : Role of intestinal *Bifidobacterium pseudolongum* in dietary fructo-oligosaccharide inhibition of 2,4-dinitrofluorobenzene-induced contact hypersensitivity in mice. Br J Nutr 2010 ; 103 ; 539-548.

28) Sudo N., Sawamura S., Tanaka K. et al. : The requirement of intestinal bacterial flora for the development of an IgE production system fully susceptible to oral tolerance induction. J Immunol 1997 ; 159 ; 1739-1745.

29) Fujiwara R., Watanabe J. and Sonoyama K : Assessing changes in composition of intestinal microbiota in neonatal BALB/c mice through cluster analysis of molecular markers. Br J Nutr 2008 ; 99 : 1174-1177.

30) Fujiwara, R., Takemura, N., Watanabe, J. et al. : Maternal consumption of fructo-oligosaccharide diminishes the severity of skin inflammation in offspring of NC/Nga mice. Br J Nutr 2010 ; 103 ; 530-538.

31) Nagura T., Hachimura S., Hashiguchi M. et al. : Suppressive effect of dietary raffinose on T-helper 2 cell-mediated immunity. Br J Nutr 2002 ; 88 ; 421-426.

32) Tomita K., Nagura T., Okuhara Y. et al. : Dietary melibiose regulates Th cell response and enhances the induction of oral tolerance. Biosci Biotechnol Biochem 2007 ; 71 ; 2774-2780.

33) Hosono A., Ozawa A., Kato R. et al. : Dietary fructooligosaccharides induce immunoregulation of intestinal IgA secretion by murine Peyer's patch cells. Biosci Biotechnol Biochem 2003 ; 67 ; 758-764.

34) Nakamura Y., Nosaka S., Suzuki M. et al. : Dietary fructooligosaccharides up-regulate immunoglobulin A response and polymeric immunoglobulin receptor expression in in-

testines of infant mice. Clin Exp Immunol 2004；137；52–58.

35) Roller M., Rechkemmer G. and Watzl B.：Prebiotic inulin enriched with oligofructose in combination with the probiotics *Lactobacillus rhamnosus* and *Bifidobacterium lactis* modulates intestinal immune functions in rats. J Nutr 2004；134；153–156.

36) 柳原哲司：北海道米の食味向上と用途別品質の高度化に関する研究，北海道立中央農業試験場報告 2002；p.101.

37) Sonoyama K., Ogasawara T., Goto H. et al.：Comparison of gut microbiota and allergic reactions in BALB/c mice fed different cultivars of rice. Br J Nutr 2010；103；218–226.

38) Derrien M., Vaughan E.E., Plugge C.M. et al.：*Akkermansia muciniphila* gen. nov., sp. nov., a human intestinal mucin-degrading bacterium. Int J Syst Evol Microbiol 2004；54；1469–1476.

39) Kweon M.N., Yamamoto M., Kajiki M. et al.：Systemically derived large intestinal $CD4^+$ Th2 cells play a central role in STAT6-mediated allergic diarrhea. J Clin Invest 2000；106；199–206.

40) Yamaguchi N., Sonoyama K., Kikuchi H. et al.：Gastric colonization of *Candida albicans* differs in mice fed commercial and purified diets. J Nutr 2005；135；109–115.

41) Yamaguchi N., Sugita R., Miki A. et al.：Gastrointestinal Candida colonisation promotes sensitisation against food antigens by affecting the mucosal barrier in mice. Gut 2006；55；954–960.

42) Wargo M.J. and Hogan D.A.：Fungal-bacterial interactions：a mixed bag of mingling microbes. Curr Opin Microbiol 2006；9；359–364.

43) Manzoni P., Mostert M., Leonessa M.L. et al.：Oral supplementation with *Lactobacillus casei* subspecies *rhamnosus* prevents enteric colonization by *Candida* species in preterm neonates：a randomized study. Clin Infect Dis 2006；42；1735–1742.

44) Wagner R.D., Pierson C., Warner T. et al.：Biotherapeutic effects of probiotic bacteria on candidiasis in immunodeficient mice. Infect Immun 1997；65；4165–4172.

45) Buddington K.K., Donahoo J.B. and Buddington R.K.：Dietary oligofructose and inulin protect mice from enteric and systemic pathogens and tumor inducers. J Nutr 2002；132；472–477.

46) Miki A., Sugita R., Watanabe J. et al.：Elimination mechanism of *Candida albicans* in the colon of BALB/c mice by dietary fructo-oligosaccharide. Dyn Biochem Proc Biotechnol Mol Biol 2009；3；85–89.

第6章　腸内細菌の腸炎抑制・腸管バリア保護効果

田辺創一[*1]

1．はじめに

腸管には100兆個にも及ぶ細菌が生息している。健常な成人では“正常細菌叢”と呼ばれる安定した腸内細菌叢を形成し，その99％以上が嫌気性菌で占められている。腸内細菌叢は，年齢，生活環境（ストレスの有無など），食事をはじめとする種々の要因によってコントロールされている。腸内細菌は生体にとって有益にも有害にも働くことはよく知られている。腸内細菌叢の構成バランスを整え，有用菌を増やす，あるいは有害菌の増殖を抑制することは，生体側の健康維持につながる。

大腸には，ビフィズス菌をはじめとする腸内細菌が常在しており，水溶性食物繊維を嫌気発酵し，短鎖脂肪酸や乳酸を生成する。これらの発酵産物は，言うまでもなく腸内のpHを弱酸性に保ち，有害菌や有害物質の働きを制御する。食物繊維はプレバイオティクスとして重要である。プレバイオティクスとは「大腸に常在する有用菌を増殖させるか，あるいは有害な細菌の増殖を抑制することで宿主に有益な効果をもたらす難消化性食品成分」として定義されている。ラフィノース，スタチオース，フルクトオリゴ糖などのオリゴ糖もこれに含まれる。したがって，プレバイオティクス（ルミナコイド）と腸内の有用菌（善玉菌）は，ともに協調して腸内環境を良好に保っている。

*1広島大学大学院生物圏科学研究科

（1）腸管と腸疾患

腸管は，粘膜上皮によって囲まれる空間であり，体内にあるが同時に外界でもあり，いわば“内なる外”である。常に食物である非自己抗原や多数の細菌などに曝されている。したがって，腸管の機能は，単に栄養素の消化・吸収にとどまらず，例えば食品中に含まれる可能性がある有害成分の体内への侵入を防ぐ“バリア”としての機能も重要である。さらに，食品中の異物や微生物などを認識してサイトカイン類などを分泌する免疫系細胞などが存在し，腸管免疫を担っている。

近年，腸疾患を持つ人が増加しているが，腸管免疫の異常も発症要因のひとつである。これには，炎症性腸疾患や機能性胃腸障害などがある。炎症性腸疾患は，消化管に原因不明の炎症を起こす慢性疾患の総称で，主として潰瘍性大腸炎，クローン病の二大疾患から成る。根本的治療法がなく，日本では厚生労働省が特定疾患に指定している。また，年々患者が増加している。症状が長年続くと大腸がんのリスクが高まるとされている。一方，機能性胃腸障害は，蠕動，分泌機能，吸収などの機能が異常をきたし，胃もたれ，下痢，便秘などの症状を伴う。通常，炎症，潰瘍などはみられない。マスコミなどでも最近よく取り上げられる過敏性腸症候群もこれに含まれる。

（2）炎症性腸疾患と腸内細菌

炎症性腸疾患は自己免疫疾患の側面を確かに持つが，炎症性腸疾患モデルマウスを無菌的環境で飼育すると腸炎を発症しないことが報告されたことから[1]，炎症性腸疾患の病原性に腸内細菌が深く関与していると考えられるようになってきた。重症の炎症性腸疾患の治療には，経験的に抗生物質が投与され，それなりの改善効果が得られていることは，本疾患における腸内細菌の役割を支持するものである。特定の細菌が発症にかかわっているのか否かについては結論が得られていないが，腸管バリア機能が損傷した状態では，ある種の菌が発症に関与する可能性が考えられる。また，炎症性腸疾患では，腸内細菌の種類や数が正常時に比べ変化しているという報告もある[2]。

（3）乳酸菌類による腸管保全効果

ある種の腸内細菌やプロバイオティクス菌が炎症性腸疾患を緩和することが明らかとなっている[3]。海外では，*Escherichia coli* Nissle 1917，*Lactobacillus rhamnosus* GG，あるいは VSL# 3 という菌について臨床試験が先行している。なお，VSL# 3 は 8 種の菌，すなわち，*Bifidobacterium breve*，*Bifidobacterium infantis*，*Bifidobacterium longum*，*Lactobacillus acidophilus*，*Lactobacillus bulgaricus*，*Lactobacillus casei*，*Lactobacillus plantarum*，*Streptococcus thermophilus* から成る生菌製剤である。

もともと，ヨーグルトなどの乳発酵食品は“おなかの調子を整える食品”として有名である。わが国において特定保健用食品の認定を受けている製品もあり，その整腸作用，すなわち生体内で腸が健全な働きを維持するのを助ける働きについては古くから知られていた。これは，乳酸菌の増殖に伴って産生される乳酸が腸内を酸性にし，その結果，腸管の蠕動運動を亢進させるためである。さらに，病原菌の侵入を防ぎ，腸管内の腐敗産物の生成も抑える。これらのことから，ビフィズス菌製剤，乳酸菌製剤が臨床的に用いられ，便通改善や下痢改善効果が認められている。

近年，これらの乳酸菌の抗炎症活性が続々と報告されるようになった。本稿では，ビフィズス菌，乳酸菌による腸炎抑制・腸管バリア保護効果について，筆者らの研究グループによる最近のデータを中心に紹介する。

2．ビフィズス菌類による炎症性サイトカイン IL-17 産生抑制（*in vitro* データ）

（1）新たな T 細胞サブセット Th17

T 細胞は免疫応答のコントロールにおいて中心的な役割を果たしており，図 6-1 に示したようなヘルパー T 細胞（Th）や制御性 T 細胞（Treg），ある

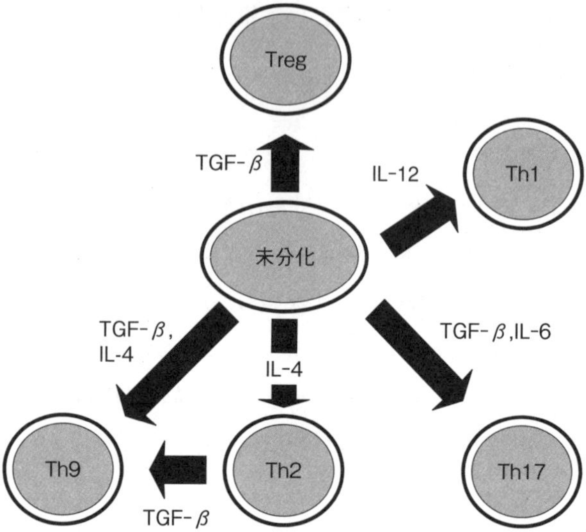

図6－1　未分化T細胞からヘルパーT細胞(Th)・制御性T細胞(Treg)への分化
未分化なT細胞は矢印上に記したサイトカインの刺激を受けて，ヘルパーT細胞（Th1，Th2，Th9，Th17）や制御性T細胞へ分化する。

いは細胞障害性T細胞などのサブセットが存在している。腸における炎症には，Th細胞のサブセットのひとつであるTh17細胞の関与が指摘されている[4,5]。

Th17は炎症，自己免疫疾患，アレルギーなどに深く関与するインターロイキン（IL）-17産生細胞であり，Th1，Th2，Tregなどに次ぐ新たなT細胞サブセットとして注目されている[6－8]。IL－17欠損マウスの解析によって[9]，これまでTh1によって制御されると考えられてきた自己免疫性関節炎[10]や実験的脳脊髄炎（EAE）などの病態がTh17によって制御されていることが明らかとなってきている。また，これまでTh1により引き起こされるとされていた炎症性腸疾患や関節リウマチにTh17が深くかかわっていることが明らかになっている。Th17特異的転写因子としては核内受容体RORγtが同定されている[11]。RORγtは，STAT3と協調してTh17の維持・増殖に重要な役割を果たすIL－23受容体を誘導し，IL－17の転写を促進する。また，RORγtの強制発現によって Th17分化が促進される。

IL–17ファミリーには IL–17A〜F までが存在する[12)]が，通常 IL–17は IL–17A を指す。IL–17F は IL–17A に高い相同性を持つ。IL–17A や IL–17F は活性化 T 細胞に発現しているのに対し，その他の IL–17B, C, D, E は他臓器でも発現がみられている。IL–17ファミリーは，おもに好中球の遊走や産生を亢進させることにより，炎症プロセスに関与している。

炎症性腸疾患患者の腸管組織では Th17優位な状態が確認されており，IL–17などの Th17関連サイトカインは，ケモカイン産生において重要な役割を果たしていることが示唆されている。さらに IL–6，tumor necrosis factor (TNF)–α，細胞外マトリックス分解酵素群の産生を誘導することも報告されており，Th17を抑制することは腸管バリア保護・炎症抑制に効果的であると考えられる。

（2）ビフィズス菌類による IL–17産生抑制

従来から，ビフィズス菌や乳酸菌が Th 2 を抑制し Th 1 を活性化することで Th 1 /Th 2 バランスを改善し，アレルギーを緩和する可能性を持つことは広く知られていたが，筆者らが研究を開始した2007年の段階で，これらの菌が Th17にいかなる影響を及ぼすかについては，全く検討されていなかった。そこで，ビフィズス菌の IL–17産生抑制（Th17抑制）活性をマウスの腸管および脾細胞[13)]あるいはヒト末梢血単核球細胞（peripheral blood mononuclear cell：PBMC）を用いて検討した。

デキストラン硫酸ナトリウムは，腸炎モデル動物を作製するのによく用いられる試薬である（第 4 節参照）。これを含む培地でマウスの腸管片を培養し，24時間後の上清中の IL–17やケモカインのひとつである eotaxin の濃度を測定した。その結果，デキストラン硫酸ナトリウム濃度依存的に IL–17および eotaxin の産生が亢進し，炎症性腸疾患患者の腸管における IL–17やケモカイン産生増加を *ex vivo* で再現することができた。続いて，本系にビフィズス菌を数菌株それぞれ添加し，炎症抑制効果を比較検討した。その結果，*Bifido-*

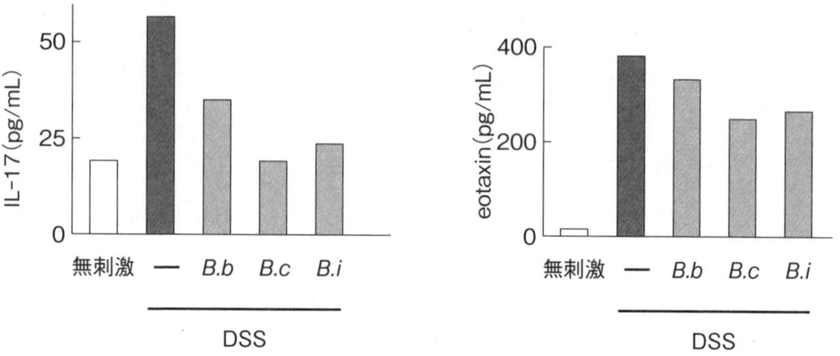

図6－2　ビフィズス菌によるマウス腸管片からのIL－17(左)
およびeotaxin(右)産生抑制

B. b: Bifidobacterium bifidum, B. c: Bifidobacterium catenulatum, *B. i: Bifidobacterium longum* subsp. *infantis*, DSS: デキストラン硫酸ナトリウム。

bacterium longum subsp. *infantis* JCM1222^{T}（以下，*B. infantis* と略す）などのビフィズス菌はIL－17およびeotaxinの産生を抑制した（図6－2）[13]。一方，*B. infantis* は，Th17抑制に働くIL－27[14]の産生を促進した。

マウスにおいては，未分化のヘルパーT細胞がTGF-β＋IL－6の刺激を受けるとTh17細胞に分化することが知られている。実際，脾細胞にTGF-β＋IL－6刺激を与えるとIL－17産生が顕著に亢進したが，*B. infantis* の添加によって抑制されることを見いだした（図6－3）[13]。同様にマウス脾細胞を用いて，*Streptococcus thermophilus* や *Lactobacillus reuteri* のTh17抑制活性も確認している（学会発表データ）。

ヒトにおいては，TGF-β＋IL－6とは異なる刺激によってTh17が誘導されることが知られている。筆者らは，健常人ボランティア全血由来のPBMCに，TGF-β＋IL－6に加えてIL－1，IL－21およびIL－23を添加して刺激することにより，IL－17産生を誘導することに成功した。本系に *Bifidobacterium longum* MCC135を添加すると，IL－17産生はほぼ完全に抑制された。一方，Tregの産生するIL－10は，MCC135添加によって上昇した。このときのPBMC内mRNA発現変動をマイクロアレイにて解析した。TGF-β＋IL－1

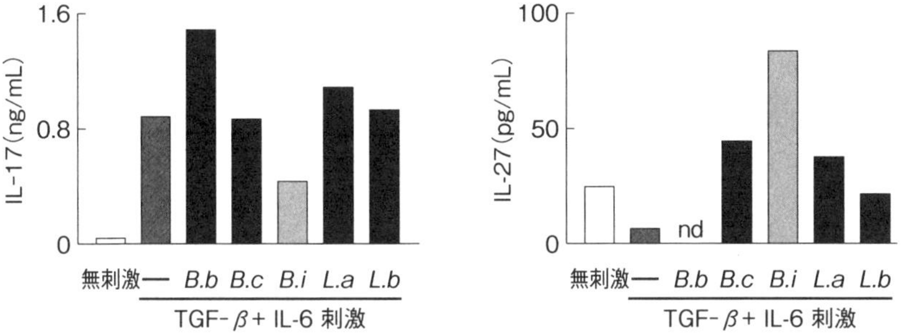

図6－3　ビフィズス菌・乳酸菌によるマウス脾細胞からの IL－17(左) および IL－27(右)産生に及ぼす効果

B. b: Bifidobacterium bifidum，*B. C: Bifidobacterium catenulatum*，*B. i: Bifidobacterium longum* subsp. *infantis*，*L. a: Lactobacillus acidophilus*，*L. b: Lactobacillus bulgaricus*。

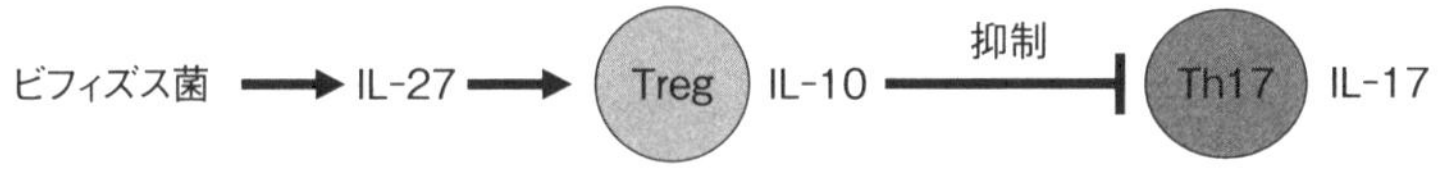

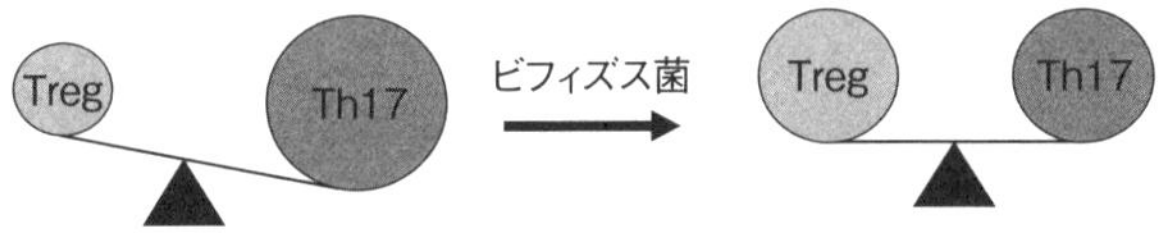

図6－4　ビフィズス菌による Th17/Treg バランスの改善

ビフィズス菌は，Th17に傾いたバランスを Treg を活性化することで改善する。

＋IL－6＋IL－21＋IL－23刺激により，IL－17のみならず，intercellular adhesion molecule (ICAM)－1 や CD86といった Th17関連因子の発現上昇がみられたが，MCC135添加によりこれらの発現は顕著に低下した。以上のことから，MCC135は Th17を抑制するとともに Treg を活性化することが明らかとなった（学会発表データ）。

このように，Th17抑制メカニズムのひとつとして，*B. infantis* や *B. longum* は，Th17抑制に働く IL－27[14]の産生を促すとともに，Treg を活性化し IL－10産生も亢進させることが考えられる。すなわち，ビフィズス菌は Th1/

Th2バランスのみならず，Th17/Tregバランスをも改善すると考えられる（図6－4）。現在，さらなるメカニズムの解析を進めるとともに，ビフィズス菌などに含まれる有効成分について追究している。

3．乳酸菌類による腸管バリア保護（*in vitro* データ）

続いて，われわれの腸管に常在している共生細菌あるいは日常的に摂取するヨーグルト類に含まれる乳酸菌類の腸管バリア保護効果について述べる。バリア機能の評価は，後述するタイトジャンクション（密着結合）の状態および炎症性サイトカインであるIL－8の産生を指標として行った。

（1）腸管上皮タイトジャンクション

タイトジャンクションとは，隣り合う上皮細胞間に形成される結合である。クローディン群，オクルディンあるいはzonula occludens（ZO）－1など，いくつかのタンパク質から構成されている[15]（図6－5）。腸管上皮層において，細胞間隙の物質の透過はタイトジャンクションによって制限を受けることから，タイトジャンクションが腸管上皮細胞層のバリア機能に大きく寄与していると考えられる。また，腸管上皮細胞層下には，マクロファージや樹状細胞などの自然免疫系の細胞や，T細胞，B細胞といった獲得免疫系の細胞が多数存在しているので，タイトジャンクションが損傷すると，それによって侵入する外来異物や腸内常在菌に対して，これらの免疫系細胞が過剰な反応を起こしてしまう[16]。このことから，タイトジャンクションの損傷は腸炎の発症因子のひとつと考えられている。実際，炎症性腸疾患患者の腸管上皮において，タイトジャンクションタンパク質の発現異常が認められている[17]。さらに，腸管透過性の亢進は炎症性腸疾患の重症度と相関し，また，炎症再発の徴候として観察される[18]。

上皮細胞層では，管腔側と基底膜側との間のイオンの透過性が制限されることにより，経上皮電気抵抗（transepithelial electrical resistance：TER）が生

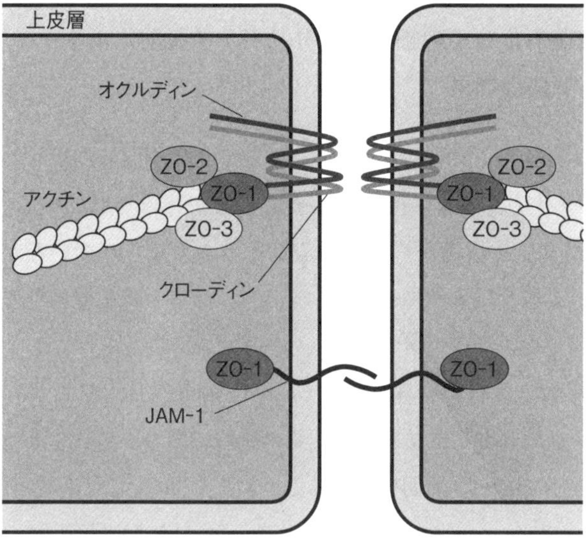

図6－5　上皮細胞間のタイトジャンクション構造
クローディン群，オクルディン，ZO－1などのタンパク質から構成されている。

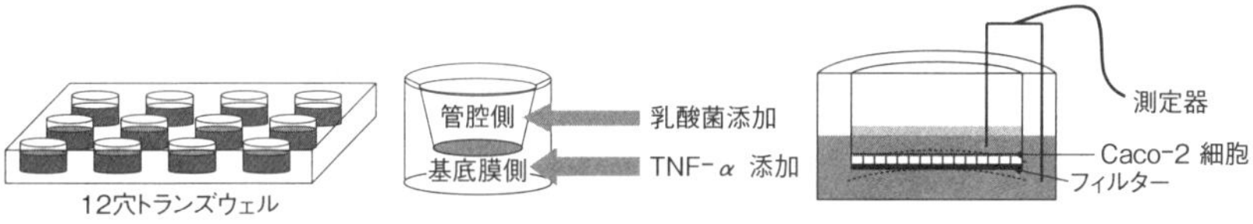

図6－6　Caco－2細胞を用いたタイトジャンクションバリア機能の評価

じる。TERは細胞内と細胞間隙の両方のイオン透過性によって決定されるが，膜の脂質二重層の電気抵抗が大きいため，健常な細胞層におけるTERの変化は，おもに細胞間隙のイオン透過性，すなわちタイトジャンクションの状態変化を反映していると考えられる[19]。次に述べる筆者らの実験では，測定器につながる電極を，細胞層の管腔側と基底膜側に挿入することでTERを測定し，バリアの指標として用いることとした（図6－6）。

（2）乳酸菌およびその細胞壁成分リポテイコ酸によるタイトジャンクション修復効果

TNF-αなどの炎症性サイトカインは，腸管上皮細胞に作用し，タイトジャンクションのバリア機能に損傷を与えることが報告されている[20]。そして，乳酸菌類がバリアを損傷から保護することはよく知られていたが[21]，乳酸菌に含まれる有効成分は未知であった。そこで，筆者らは乳酸菌中の腸管バリア保護成分の同定および作用メカニズムの解明を試みた。

実験には腸管上皮様細胞株であるCaco-２細胞（ヒト結腸がん由来）を用いた。Caco-２細胞はヒト結腸がん由来の細胞である。これをトランズウェル内のインサートで２～３週間培養することにより，分化した単層膜を形成する。トランズウェルのapical側が腸管の管腔側，basal側が腸管の基底膜側となるように単層膜が形成される（図６-６）。Caco-２細胞をTNF-αで処理することにより，腸管バリアの指標であるTER値が顕著に低下した（図６-７）ことから，バリアが損傷したと判断された。本系に，プロバイオティクス菌*Lactobacillus rhamunosus*や腸内共生細菌*Enterococcus hirae*などを添加すると，生菌・死菌にかかわらずTER値を回復させたことから，腸管バリア保護

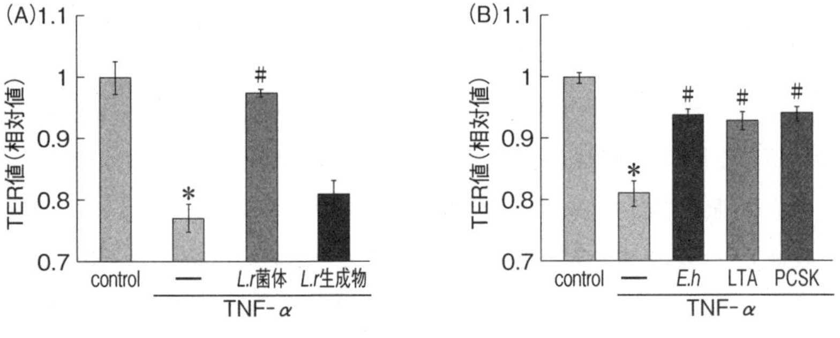

図６-７　乳酸菌の腸管バリア保護作用

A：*L. rhamnosus* 菌体の腸管バリア保護効果，B：*E. hirae, E. hirae* 由来リポテイコ酸（LTA）およびTLR２リガンドPCSKの腸管バリア回復作用。

＊：$p<0.05$ vs. control，＃：$p<0.05$ vs. TNF-α。

効果を有することを確認した。

ところが，菌体をリパーゼや細胞壁分解酵素であるムタノリシンで処理すると，活性を失うことを見いだした。このことを手がかりに，細胞壁中の主要な脂質成分のひとつであるリポテイコ酸が回復機能を担うことを確認した（図6－7）[22)]。

また，作用機序を解明するために，タイトジャンクション構造を構成あるいは調節する因子（図6－5）の発現を解析した結果，細胞膜貫通型タンパク質であるクローディンやオクルディンと結合し，これらのタンパク質と細胞骨格アクチンフィラメントとを結んでいるZO－1の発現が乳酸菌によって回復した。また，細胞骨格の動的変化を制御するミオシン軽鎖キナーゼ（MLCK）の発現が低下した。一方，クローディンやオクルディンには発現変化がみられなかった[22)]。

（3）乳酸菌体成分によるタイトジャンクション修復効果

腸内細菌を含む細菌を生体が認識する機序において，Toll-like receptor（TLR）は重要な役割を担っている。TLRは10を超えるファミリーから成る膜タンパク質受容体であり，菌体のさまざまな成分やウイルスを認識し，免疫応答などの引き金となる。TLRは，樹状細胞やマクロファージなどの自然免疫系細胞やT細胞，さらに腸管上皮細胞（表6－1）に発現していることが確認されている[23)]。TLRシグナルがどのように機能を発揮するかは，細胞の種類によって異なり，また，リガンドとなる菌種によっても異なる。

上述のリポテイコ酸はTLR2によって認識される。そこで，TLR2シグナルの腸管保護への関与について検討した。TNF-α処理したCaco-2細胞に，TLR2の合成リガンドであるPam_3Cys-Ser-Lys_4（PCSK）を添加したところ，TER値の回復（図6－7）およびZO－1やMLCKの発現調節が確認された[22)]。同様にCarioら[24)]も，TLR2シグナルが腸管ホメオスタシス維持に重要であることを報告している。リポテイコ酸の代表的な構造は1,3-結合したグリセロリン酸の鎖状重合体であり，その一端が糖脂質またはフォスファチジル糖

表6－1 ヒト腸管上皮細胞における Toll 様受容体（Toll-like receptors）の発現[23]

	小腸		大腸	
	mRNA	タンパク質	mRNA	タンパク質
TLR1	●		●	
TLR2	●	●	●	●
TLR3		●	●	●
TLR4	●	●	●	●
TLR5		●	●	●
TLR6	not determined		●	
TLR7	●		●	
TLR8	−	−	●	
TLR9		●	●	
TLR10	not determined		−	−
TLR11	not determined		not determined	

●発現あり，－発現なし。

脂質と結合したものであるが，菌株によってリポテイコ酸の構造・生物活性は大きく異なる[25]。リポテイコ酸の構造と腸管バリア保護効果の関係について，解析する必要が残されている。

細菌由来の DNA は TLR 9 に認識されるが，TLR 9 シグナルが腸管上皮細胞のホメオスタシス維持にかかわっていることも知られている[26,27]。TLR 2・TLR 9 シグナルの腸管バリア保護・抗炎症メカニズムの一部について図6－8にまとめた。これ以外にも，いくつかの有効成分がいくつもの経路を介して機能していると思われる。例えば，共生細菌である *Bacteroides fragilis* の polysaccharide A が大腸炎の抑制に重要であると報告されている[28]。

4．乳酸菌による大腸炎抑制効果（*in vivo* データ）

いくつかの乳酸菌の腸炎抑制効果については，ヒトでの臨床試験のほか，炎症性腸疾患モデルマウスやラットを用いた動物実験によって評価されており，

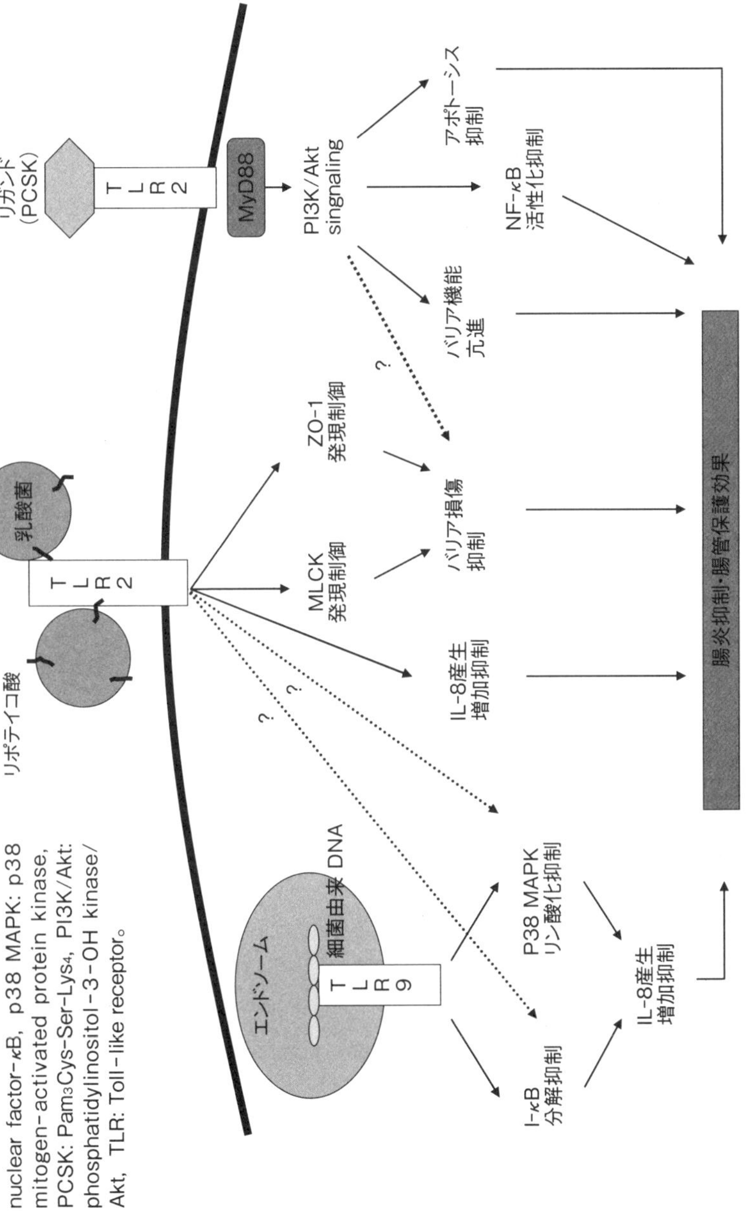

I-κB: inhibitor of NF-κB, NF-κB: nuclear factor-κB, p38 MAPK: p38 mitogen-activated protein kinase, PCSK: Pam_3Cys-Ser-Lys_4, PI3K/Akt: phosphatidylinositol-3-OH kinase/Akt, TLR: Toll-like receptor。

図6-8　TLRシグナルによる腸炎抑制・腸管バリア保護メカニズム

メカニズム解明も盛んに行われてきている。このような *in vivo* 試験では，乳酸菌による炎症性サイトカインの産生抑制効果，抗炎症性（制御性）サイトカインの産生促進効果などの免疫調節作用が中心に検討されてきたが，腸管バリア保護による腸炎抑制効果については，*in vivo* で詳細な検討はなされていなかった。そこで筆者らは，デキストラン硫酸ナトリウムを3.5%含む飲水で5日間飼育することによって大腸炎を発症させたマウスに *L. rhamnosus* を経口投与し，腸管バリア修復活性および炎症抑制活性を評価した。デキストラン硫酸ナトリウムが腸炎を誘導するメカニズムとしては，マクロファージの活性化[29]，腸管上皮への障害[30]，大腸細菌叢の変化[31]などが考えられている。

デキストラン硫酸ナトリウム投与により，体重の減少および大腸の萎縮が観察されたが，*L. rhamnosus* の生菌または加熱死菌を投与した場合，ともに回復傾向がみられた（図6－9）。組織への好中球浸潤の指標となるミエロペルオキシダーゼ活性は，結腸下部でデキストラン硫酸ナトリウム投与による上昇が認められたが，*L. rhamnosus* の生菌投与群では上昇が抑制された[32]。

これらのマウスの腸管バリア機能を評価するために，FITCラベルしたデキストラン硫酸ナトリウムを投与し，4時間後の血中濃度を測定したところ，デキストラン硫酸ナトリウム投与により著しく上昇していた（図6－10)。した

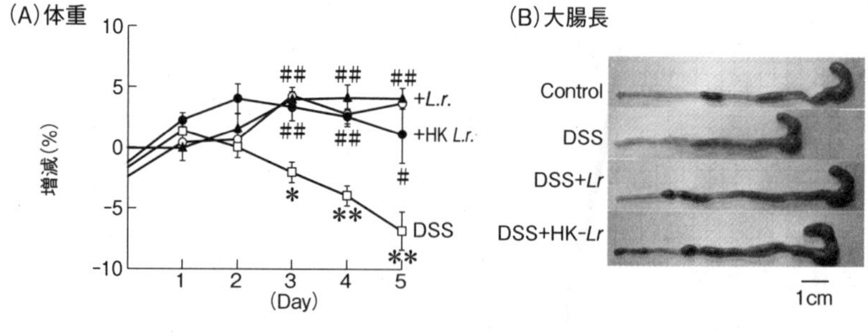

図6－9　DSS腸炎マウスに対する *L. rhamnosus* の炎症抑制効果

○ control：DSS非投与，□ DSS：DSS投与，▲＋ *Lr*：DSS＋ *L. rhamnosus*（生菌）投与，●＋HK－*Lr*：DSS＋ *L. rhamnosus*（加熱死菌）投与。

＊：$p<0.05$ vs. control，＊＊：$p<0.01$ vs. control，#：$p<0.05$ vs. DSS，##：$p<0.01$ vs. control。

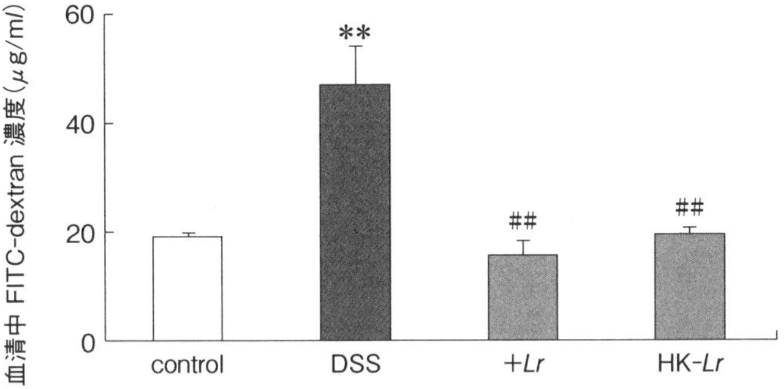

図6－10　DSS腸炎マウスに対する *L. rhamnosus* の腸管透過制御効果
**：p<0.01 vs. control，##：p<0.01 vs. DSS。

がって，デキストラン硫酸ナトリウム投与マウスでは，腸管透過性が亢進していることが確認された。一方，*L. rhamnosus* の生菌または加熱死菌を投与した場合，血中デキストラン濃度の上昇はみられなかった。このことから，*L. rhamnosus* はデキストラン硫酸ナトリウムによる腸管バリア損傷を回復したと判断された。これらのマウスの結腸下部上皮細胞において，図6－5に示したタイトジャンクション構造を構成あるいは調節する因子の発現を解析した結果，ZO－1の発現が乳酸菌によって回復することが明らかとなった[32]。

デキストラン硫酸ナトリウムは腸管上皮細胞にアポトーシスを誘導することが知られている[33]ことから，*L. rhamnosus* は腸管上皮細胞のアポトーシスを抑制している可能性も考えられる。

5．おわりに

本稿で述べたデキストラン硫酸ナトリウムによる炎症やCaco－2細胞バリア損傷は，腸炎のなかでも重篤な段階に相当すると考えられるが，われわれの日常生活におけるストレスなどによっても，局所的に軽微な炎症が起こっており，それを腸内常在菌や普段摂取している乳発酵食品（乳酸菌・ビフィズス菌を含むヨーグルトなど）が修復しているものと推察される。今後，有用菌のヒトでの効果が，より明確に証明されることを期待したい。

謝辞：本稿で紹介した筆者らのデータは，主として広島大学大学院生物圏科学研究科動物資源化学研究室において，宮内栄治氏，絹田ゆき氏，谷井勇介氏，三浦友希子氏，中島　恵氏，石川裕也氏らが，修士論文・学部卒業論文研究として行った実験結果である。また，研究の一部は東京大学清水　誠先生，麻布大学森田英利先生，明治乳業（株），グリコ乳業（株），森永乳業（株）と共同で行ったものである。

文　献

1) Sellon R. K., Tonkonogy S., Schultz M. et al.：Resident enteric bacteria are necessary for development of spontaneous colitis and immune system activation in interleukin-10-deficient mice. Infect Immun 1998；66；5224-5231.

2) Tannock G. W.：Molecular analysis of the intestinal microflora in IBD. Mucosal Immunol 2008；1（Suppl. 1）；S15-S18.

3) Soo I., Madsen K. L., Tejpar Q. et al.：VSL#3 probiotic upregulates intestinal mucosal alkaline sphingomyelinase and reduces inflammation. Can J Gastroenterol 2008；22；237-242.

4) Xavier R. J. and Podolsky D. K.：Unravelling the pathogenesis of inflammatory bowel disease. Nature 2007；448；427-434.

5) Sartor R. B.：Microbial influences in inflammatory bowel diseases. Gastroenterology 2008；134；577-594.

6) Yang L., Anderson D. E., Baecher-Allan C. et al.：IL-21 and TGF-beta are required for differentiation of human T（H）17 cells. Nature 2008；454；350-352.

7) Oboki K., Ohno T., Saito H. et al.：Th17 and allergy. Allergol Int 2008；57；121-134.

8) Bettelli E., Oukka M., and Kuchroo V. K.：T（H）-17 cells in the circle of immunity and autoimmunity. Nat Immunol 2007；8；345-350.

9) Nakae S., Komiyama Y., Nambu A. et al.：Antigen-specific T cell sensitization is impaired in IL-17-deficient mice, causing suppression of allergic cellular and humoral responses. Immunity 2002；17；375-387.

10) Hirota K., Hashimoto M., Yoshitomi H. et al. : T cell self-reactivity forms a cytokine milieu for spontaneous development of IL-17^{+} Th cells that cause autoimmune arthritis. J Exp Med 2007 ; 204 ; 41-47.

11) Ivanov I. I., McKenzie B.S. and Zhou L. : The orphan nuclear receptor RORgammat directs the differentiation program of proinflammatory IL-17^{+}T helper cells. Cell 2006 ; 126 ; 1121-1133.

12) Gaffen S. L. : An overview of IL-17 function and signaling. Cytokine 2008 ; 43 ; 402-407.

13) Tanabe S., Kinuta Y., and Saito Y. : Bifidobacterium infantis suppresses proinflammatory interleukin-17 production in murine splenocytes and dextran sodium sulfate-induced intestinal inflammation. Int J Mol Med 2008 ; 22 ; 181-185.

14) Fitzgerald D. C., Zhang G. X., El-Behi M. et al. : Suppression of autoimmune inflammation of the central nervous system by interleukin 10 secreted by interleukin 27-stimulated T cells. Nat Immunol 2007 ; 8 ; 1372-1379.

15) Laukoetter M. G., Nava P., and Nusrat A. : Role of the intestinal barrier in inflammatory bowel disease. World J Gastroenterol 2008 ; 14 ; 401-407.

16) Strober W., Fuss I., and Mannon P. : The fundamental basis of inflammatory bowel disease. J Clin Invest 2007 ; 117 ; 14-21.

17) Zeissig S., Bürgel N., Günzel D. et al. : Changes in expression and distribution of claudin 2, 5 and 8 lead to discontinuous tight junctions and barrier dysfunction in active Crohn's disease. Gut 2007 ; 56 ; 61-72.

18) Mankertz J. and Schulzke J. D. : Altered permeability in inflammatory bowel disease : pathophysiology and clinical implications. Curr Opin Gastroenterol 2007 ; 23 ; 379-383.

19) Schneeberger E. E. and Lynch R. D. : Structure, function, and regulation of cellular tight junctions. Am J Physiol 1992 ; 262 ; L647-L661.

20) Son D.O., Satsu H. and Shimizu M. : Histidine inhibits oxidative stress- and TNF-alpha-induced interleukin-8 secretion in intestinal epithelial cells. FEBS Lett 2005 ; 579 ; 4671-4677.

21) Zhang L., Li N., Caicedo R. et al. : Alive and dead Lactobacillus rhamnosus GG decrease tumor necrosis factor-alpha-induced interleukin-8 production in Caco-2 cells. J Nutr 2005 ; 135 ; 1752-1756.

22) Miyauchi E., Morita H., Okuda, J. et al. : Cell wall fraction of Enterococcus hirae ame-

liorates TNF-alpha-induced barrier impairment in the human epithelial tight junction. Lett Appl Microbiol 2008；46；469–476.

23）Gribar, S. C., Anand, R. J., Sodhi, C. P. et al.：The role of epithelial Toll-like receptor signaling in the pathogenesis of intestinal inflammation. J Leukoc Biol 2008；83；493–498.

24）Cario E., Gerken G. and Podolsky D. K.：Toll-like receptor 2 controls mucosal inflammation by regulating epithelial barrier function. Gastroenterology 2007；132；1359–1374.

25）Weidenmaier C. and Peschel A.：Teichoic acids and related cell-wall glycopolymers in Gram-positive physiology and host interactions. Nat Rev Microbiol 2008；6；276–287.

26）Lee J., Mo J. H., Katakura, K. et al.：Maintenance of colonic homeostasis by distinctive apical TLR9 signalling in intestinal epithelial cells. Nat Cell Biol 2006；8；1327–1336.

27）Ghadimi D., Vrese M. D., Heller K. J. et al.：Effect of natural commensal-origin DNA on toll-like receptor 9（TLR9）signaling cascade, chemokine IL-8 expression, and barrier integritiy of polarized intestinal epithelial cells. Inflamm Bowel Dis（in press）

28）Mazmanian S. K., Round J. L. and Kasper D. L.：A microbial symbiosis factor prevents intestinal inflammatory disease. Nature 2008；453；620–625.

29）Vowinkel T., Kalogeris T. J., Mori M. et al.：Impact of dextran sulfate sodium load on the severity of inflammation in experimental colitis. Dig Dis Sci 2004；49；556–564.

30）Tham D. M., Whitin J. C. and Cohen H. J.：Increased expression of extracellular glutathione peroxidase in mice with dextran sodium sulfate-induced experimental colitis. Pediatr Res 2002；51；641–646.

31）Gaudier E., Michel C., Segain J. P. et al.：The VSL# 3 probiotic mixture modifies microflora but does not heal chronic dextran-sodium sulfate-induced colitis or reinforce the mucus barrier in mice. J Nutr 2005；135；2753–2761.

32）Miyauchi E., Morita H. and Tanabe S.：Lactobacillus rhamnosus alleviates intestinal barrier dysfunction in part by increasing expression of zonula occludens-1 and myosin light-chain kinase *in vivo*. J Dairy Sci 2009；92；2400–2408.

33）Spencer A. U., Yang H., Haxhija E.Q. et al.：Reduced severity of a mouse colitis model with angiotensin converting enzyme inhibition. Dig Dis Sci 2007；52；1060–1070.

第7章　大腸発酵由来のH_2ガスの酸化障害抑制

西村直道[*1]

1. はじめに

ヒトの体表面には体細胞を超える数の細菌が存在し，さまざまな方法で宿主とクロストークしている。その結果，宿主である私たちに利益や不利益をもたらしている。これらの細菌は主として大腸に集中しており，供給される基質を利用し基質の種類によっては活発な大腸発酵を起こす。これによってさまざまな生理活性を持つ発酵産物を生ずることもよく知られている。短鎖脂肪酸，その他の有機酸，およびアンモニアなどは古くから知られたその代表格である。特に短鎖脂肪酸の生理作用に関する研究は精力的に行われ，消化管組織に対する作用や脂質代謝に対する作用などが多数報告されてきた。特定の短鎖脂肪酸を効率よく生成させるためのプレバイオティクスやプロバイオティクスに関する研究も行われてきた。短鎖脂肪酸類は量的にも多く，測定しやすいため注目されてきたが，その他の発酵産物の生体に対する作用はほとんど無視されてきた。各種ガスもその代表と言えよう。大腸発酵によって生じるH_2，CH_4，CO_2，N_2などは糖質やタンパク質が大腸発酵を受けたなれの果てにすぎないという断定や，最終代謝産物の安定性に対する先験的誤謬のため，これらの反応性については議論されてこなかったのである。したがって，日常的放屁にみられるように，われわれは常にかなり多量のガスを生産しているにもかかわらず，その生理作用までにはまったく思いが至っていなかったのである。ところが最近，

[*1]名寄市立大学保健福祉学部栄養学科

経口的に吸入させたH_2ガスの生体内酸化障害抑制作用について報告された[1]。筆者らはルミナコイドの大腸発酵に関する研究を行っていたので，ただちに吸気に依存するまでもなく，日常的食生活に基づいて大腸から十分量のH_2を供給できるはずであると考えた。また，このほうが食生活の操作ひとつで日常的に酸化障害防御に貢献できると考え，ただちにその検証に着手した。ここでは筆者らが新たに見いだした消化管内発生H_2の生理作用と最近の展開を紹介したい。本研究内容はこれまでに見すごされていたルミナコイドの新機能でもあり，大腸発酵に対する考え方を一変させる可能性に満ちているものと確信する。

2．ルミナコイドの大腸発酵とそれによるH_2生成

栄養学の世界では，食物繊維やその他の難消化性糖質の大腸発酵によってH_2が生成することは早くから知られていた[2,3]。例えば，大豆オリゴ糖，ラフィノース，スタキオース，ベルバスコース摂取時の屁の成分分析によって，H_2ガスの比率が30%前後に達することなどが明らかになっていた[2,3]。1970年代後半に食物繊維摂取後やラクトース不耐症患者に対するラクトース投与後にヒト呼気中H_2濃度が上昇することが見いだされており[4-6]，その後その変動から消化物が大腸に至るまでの消化管通過速度の測定，ラクターゼ欠損の診断などに利用されてきた。このことは大腸で生成したH_2の一部は体内へ吸収され，門脈を介して肺まで到達することを意味していた。つまり，素朴に推定すれば大腸から肺に至るまでの経路には，食物繊維摂取後高濃度のH_2が存在している可能性に気づくはずの現象であった。

大腸において発酵性の高いルミナコイド（ペクチンなどの水溶性食物繊維，ヘミセルロース，レジスタントスターチ，オリゴ糖など）は腸内細菌によって利用され，H_2を産生する。先にも示したが，大腸で生成したH_2のうち，吸収されたものは呼気中に大半が排出されるとされている。ヒトを対象とした研究によると，絶食時で35mL/日，混合食摂取時に85mL/日の呼気H_2排泄が観察されている[7]。これは食事中の難消化成分が大腸に供給されるためである。

（1）ヒト呼気 H_2 排泄量から推定した門脈 H_2 濃度は約7μM であった

呼気中 H_2 濃度の変動に関する研究はこれまでに多数みられるが，実際に大腸で生成している H_2 量を明らかにした例はない。また，大腸で発生した H_2 量を間接的に示すと考えられる門脈血中 H_2 濃度を調べた例もまだない。そこで，筆者らは，Savaiano らの報告[8)]に基づいて，20g ラクトース摂取後の呼気中 H_2 濃度変動から，ヒト門脈血中の平均的 H_2 濃度を推定した（図７－１）。一般的な生理学的データより換気量に約500mL/分，呼吸数に16～18回/分を用いて，８時間で呼気中に排出される H_2 量の推算を行った。その結果，20g のラクトース摂取で96～108mL/８h の H_2 が排泄されることがわかった。１g の発酵性基質が発酵されると50mL の H_2 が生成されると考えられている。この約14%が消化管より吸収され呼気中に排出されると言われており[9)]，20g のラクトースを摂取したときに排出される呼気 H_2 量をこの方式で推定すると，140mL となる。先の数値とは多少異なるが，100～150mL 程度の H_2 が排泄されると考えてよいと思われる。この数値は上記混合食摂取時の H_2 排泄より多

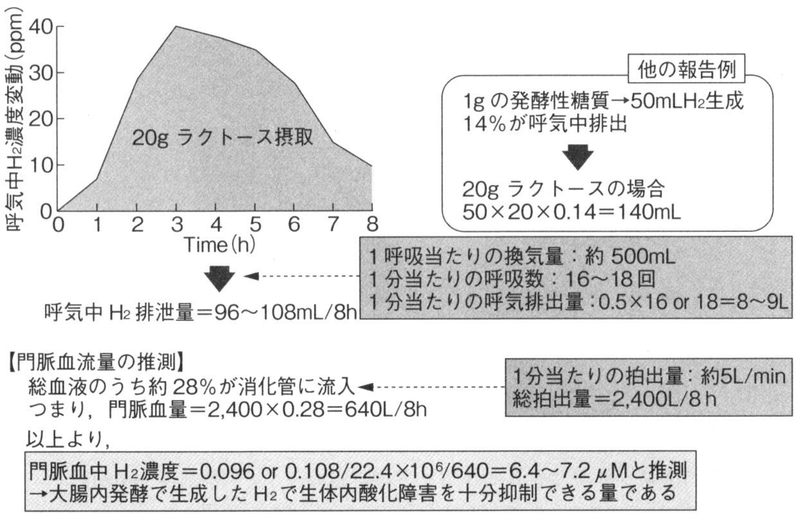

図７－１　ヒト呼気 H_2 量の変化から推測した門脈血中 H_2 濃度[8)]

いが，これはラクトースが一般的な発酵基質と違って H_2 生成性の高い基質であるためとも考えられる。さらに，拍出量に約5L/分を用い，門脈血流量を消化管に流入する血流量（全血流量の約28%）と同じとして算出した。この結果，門脈血中の平均 H_2 濃度は6.4〜7.2μM であると推定できた（図7－1）。

（2）ペクチン，高アミロースデンプン摂取ラットの門脈 H_2 濃度は8〜12μM であった[10,11]

ラットなどの実験動物に小麦ふすまやアラビアガムを与えると，呼気中 H_2 が増加するが[12]，そのとき門脈血中の H_2 濃度が上がっているという研究はまだ報告されていない。

筆者らはルミナコイドとしてペクチンとハイアミロースコーンスターチ（ハイメイズ1043，HAS，日本エヌエスシー）を用い，ラット門脈血中の H_2 濃度を測定することを試みた。5％ペクチン食（ペクチンはセルロースと置換）および20％ HAS（HAS はコーンスターチと置換）食を7日間ラットに与え，麻酔下で門脈血中の H_2 濃度を H_2 センサーで直接測定したところ，コントロー

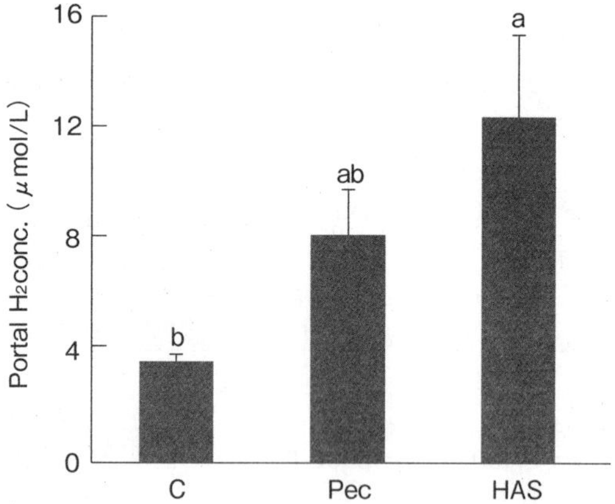

図7－2　H_2 発生性ルミナコイド投与時のラット門脈血中 H_2 濃度
C：コントロール食（5％セルロース食），Pec：5％ペクチン食，HAS：20％ハイアミロースコーンスターチ食。

ル食（5％セルロース添加）摂取ラットに比べ，両群とも門脈H_2濃度が明らかに上昇することを見いだした（図7－2）[10]。特に，HAS食群のH_2濃度はコントロール食の約3倍と有意に上昇した。用いたHASの消化吸収率は約40％であり，ペクチン食摂取ラットと比較するとHAS食摂取ラットではかなり多くの発酵基質が大腸に供給されていると思われ，この違いが門脈H_2濃度の違いとして現れた可能性もある。

その後，門脈血中H_2濃度に対するHASの用量依存性を明らかにするため，HASを5，10，15，20および30％添加した飼料をラットに7日間与えたときの門脈血H_2濃度を調べた。その結果，H_2濃度は用量依存的に上昇し，20％HAS食群で最高値となった（図7－3）[11]。それ以上にHAS添加量を増やしても，H_2濃度は上昇しないようであった。このことから，H_2生成には最適な

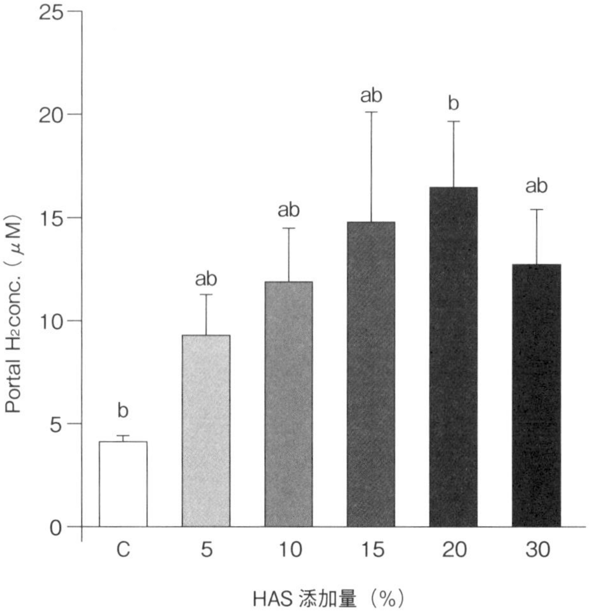

図7－3　ラット門脈血中H_2濃度に対するハイアミロースコーンスターチの用量依存性

C：コントロール食（5％セルロース食），HAS：ハイアミロースコーンスターチ。

基質供給量が存在すると考えられる。筆者らはペクチンにも同様な用量依存性があることを見いだしている（別途発表予定）。これらの結果から，発酵性が高いルミナコイドから生成した H_2 の一部は大腸から吸収され門脈に入ることが明らかとなった。これまで食物繊維の摂取によって呼気中 H_2 排泄が増加すること[12-14]，屁の中にも多量の H_2 が含まれること[3]，などから，H_2 は大腸起源であると推測されていたが，門脈血中の H_2 濃度変動を実測，報告したのは筆者らが初めてだと思われる。しかも筆者らが得たラット門脈 H_2 濃度は上述の何段階かの前提のもとに算出したヒト門脈 H_2 濃度とほぼ対応する値となった。後でも述べるが，今回示した H_2 濃度は生体内酸化障害抑制を示すに十分な H_2 濃度でもあり，ルミナコイドを日常的に摂取することによって H_2 生成の制御が生体内酸化障害抑制に重要な手段になりうることを示している。しかし，本研究はまだ始まったばかりであり，今後の研究の進展とともに，より適切な素材や大腸内細菌叢の改善法の開発等によって，より進んだ門脈 H_2 濃度条件を設定できるようになると考えている。

3．H_2 の抗酸化性とそれによる生体内抗酸化機能の修飾

一般的化学反応において，特に白金，ニッケル，パラジウムなどの触媒が共存するとき，H_2 が強力な還元性を示すことは古くからよく知られている。$H_2/2H^+$ の酸化還元電位は -0.42V，グルタチオンのそれは -0.24V であるため，$H_2/2H^+$ は還元型グルタチオン／酸化型グルタチオン系より数段も低いことになる。しかし，生体内でそのポテンシャルを発揮できるかどうかはこれまで不明なままであった。生体内の組織では常に酸化反応が生じ，活性酸素も不断に生み出されている。これらの活性酸素が DNA，タンパク質および脂質などの酸化に関与していることは周知の事実である。これらの酸化障害によって細胞機能に障害を引き起こし，がん，糖尿病などの生活習慣病や肥満にかかわっていることも知られている。したがって，健康を維持するうえで生体内への抗酸化物質の供給はたいへん重要な目標のひとつとなっている。

(1) H_2ガス吸入は脳虚血-再灌流酸化障害を軽減する

2007年に日本医大の研究グループが，脳虚血-再灌流（I/R）酸化障害モデルラットに2％ないし4％のH_2ガスを吸入させたとき，脳梗塞巣が軽減することを明らかにした（図7-4）[1]。同時にI/Rによって多量に生成されるヒドロキシラジカルをH_2が選択的に除去することを，電子スピン共鳴法を用いて示している。脳I/Rラットに2％H_2ガスを吸入させたとき，動脈血H_2濃度は10μM，静脈血のそれは5μMであった。このことはI/Rにより生み出された多量のヒドロキシラジカルを除去するためにH_2が利用されていることを表している。これらの事実は，H_2が効率よく肺におけるガス交換で血流に導入されることを示している。また，H_2が生体内で抗酸化作用を有することを初めて示したものである。ヒドロキシラジカルの酸化還元電位は活性酸素種の

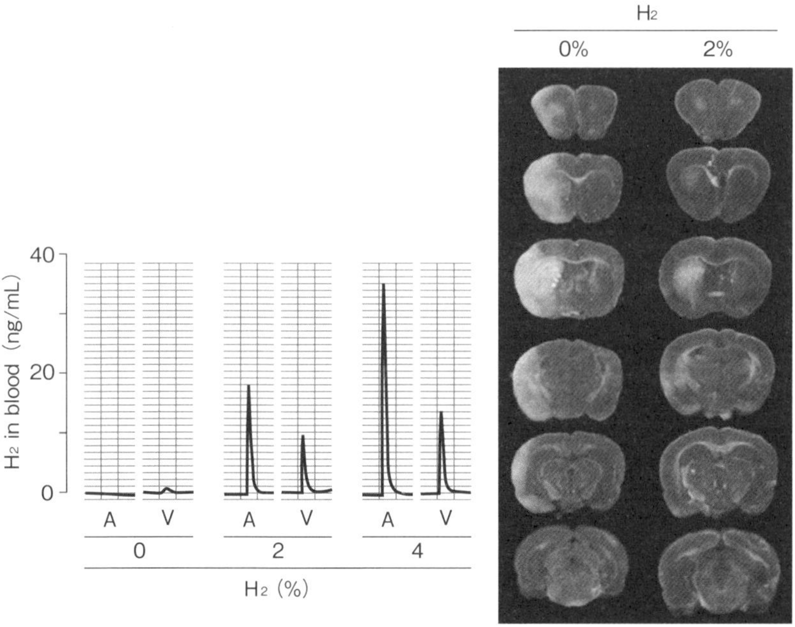

図7-4　H_2吸入による脳虚血-再灌流ラットの動脈H_2濃度と脳梗塞巣の軽減
（文献[1]より一部抜粋）

なかでは最も高く，これを選択的に除去できる能力は生体を酸化障害から防御するうえで非常に重要であると言える。その後，同グループは同様の手法を用いて，I/R した肝臓[15]，心筋[16]，および網膜[17]でも吸入H_2が炎症を軽減することを示しており，生体内でH_2が非常に有効な抗酸化分子として働くことが明らかとなった。一方，これらの研究を受けて，いくつかの他の研究グループによってH_2ガスの吸入[18]やH_2含有生理食塩水[19-21]を用いたH_2の生体内への導入が試みられている。その結果，日本医大のグループと同様にこれらの方法でも血中H_2濃度を上昇させ，小腸，肺および心筋などの虚血–再灌流酸化障害を軽減することが明らかになっている。

4．H_2発生性ルミナコイド摂取による生体内酸化障害抑制

研究の場において，H_2ガスを吸入させる方法はH_2の機能を直接的に理解できる点で優れているし，また，臨床においても設備の整った施設であれば，酸化障害を伴った術後患者にO_2とH_2を混合・吸入させることによって，肺から効果的にH_2を供給できる点で非常に有効である。しかし，設備の整っていない施設や施設以外の場で，生体内酸化障害を抑制する目的で日常的にH_2を生体内に導入することは，この方法ではたいへん困難で，ほとんど不可能に近いであろう。また，H_2含有生理食塩水による供給は，H_2分子のサイズが小さいため，安定的にH_2濃度を維持・供給することは非常に困難である。つまり，H_2吸入もH_2含有生理食塩水による供給も生体内へのH_2供給手段として成り立つとしても，実践上問題点も多い。筆者らは，発酵性ルミナコイドを食事素材として日常的に摂取することによって恒常的に自分自身でH_2を補給するという方式のほうが利便性が高く，生活習慣病予防のためにも実行しやすいと考えた（図7－5）。また，食事から供給される発酵基質の量と質を種々変えることによって，大腸H_2生成量をコントロールできる可能性が高いため，汎用性は高いと考えている。そこで，これを実証するため，筆者らはルミナコイドの大腸発酵によって生成するH_2も同じように抗酸化を示し，生体内における

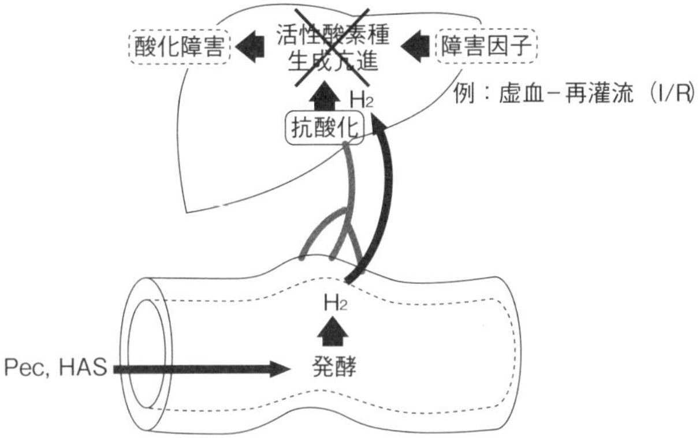

図7－5　ルミナコイド摂取による生体内酸化障害の抑制
Pec：ペクチン，HAS：ハイアミロースコーンスターチ。

酸化障害を抑制しうる可能性について多角的に調べることとした。そのため大腸で発生したH_2が門脈血経由で真っ先に入っていく肝臓における作用に焦点を絞って調べることとした。

（1）肝虚血－再灌流モデルにおける酸化障害はヒドロキシラジカルによる

I/R 肝の酸化障害は図7－6に示したようなシークエンスをたどるとされている。虚血肝では低酸素状態が続くと ATP の分解が進み，ヒポキサンチンを多量に蓄積する。同時にキサンチンデヒドロゲナーゼからキサンチンオキシダーゼへの変換が進む。また，Kupffer 細胞によって NADPH オキシダーゼが活性化する。これらによって，活性酸素生成の条件ができあがる。この状態で血流が再灌流されると多量の酸素が流入し，ヒポキサンチンがキサンチンオキシダーゼによって酸化され，スーパーオキシドが生成される。一方，活性化されたNADPH オキシダーゼも酸素分子を還元し，スーパーオキシドを生成する。スーパーオキシドはスーパーオキシドジスムターゼ（SOD）により，過酸化水素に代謝される。生成された過酸化水素はフェントン（Fenton）反応やハーバー・ワイス（Harber－Weiss）反応によりヒドロキシラジカルを生成する。このようにして生成したヒドロキシラジカルは肝組織中の DNA，タンパク質

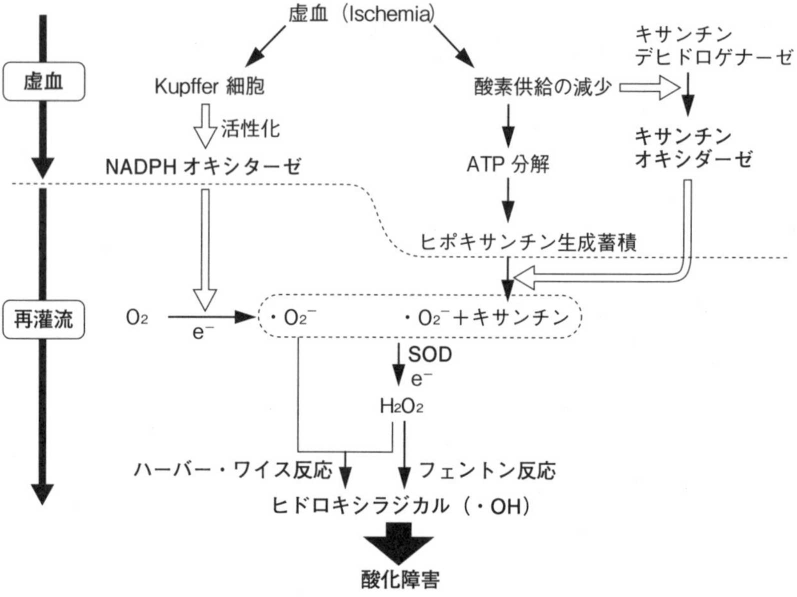

図７－６　肝虚血－再灌流による酸化障害メカニズム

および脂質を酸化し，多大な損傷を与えるという図式である。

（２）H_2発生性ルミナコイド摂取は肝虚血－再灌流モデルラットの酸化障害を抑制する[10, 11, 22)]

筆者らは，あらかじめコントロール食（５％セルロース食）および５％ペクチン食を７日間与えたラットの肝動脈と門脈をクランプし，中葉および左葉（全肝臓の70％に相当）を虚血した。虚血60分後，クランプを解放し血流を再開させ（再灌流），24時間放置した。I/R の間，ラットの体温を37℃に保った。その後，門脈採血および肝臓摘出を行い，分析に供した。

血漿中のアラニンアミノトランスフェラーゼ（ALT）およびアスパラギン酸アミノトランスフェラーゼ（AST）活性はI/R を施さない Sham（擬処置）－コントロール食群では低値を示した（図７－７）。一方，I/R ラットではこれらの酵素活性の著しい上昇が認められた。しかし，ペクチン摂取ラットの酵素活性はコントロール食ラットに比べ正常化する傾向を示した（図7－7）。それぞれのばらつきが大きいため，統計的有意差は認められないが，同条件の実験で再現性が常に得られている。また，I/Rの条件を変えても（虚血30分など），ペクチン摂取ラットの酵素活性の上昇は常に再現性よく抑制された。

このときの肝組織像を図7－8に示した。Sham群の肝組織像で類洞が観察され，正常な組織像を示したのに対し，コントロール食を与えたI/Rラットでは類洞を確認できる部位は明らかに減少していた。しかし，ペクチン食を与

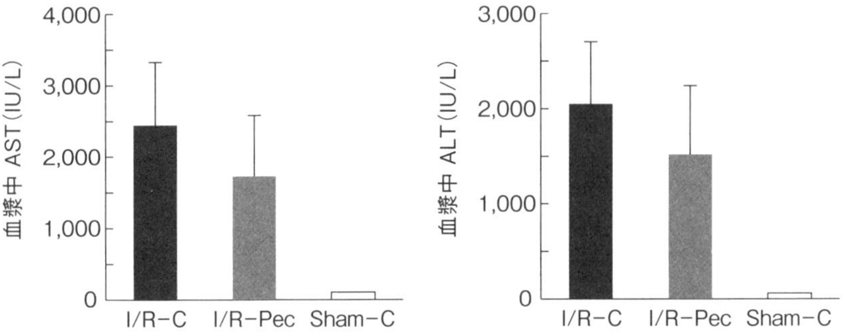

図7－7　虚血－再灌流による肝障害マーカーの変動とペクチン投与の影響

I/R-C：コントロール食摂取虚血－再灌流ラット，I/R-Pec：ペクチン食摂取虚血－再灌流ラット，Sham-C：コントロール食摂取擬処置ラット，ALT：アラニンアミノトランスフェラーゼ，AST：アスパラギン酸アミノトランスフェラーゼ。

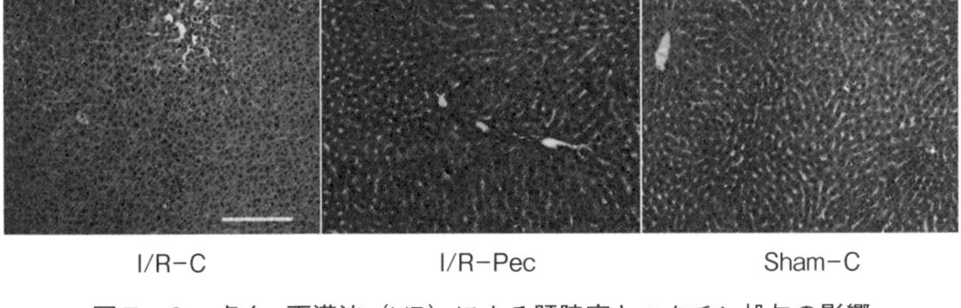

図7－8　虚血－再灌流（I/R）による肝障害とペクチン投与の影響

I/R-Cの組織像に示したスケールは200 μmを示した。
I/R-C：コントロール食摂取虚血－再灌流ラット，I/R-Pec：ペクチン食摂取虚血－再灌流ラット，Sham-C：コントロール食摂取擬処置ラット。

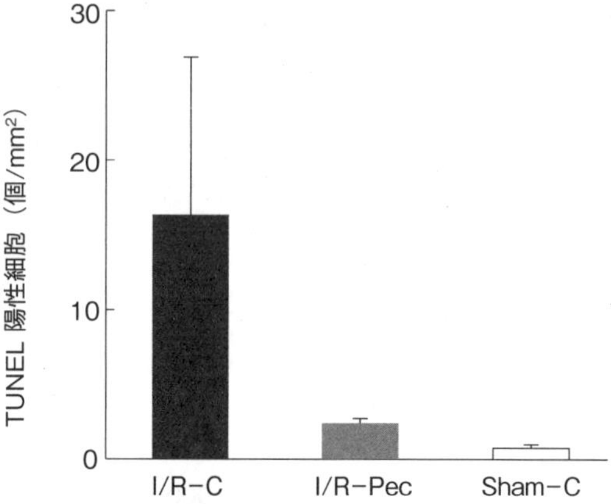

図7－9　肝虚血－再灌流(I/R)後のアポトーシス誘導に対するペクチン摂取の影響

I/R－C：コントロール食摂取虚血－再灌流ラット，I/R－Pec：ペクチン食摂取虚血－再灌流ラット，Sham－C：コントロール食摂取擬処置ラット。

えたI/R ラットの組織像では類洞を観察することができ，肝障害が軽減される傾向がみられた。これらの結果は，ペクチン摂取ラットの大腸で発生した H_2 がI/R 肝障害を軽減したことを示唆している。

I/R 肝ではヒドロキシラジカルによる肝障害が進行するとともに，アポトーシスが誘導されることが知られている。しかし，I/R 肝組織におけるアポトーシスの誘導は障害を受けた多くの細胞が処理されるため，過度に進むと組織機能を維持できなくなることが予想される。そこでTUNEL 法でI/R 肝のアポトーシス誘導に対するペクチン投与の影響を調べた。コントロール食摂取I/R ラットのばらつきが特別大きかったため，ペクチン摂取I/R ラットとの間で統計的に有意差は得られなかったが，後者ではSham－コントロール食群とほぼ同程度までアポトーシスは強く抑制されているのが観察された（図7－9）。これはペクチン摂取I/R ラットでは肝障害の程度が小さいことを示唆するものであろう。一方，H_2S 投与がヒートショックプロテイン90の発現などを介して過度なアポトーシスを抑制し，肝障害を軽減することが報告されている[23)]。アポトーシスが組織の正常化に重要であることは間違いないが，発生 H_2 がI/R 肝における高頻度なアポトーシスを抑制し，組織保護に重要な役割を果たしている可能性が高い。

さらに，筆者らは30分虚血後の再灌流時間の経過と肝障害マーカーであるAST活性の関係を調べた。Sham群のAST活性はいずれの時間においても低値を維持したが，コントロール食投与I/RラットのAST活性は再灌流時間の経過とともにほぼ直線的に上昇し，再灌流開始時と比べ，60分後に約6倍に達した。しかし，ペクチン群ではそのAST活性上昇は，再灌流全期間を通じて抑制された（図7－10）。また，再灌流60分後の肝組織像は，先に示した組織像の変化と同様の傾向を示し，ペクチン投与によってI/R障害はみごとに軽減した（図7－11）。

以上みてきたように，ルミナコイドの大腸発酵で発生したH_2が生体内酸化障害を抑制できることはほぼ明らかとなった。ここに示したような飼料条件や長期間にわたるI/R条件では酸化障害を完全に防ぐことはできなかったが，全

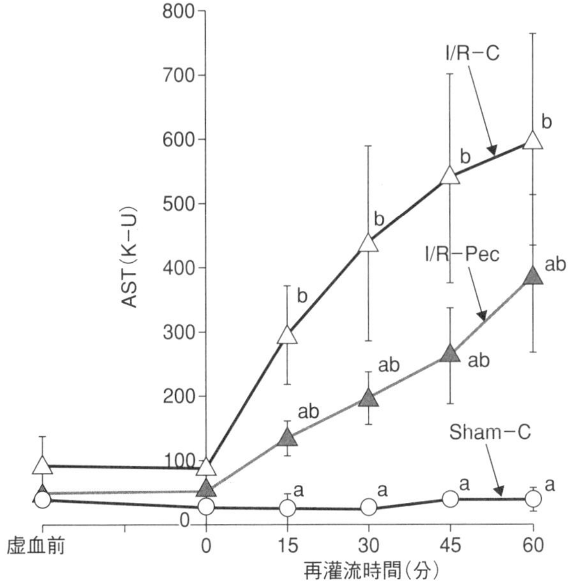

図7－10　肝細胞障害に対する虚血（0.5h）後の再灌流時間の影響

I/R－C：コントロール食摂取虚血－再灌流ラット，I/R－Pec：ペクチン食摂取虚血－再灌流ラット，Sham－C：コントロール食摂取擬処置ラット。

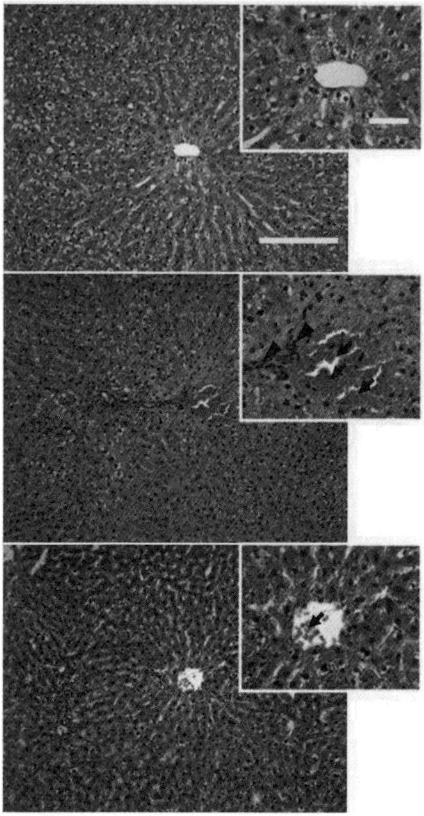

図７－11　虚血（0.5h）－再灌流（１h）による肝細胞酸化障害とペクチン投与の影響

Sham−C の組織像に示したスケールは200μm を示した。拡大組織像のスケールは50μm を示した。拡大画像中の矢印は赤血球を，楔形は好中球を示した。

I/R−C：コントロール食摂取虚血－再灌流ラット，I/R−Pec：ペクチン食摂取虚血－再灌流ラット，Sham−C：コントロール食摂取擬処置ラット。

個体に十分量の H_2 を供給し，酸化障害を抑制できる条件設定が可能になると考えている。例えば，H_2 発生量の多いルミナコイド摂取や腸内細菌叢パタンの制御なども重要な課題であろうし，生活習慣由来の疾病など弱い酸化障害に基づく疾病モデルを用いた研究も重要な課題と言えよう。これからさまざまな知見が集積することで，本機能の重要性はますます増大するものと考えられる。つまり，ルミナコイドの発酵によって発生した H_2 の生体内機能性はまだ緒に就いたばかりである。筆者らは現在これらの基礎的知見を集めるべく，さまざまな条件で鋭意研究中である。

（3）α-グルコシダーゼ阻害剤投与やH_2生成大腸菌投与も酸化障害を抑制する

最近，生体内H_2生成を促進する方法を探る試みのひとつとしてα-グルコシダーゼ阻害剤であるアカルボース投与によって，ヒト呼気H_2排出量が増加することが報告された[24]。これは糖の消化吸収の遅延によって大腸に供給される発酵基質（糖質）が増加することが要因となっている。これによって大腸H_2生成が亢進する。また，他の研究グループでは，コンカナバリンA誘発肝炎マウスにH_2生成*E. coli*を投与することで肝障害マーカーの減少も見いだしている[25]。ただし，その研究では呼気H_2排泄量や門脈H_2濃度の増加が示されておらず，実際この*E. coli*投与後，H_2生成が亢進したのかどうかは定かではない。しかしながら，これらの研究は消化管内H_2生成の重要性に着目し，本分野に参入を目指している研究者が生まれてきたことを如実に示すものであり，今後，この領域の研究が急速に発展していくことは間違いないと考えている。

5．将来の展望

食物繊維の大腸内発酵によって生成されたH_2が生体内で抗酸化作用を発現する可能性は，Nealeによって1988年に提唱されていたが[26]，彼の仮説はその後証明されることなく，埋もれていた。時を20年ほど経て，ようやくルミナコイドの大腸発酵によって生成したH_2の酸化障害抑制作用を筆者らは示すことができ，彼の仮説が極めて先進的で，正しかったことに大きな感銘を受けている。筆者らは彼の仮説にまったく気づかないまま，本研究を手がけるに至ったのであるが，今回示した知見はルミナコイドの研究の新しい領域の幕開けを感じさせるもので，今後，さらに多くの研究者がこの分野に参入し，ルミナコイドの新機能研究を発展させていけたらと望んでいる。

ヒドロキシラジカルによる酸化ストレスが生体内の至るところで生じていることは明白な事実である。それによる酸化ストレスは大なり小なり各種炎症にかかわり，脳神経系，循環器系，消化器系，呼吸器系，泌尿器，眼，皮膚，血液および代謝系などの各種疾病とかかわっている。虚血-再灌流時の炎症拡大はもちろんのこと，アルツハイマー型認知症，動脈硬化症，糖尿病，がん，老化，さらには肥満の発症や進行にも密接に関与している。したがって，消化管腔内H_2生成を介した生体内酸化障害の制御はこれらの症状や疾病の抑制に重要な役割を果たすと予想される。これまでルミナコイドの生理作用としては，便通改善，血糖値やコレステロール濃度の正常化作用などに限定されていた。しかし，高H_2発生性ルミナコイドの生体内酸化ストレス軽減作用が新機能として加わることは間違いないだろう。この作用に関する研究が進むにつれ，ルミナコイドが酸化ストレスとかかわるさまざまな疾病の予防や治療に利用されると予想される。また，生体で生成されるガスとして，NOが30年ほど前に脚光を浴び，その後H_2S，COなどの生理機能が注目されている。次なる重要生体ガスとしてH_2が挙がるのも時間の問題と思われる。

文　献

1） Ohsawa I., Ishikawa M., Takahashi K. et al.：Hydrogen acts as a therapeutic antioxidant by selectively reducing cytotoxic oxygen radicals. Nat Med 2007；13；688-694.

2） Rackis J.J., Honig D.H., Sessa D.J. et al.：Flavor and flatulence factors in soybean protein products. J Agric Food Chem 1970；18；977-982.

3） Rackis J.J.：Oligosaccharides of Food Legumes：Alpha-Galactosidase Activity and the Flatus Problem. *In*：Physiological Effects of Food Carbohydrates（ed. by Jeanes A. and Hodge J.）. ACS Publications, Washington DC, 1975, p 207-222.

4） Metz G., Jenkins D.J., Peters T.J. et al.：Breath hydrogen as a diagnostic method for hypolactasia. Lancet 1975；1；1155-1157.

5） Marthinsen D. and Fleming S.E.：Excretion of breath and flatus gases by humans consuming high-fiber diets. J Nutr 1982；112；1133-1143.

6）McNamara E.A., Levitt M.D. and Slavin J.L.：Breath hydrogen and methane：poor indicators of apparent digestion of soy fiber. Am J Clin Nutr 1986；43；898-902.

7）Brydon W.G., McKay L.F. and Eastwood M.A.：Intestinal gas formation and the use of breath measurements to monitor the influence of diet and disease. Dig Dis 1986；4；1-12.

8）Savaiano D.A., AbouElAnouar A., Smith D.E. et al.：Lactose malabsorption from yogurt, pasteurized yogurt, sweet acidophilus milk, and cultured milk in lactase-deficient individuals. Am J Clin Nutr 1984；40；1219-1223.

9）Levitt M.D.：Production and excretion of hydrogen gas in man. N Engl J Med 1969；281；122-127.

10）西村直道，山本達朗，桐山修八：H_2発生性ルミナコイドは肝虚血－再灌流ラットの酸化障害を抑制できるかもしれない 第63回日本栄養・食糧学会大会講演要旨集 2009；p157.

11）西村直道，大畠美紗子，浅野真未ほか：ルミナコイド摂取によるラット門脈血中H_2濃度上昇と虚血－再灌流肝の酸化障害抑制 日本食物繊維学会講演要旨集 2009；13；s46-s47.

12）Walter D.J., Eastwood M.A., Brydon W.G. et al.：Fermentation of wheat bran and gum arabic in rats fed on an elemental diet. Br J Nutr 1988；60；225-232.

13）Hanson C.F. and Winterfeldt E.A.：Dietary fiber effects on passage rate and breath hydrogen. Am J Clin Nutr 1985；42；44-48.

14）Tadesse K. and Eastwood M.A.：Metabolism of dietary fibre components in man assessed by breath hydrogen and methane. Br J Nutr 1978；40；393-396.

15）Fukuda K., Asoh S., Ishikawa M. et al.：Inhalation of hydrogen gas suppresses hepatic injury caused by ischemia/reperfusion through reducing oxidative stress. Biochem Biophys Res Commun 2007；361；670-674.

16）Hayashida K., Sano M., Ohsawa I. et al.：Inhalation of hydrogen gas reduces infarct size in the rat model of myocardial ischemia-reperfusion injury. Biochem Biophys Res Commun 2008；373；30-35.

17）Oharazawa H., Igarashi T., Yokota T. et al.：Protection of the retina by rapid diffusion of hydrogen：administration of hydrogen-loaded drops in retinal ischemia-reperfusion injury. Invest Ophthalmol Vis Sci 2010；51；487-492.

18）Buchholz B.M., Kaczorowski D.J., Sugimoto R. et al.：Hydrogen inhalation ameliorates oxidative stress in transplantation induced intestinal graft injury. Am J Transplant 2008；8；2015–2024.

19) Mao Y.F., Zheng X.F., Cai J.M. et al.：Hydrogen–rich saline reduces lung injury induced by intestinal ischemia/reperfusion in rats. Biochem Biophys Res Commun 2009；381；602–605.

20) Zheng X., Mao Y., Cai J. et al.：Hydrogen–rich saline protects against intestinal ischemia/reperfusion injury in rats. Free Radic Res 2009；43；478–484.

21) Sun Q., Kang Z., Cai J. et al.：Hydrogen–rich saline protects myocardium against ischemia/reperfusion injury in rats. Exp Biol Med (Maywood) 2009；234；1212–1219.

22) 西村直道，山本達朗，桐山修八：H_2発生性食物繊維の摂取によって肝臓虚血－再灌流による酸化障害は抑えられるか？　日本食物繊維学会講演要旨集 2008；12；s64–s65.

23) Jha S., Calvert J.W., Duranski M.R. et al.：Hydrogen sulfide attenuates hepatic ischemia–reperfusion injury：role of antioxidant and antiapoptotic signaling. Am J Physiol Heart Circ Physiol 2008；295；H801–H806.

24) Suzuki Y., Sano M., Hayashida K. et al.：Are the effects of alpha–glucosidase inhibitors on cardiovascular events related to elevated levels of hydrogen gas in the gastrointestinal tract? FEBS Lett 2009；583；2157–2159.

25) Kajiya M., Sato K., Silva M.J. et al.：Hydrogen from intestinal bacteria is protective for Concanavalin A–induced hepatitis. Biochem Biophys Res Commun 2009；386；316–321.

26) Neale R.J.：Dietary fibre and health：the role of hydrogen production. Med Hypotheses 1988；27; 85–87.

第8章　短鎖脂肪酸研究の新展開

牛 田 一 成[*1]

1. はじめに

短鎖脂肪酸は，大腸微生物の発酵作用の最終産物として大量に生成されている。“ルミナコイド”の定義にあてはまる多くのものは，炭水化物を中心に大腸における発酵が前提となっているものが多く，その最終産物としての短鎖脂肪酸の生成量や生成比は，ルミナコイドの生理作用を説明する際に重要である。

腸管内で腸内細菌の発酵作用によって発生する短鎖脂肪酸は，酢酸，プロピオン酸，酪酸がおもなもので，このほかにイソ酪酸，吉草酸，イソ吉草酸が含まれる。酢酸，プロピオン酸，酪酸は，おもに糖質の発酵で発生するが，イソ酪酸や吉草酸，イソ吉草酸は，アミノ酸の脱アミノ反応によって生成する。

小腸では，回腸末端部を除くと，定着している細菌が大腸菌群や乳酸桿菌にほぼ限られるため，有機酸として乳酸が検出されることがあるものの，上記の短鎖脂肪酸類が検出されることはない。したがって，短鎖脂肪酸の生成と吸収は，ほとんど大腸で起こっていると言える。

2. 短鎖脂肪酸生成の微生物生態学

大腸に定着している発酵性の細菌は，主として糖質を発酵分解して有機酸を生成する。大腸には，*Clostridium* spp., *Bacteroides* spp. や *Prevotella* spp.,

[*1]京都府立大学大学院生命環境科学研究科動物機能学

Eubacterium spp., *Ruminococcus* spp., *Faecalibacterium* spp., *Roseburia* spp. などの糖質を分解する絶対嫌気性菌がいるほか，乳酸菌としてヒトには *Bifidobacterium* spp.，動物には *Lactobacillus* spp. が多く存在している[1]。これらの細菌が基質として利用できる糖質にはそれぞれ種差があり，セルロースやヘミセルロース（キシラン）などの不溶性で結晶化した多糖分子を分解するものや，α1-4アミロースを中心とした難消化性デンプンを分解するもの，ペクチンやアラビノガラクタンなどの可溶性多糖を分解できるもの，いわゆる難消化性オリゴ糖を分解できるものなどに大きく分けることができる。したがって，どういった種類の糖質が大腸に流入するかということで優勢な細菌群が決定され，結果として短鎖脂肪酸の生成比も決定される。例えばヒト糞便細菌を使った研究では，ペクチン基質では酢酸の生成が優勢であり，アラビノガラクタンを基質とした場合はプロピオン酸の生成が盛んになる。そして，デンプンを基質とした場合には酪酸の生成が多くなる。

一方，これらの細菌の作る短鎖脂肪酸は，同じ基質を使った場合でも，生育条件によって比率が異なることもわかっており，特に希釈率，いわゆるターンオーバーレートが大きな影響を与えることも古くからよく知られている[2]。したがって，大腸内容物の滞留時間が変化すると，同じ食物を摂取していても，短鎖脂肪酸の生成比が異なることが予想される。

上記のほとんどの細菌は酢酸を生成するが，それは酢酸が短鎖脂肪酸のなかではより酸化された化合物であり，生成反応によって，より多くの ATP が得られるからである[3]。酸素が利用できる好気的条件では，ピルビン酸が NAD^+ を補酵素とするピルビン酸脱水素酵素によってアセチル Co-A にされるが，嫌気性の腸内細菌では，ピルビン酸－ギ酸リアーゼを用いた反応かオキシドレダクターゼを用いた反応でピルビン酸が脱炭酸される。ピルビン酸をアセチル CoA に酸化的に脱炭酸した反応の後で，フォスフォトランスアセチラーゼと酢酸キナーゼによる反応で ATP が得られるからである。ちなみにピルビン酸を還元して乳酸にする反応では ATP の獲得はない。

プロピオン酸を優勢に産生する細菌には，*Bacteroides* spp.，*Prevotella* spp.

などがあり，酢酸に次いで優勢に産生される。プロピオン酸の生成系は，ピルビン酸への炭酸付加によるオキザロ酢酸の生成を出発とするかピルビン酸をマリックエンザイムによって直接リンゴ酸にする反応系を経て生じるコハク酸をプロピオン酸の前駆物質として利用する反応系（ランダム経路）と乳酸 Co-A を経由する反応系（直接還元経路）の２系統の異なった反応から生成されることが知られている。

酪酸は，*Clostridium* spp., *Eubacterium* spp., *Roseburia* spp. によって優勢に産生される。酪酸を生成する糖質発酵性の細菌では，おもに β 酸化の逆反応を用いてアセチル Co-A のアセトアセチル Co-A への縮合を起こし，その後ブチリル Co-A およびブチリルリン酸を経由して酪酸が生成される。

古くから知られていることであるが，酢酸やプロピオン酸，そして酪酸を最終産物として生成する細菌は酢酸を除くと，必ずしも多くはない。純粋培養をすると，乳酸やコハク酸を最終産物として生成する細菌のほうが多いのである。しかし，著量の乳酸やコハク酸は，正常な状態の大腸では検出されることがない[4,5]。

大腸に存在する微生物生態系は，単離されて同定されている種だけでも300とも400とも言われ，近年の分子生態学の技術を使って検索するとおよそ1,000種もの異なった細菌が存在すると言われる極めて複雑な生態系である。それぞれの細菌は単独で生活しているのではなく，お互いに発酵基質のやりとりや栄養成分のやりとりを行う共生的なシステム（Cross feeding として定義されるケースが多い）のなかで生活している。複数の細菌から成立する共生系では，ある細菌種の純粋培養時に検出される最終産物が他種の基質となっていることが多く，とりわけ乳酸やコハク酸は，システム全体のなかで中間代謝産物として存在するために，大腸管腔内で検出されることがほとんどないのである。

図８-１に示すように，これらの有機酸は，*Veillonella alcalescence*, *Selenomonas ruminantium*, *Megasphaera elsdenii* などによって，酢酸やプロピオン酸，そして酪酸に変換されるのである。実際に，デンプンやグルコン酸のような一部難消化性の糖質を給与した場合に酪酸の生成が増加するが，この際に

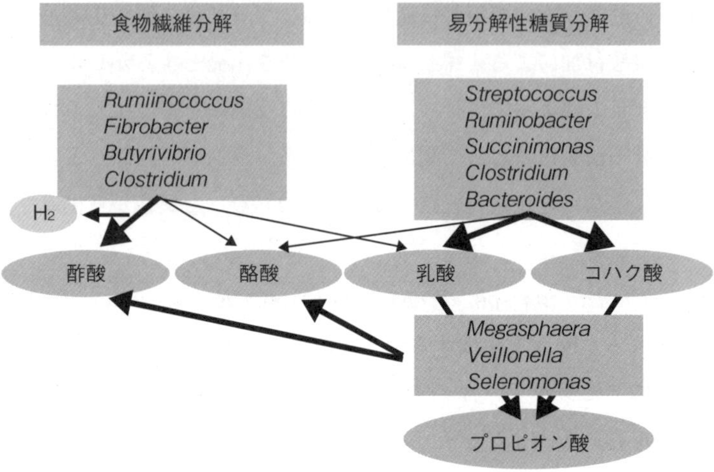

図8－1　大腸における有機酸生成の生態学
コハク酸や乳酸は大腸発酵の中間代謝産物である。

増加している細菌は乳酸菌であり，増加した乳酸菌の作る乳酸を *M. elsdenii* などの乳酸利用性の酪酸菌が関与することで酪酸生成の増加が認められたと考えられている[6)]。

これらの細菌が不在あるいは減少する場合が，抗生物質起因性の下痢などで認められる。消化不良性の下痢などでも類似の状況が認められ，乳酸やコハク酸の蓄積を症状とする。市販のラットやマウスでは，もともとこれらの細菌が接種されておらず，そのために難消化性の糖質を過給すると乳酸やコハク酸の過剰蓄積が起こることがよく観察される。このようなときに，有機酸利用細菌のひとつである *M. elsdenii* を経口接種すると，フルクトオリゴ糖過給による乳酸蓄積性の下痢を寛解させる[7)]。したがって，細菌間の相互作用の有無によっても短鎖脂肪酸の生成比は異なってくるのである。細菌間の相互作用で特筆すべきことがある。大腸のような嫌気発酵システムの場合，還元力の転移がシステムの効率に与える影響が大きい。例えば糖質の発酵の第一段階である解糖系では，脱水素反応（すなわち酸化反応）で生じる還元力は，NAD^+に転移される。生じた還元型NADすなわちNADHは，細胞内通貨として量に限りがあるので，なにかを還元して元のNAD^+に再酸化されないと解糖系を回転させ続けることができない。発酵性細菌の細胞内で処理する場合には，ピルビン酸を還元して乳酸を生成する場合や図8－2のようにアセチルCoAを還元してアセトアルデヒドからエタノールを生成する場合が多い。しかし，上述のように共生系を形成する場合，NAD^+の再酸化を別の細菌に任せることができる。一般に，こうした役割は水素利用性の細菌が担うことが多い。例えば，メタン細菌である。メタン細菌は，水素の還元力を用いて二酸化炭素をメタンに変換する過程でエネルギーを得ている。水素は，発酵性細菌がNADHをNAD^+に再酸化する過程で，ヒドロゲナーゼと呼ばれる酵素によって生成される。発生した水素は，水素利用細菌によってメタンガスや硫化水素に変換されることで，水素分圧が低いままに保たれる。それによって，水素の生成が促され，NADHの再酸化も円滑に進行する。一方，メタンが生成されず水素が蓄積すると，当然，反応の平衡は水素を産生しない方向に傾くため，NADHの再酸化は発酵性細菌の内部で処理が完結しなければならない。結果的に，乳酸の生成が進行

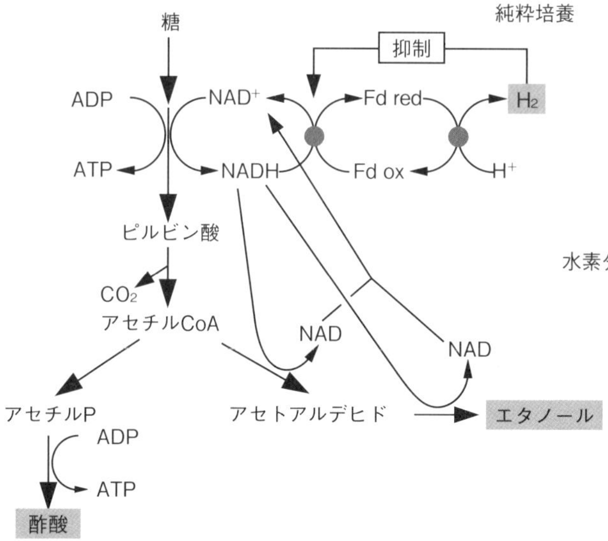

図8－2　グラム陽性球菌 *Ruminococcus albus* の代謝系（1）
純粋培養時，水素分圧が高い状態。主要産物は，酢酸，エタノール，水素ガス。

することになる。このように，還元力の処理経路は発酵産物の量と種類を大きく変える原因となる（図8－3）。

消化管の嫌気的微生物生態系の多くは，メタン細菌を水素利用者として配置していることが多い。例えば，シロアリの腸管や反芻動物の第一胃の微生物生態系である。一方，ヒトの大腸の場合は，必ずしもメタン生成菌が最優勢でない場合がある。欧米人におけるメタン細菌の検出率は20%程度とする古い研究がある[8]。大腸の生態系の場合，メタン菌に加えて硫酸還元菌や，還元的な酢酸生成菌も水素生成細菌として機能している。メタン菌が優勢でない場合は，硫酸還元菌などが優勢な水素利用細菌として機能するのである[9]。メタン菌は，二酸化炭素（炭酸イオン）を還元して文字通りメタンガスを生成する細菌であり，硫酸還元菌は，硫酸イオンを還元して硫化水素を発生させる細菌である。還元的酢酸生成菌は，二酸化炭素（炭酸イオン）を還元して酢酸を生成する細菌である。これらのうちで，熱力学的に最も有利な反応形式を持つのは硫酸還元菌であり，メタン生成反応がそれに続く。酢酸生成は，熱力学的に最も不利

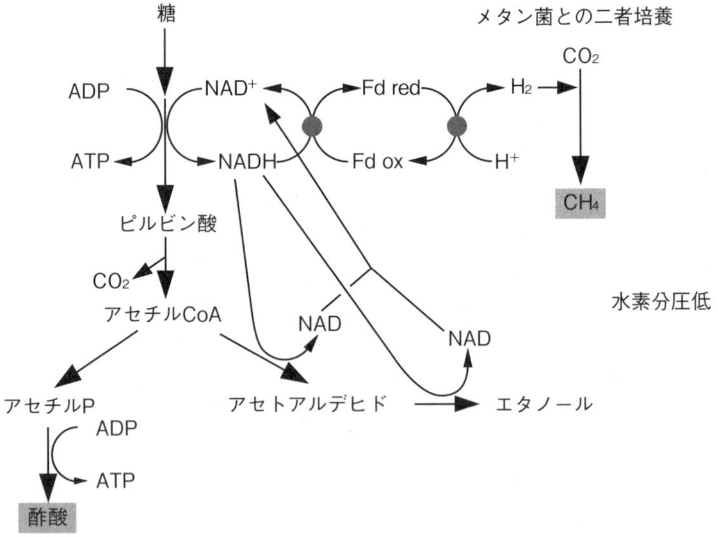

図8－3　グラム陽性球菌 *Ruminococcus albus* の代謝系（2）
メタン菌との二者培養系で，水素分圧が低い状態。主要産物は，酢酸とメタンガス。

な反応であるため，この反応形式で生成する酢酸は量的には多くないとされる[10)]。したがって，基質が十分に供給されるならば，これら3つの反応系の競合では，硫酸還元反応が優位となる。

ヒトの場合，難消化性糖質が大腸に流入したことを呼気中の水素ガス濃度の変化で知ることができる。つまり，基質の流入によって大腸の嫌気発酵が盛んになるとガスが発生し，腸管粘膜から吸収されたガス成分が血流に乗り，肺でガス交換されて呼気中で検出されるからである。水素ガスは，上記の反芻動物の第一胃ではメタンガスに変換されてしまっているのでほとんど検出できない。ヒトでは，メタンガス生成活性がそれほど高くはないために，また硫酸還元反応も水素利用性の硫酸還元菌よりも乳酸利用性の硫酸還元菌が優勢であるために，水素が検出できるのではないかと思われる。事実，ヒトは呼気の分析からメタンガス発生者と非発生者に区分することが可能で，地域によって分布の割合が変わることも古くから知られている[8)]。

イソ酪酸，吉草酸やイソ吉草酸は，β酸化の逆反応を用いてアセチルCoAやプロピオニルCoAの縮合から産生されるが，量的には主としてアミノ酸の代謝で生成される。そのため，いわゆるタンパク分解性の細菌の関与が強い。例えば，*Clostridium* spp. であり，*C. bifermentans* などが代表的である。これらの細菌は，タンパク質を分解して得たアミノ酸を脱アミノすることでエネルギーを得ることができるが，アミノ酸代謝によって，アンモニアが生成する。

3．短鎖脂肪酸の吸収

管腔内で発生した短鎖脂肪酸は，腸管粘膜上皮から吸収され，上皮組織で消費された後，残りが門脈系を通じて肝臓に運ばれる。肝臓で一部代謝された後，末梢に運ばれることになる。

管腔の濃度は，100mmol/Lの水準に達する。標準的な酢酸プロピオン酸酪酸の生成比は，60：20：20である。一方，門脈血中の濃度は，給餌後の時間によって変化するが，μmol/Lのオーダー（150～350の範囲）に低下する。また，比率は70：20：10となっている。末梢血中では，この濃度がさらに減少する[11-13]。門脈血の濃度と管腔内の濃度には実に1,000倍の開きがあることになる。また，酪酸は管腔における存在比と比べて，著しい低下を示す。

短鎖脂肪酸の吸収は，トランスポーターを経由する経路と物理的な単純拡散による場合とが想定されるが，それぞれの経路の量的な比率は明らかになっていない。それには，トランスポーターが比較的近年になって研究され始めたという事情が反映されている。現在，短鎖脂肪酸トランスポーターとして，モノカルボン酸輸送タンパク質（MCT）の研究が進められている。これらのタンパク質には，プロトン依存性 MCT（MCT１）とナトリウムグルコース共輸送体（SGLT）に分類される SMCT がある。北海道大学の岩永らによると，SMCT や MCT１の発現は，大腸で強いという[14]。これらのトランスポーターのほかに，古くから短鎖脂肪酸 /HCO_3交換輸送体の存在を示唆するデータが Ussing chamber 法で得られている。事実，ヒト直腸へ短鎖脂肪酸カクテルを注入した場合，管腔内の重炭酸イオン濃度の上昇が認められており，短鎖脂肪酸 /HCO_3交換輸送体の存在が示唆される結果となっている[12]。単純拡散の場合は，短鎖脂肪酸が非解離状態でなくてはならないので，管腔の pH が重要である。

上述の文献のほかに，ヒト直腸に短鎖脂肪酸（酢酸・プロピオン酸・酪酸）のカクテルを注入して一定時間内の吸収量を調べた研究が数例存在する。一般に吸収量には注入溶液の短鎖脂肪酸濃度と正の相関が認められているので，例えば難消化性糖質の給与によって管腔内における短鎖脂肪酸濃度が上昇すると，それに応じて吸収量も増加するものと思われる[15]。これらの研究では，鎖長の最も長い酪酸の吸収効率が最も高くなっており，短鎖脂肪酸の吸収は単純拡散が支配的である可能性を示唆している。

４．短鎖脂肪酸の機能

吸収されたそれぞれの短鎖脂肪酸が受ける体内の代謝には，短鎖脂肪酸によって大まかな違いが認められる[16)]（図８－４）。

酢酸は，吸収された後，腸管組織で消費されなかった残りが肝臓に運ばれ，一部が脂肪合成やコレステロール合成の前駆体となる。残りは全身に循環し，末梢組織で主として脂肪の前駆体やケトン体となってエネルギー源として代謝される。プロピオン酸も腸管組織で消費された残りが肝臓に輸送され，そこで糖新生の材料として利用される。プロピオン酸の場合は，酢酸よりも末梢に流れ出る量が少ないと言われる。一方，酪酸は門脈血中の比率からも明らかなように，ほとんど腸管組織で消費されてしまい，全身の循環に出てくることはほとんどない。このように，酪酸は大腸の粘膜組織で消費されてしまうことが特徴的である。

大腸の上皮細胞が短鎖脂肪酸，特に酪酸を増殖のエネルギー源としてよく使

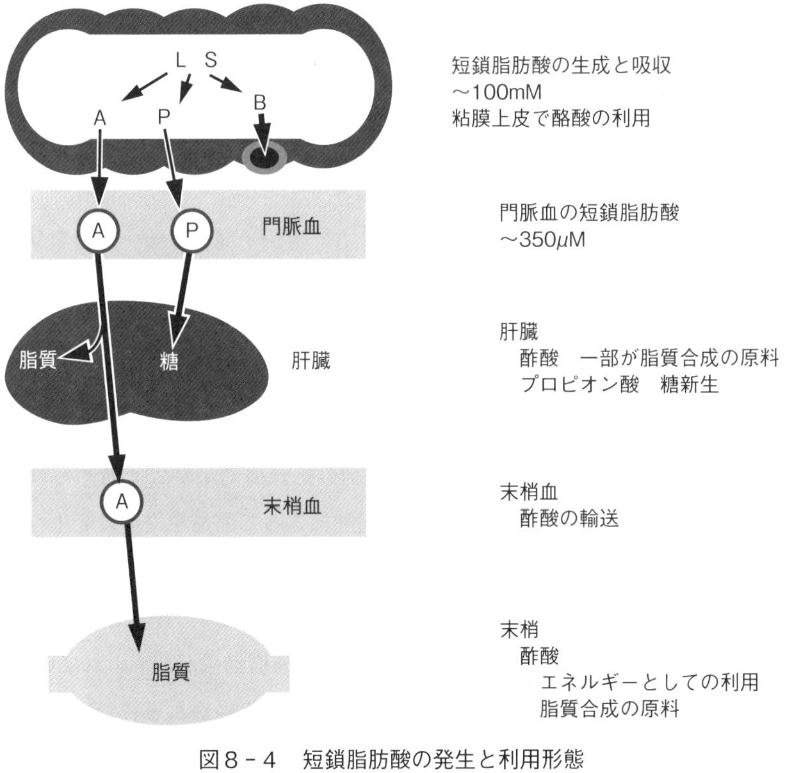

図８－４　短鎖脂肪酸の発生と利用形態

うことが知られている。これは，小腸の上皮細胞と比べて際だった特徴であると考えられている。小腸の上皮細胞にとっては，食物の消化と吸収によってグルコースが容易に手に入るのに対して，大腸の上皮細胞では，迅速にグルコースを供給するほど容易に分解される糖質がないこと，糖質の分解は消化酵素ではなく細菌の発酵作用によること，そしてその産物はグルコースではなく短鎖脂肪酸であることから，大腸の上皮細胞がエネルギー源として短鎖脂肪酸の利用に依存した生活形態を持つのは合理的であると言える。酪酸は，3-ヒドロキシ酪酸に酸化され，そこから2分子のアセチルCoAとされてさらに代謝される。この代謝系は，グルコースが共存すると著しく抑制されることも，この推測を支持すると思われる。難消化性糖質の供給で大腸の酪酸濃度が増加する場合，大腸の粘膜上皮細胞数が対照と比べて有意な高値を示し，結果的に粘膜上皮が肥厚することが報告されている。粘膜上皮細胞の杯細胞への分化も促進され，粘液の分泌が促進されることも指摘されている。粘液の分泌は，大腸の機能を考えるうえで極めて重要である。被覆上皮細胞の管腔側面を保護するとともに，蠕動運動による内容物（すなわち便）の移動を容易にするために便の表面に粘液の層を形成するからである（図8－5）。

酪酸はエネルギー基質という観点以外にも，遺伝子発現に強い影響を与えることで注目されている。初期の研究では，酪酸の培地への添加によって起こるがん細胞の再分化やアポトーシスの誘導が繰り返し証明されてきた[17]。

酪酸が，がん細胞において，P53非依存性にp21遺伝子の発現を促すことが発見され，ヒストン脱アセチル化酵素の阻害剤であることでこの現象が説明された[18]。その後，酪酸を含むHDAC阻害剤の抗腫瘍効果が広く認められることとなり，大腸がん予防の観点から大腸発酵によって酪酸を優勢に発生させる基質の検索がなされるようになった。例えば，グルコン酸ナトリウム（GNA）は，70％以上が大腸に到達する難消化性の糖質で，大腸の酪酸濃度を増加させる。GNAを給与した動物実験では，有意な抗腫瘍効果が認められている[19]。ヒトを対象とした疫学的な調査でも健常者に比べて大腸がん患者では管腔中の酪酸濃度が有意に低いことが報告されている[20]。

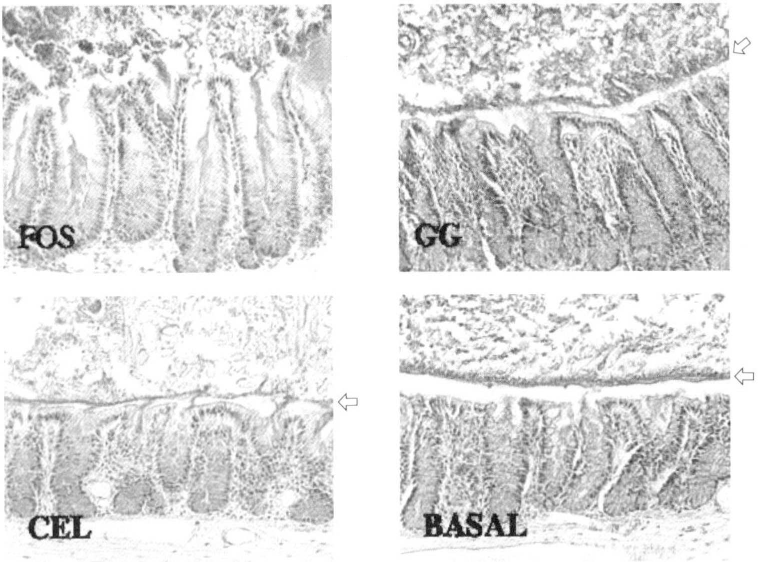

図8－5　ラット盲腸粘膜上皮と上皮・内容物間の粘液層（AG 染色）

FOS：フラクトオリゴ糖食，GG：グアガム食，CEL：セルロース食，BASAL：対照食，陰窩杯細胞より粘液の放出があり，内容物と被覆上皮の間を充填する。
⇦：粘液層。FOS では不明瞭。

一方で，酪酸は生理量で上皮細胞以外の細胞種には致死的であることも知られている。これは，上皮細胞は，酪酸に対して抵抗性があるという考え方である[21)]。

プロピオン酸は，糖新生の基質となるために他の基質，特にアミノ酸の動員を低下させる可能性が指摘されている。この現象はヒトでは証明されていないが，反芻動物では極めて顕著である。プロピオン酸の肝臓への供給を増加させると，フルクトース 1,6−ビスフォスファターゼの活性が高くなり，フォスフォフルクトキナーゼの活性が低下する[22)]。肝臓におけるプロピオン酸経由の糖新生が亢進する結果，筋肉からのアミノ酸の動員が減少する。その結果，アミノ酸の脱アミノ反応が減少し，アンモニアの生成が減少する[23)]。筋肉のタンパク質が分解される際に，3位がメチル化されたヒスチジンが血液中に放出される。3−メチルヒスチジンは，再利用されないのでそのまま尿中に排泄される。

したがって，3-メチルヒスチジンの尿中排泄量を測定すれば筋肉タンパク質のターンオーバーを推定することができる。上述のアラビノガラクタン（アラビアガム）のラット給与試験では，3-メチルヒスチジンの排泄量が減少していた。

食物繊維は，一般に大腸に到達して発酵基質となるので，大腸では細菌が増殖する。このとき，細菌の増殖にはエネルギーだけでなくタンパク質合成に利用する基質も必要である。細菌によっては特定のアミノ酸の栄養要求が認められることもあるが，窒素源としてアンモニアの利用が一般的である。細菌におけるタンパク質合成では，炭素骨格となる短鎖脂肪酸などにアンモニア由来のアミノ基を付加してアミノ酸を合成することが標準的である。したがって，エネルギーの供給が適切であれば，アンモニアの同化が生じることになる。大腸管腔内のアンモニア濃度は，一般に数10から100mMまでの範囲であり，細菌によるタンパク質の分解は濃度を増加させる要因であり，細菌によるアンモニアの同化は濃度を低下させる要因となる。また，粘膜に付着する細菌がウレアーゼ活性を持つ場合，血液中の尿素が濃度勾配に従って管腔内に動員されることも推測されている。したがって，血液からの尿素の動員は，管腔内のアンモニア濃度を増加させる要因と考えることができる。細菌に利用されないアンモニアは，一部が上皮から吸収され門脈血に入る。門脈血のアンモニア濃度は，短鎖脂肪酸の場合と同様極めて低く，数百μmolの水準であるが，末梢血と比較すると高いので，大腸管腔から一定程度の吸収が起こっていることを示している[24)]。吸収されなかったアンモニアは，便に含まれて体外に排泄される。

したがって，大腸の細菌に適切なエネルギーを供給すれば，アンモニアの同化が促進され大腸管腔内のアンモニア濃度を低値で安定させることが期待されるとともに，血液中の尿素を便中に排泄することにもなるので，結果的に肝臓や腎臓に対する負担を軽減することにもつながる。アンモニアの同化には，上述のように炭素骨格と同化のためのエネルギー（ATP）が必要である。このとき，速やかなアンモニアの同化のためには，比較的分解されやすい糖質の供給が必要である。つまり，食物繊維と一口で言っても結晶性のセルロースのように分解が困難で速やかなエネルギー放出が期待できない糖質の場合は，効率のよいアンモニアの同化は期待されないということができる。

大腸において発生するプロピオン酸は，上述のように肝臓で糖新生の基質となる。そのため，糖新生に利用されるアミノ酸を減らすことができれば，脱アミノ反応によるアンモニア生成を減らすことも可能である。

5．おわりに

短鎖脂肪酸は，大腸細菌の発酵作用で発生する。短鎖脂肪酸は，それぞれが個別の生理機能を持っており，ルミナコイド特に難消化性糖質の機能性を考える際に短鎖脂肪酸の生成比は重要な情報となる。それぞれの糖質に特有の発酵パターンが存在するのは，その難消化性糖質を基質として利用できる細菌が決まっていることから誘導されるものである。この観点からみると，プロバイオティクスとプレバイオティクスを組み合わせたいわゆるシンバイオティクスというものは，これまで難消化性オリゴ糖とそれを基質として利用する乳酸菌（ビフィズス菌を含む）という組み合わせがもっぱら想定されていたが，ここで言う細菌はかならずしも乳酸菌に限定されるものではなく，例えば酪酸生成を誘導する難消化性糖質と酪酸生成に関与する細菌，特に乳酸利用性の細菌の組合わせもシンバイオティクスとして適切なものと言えるし，同様にプロピオン酸精製を誘導する難消化性糖質とプロピオン酸生成に関与する細菌の組合わせもシンバイオティクスとして適切なものであると言える。

文　献

1）光岡知足：腸内菌の分類と生態．食生活研究会，1986, p363.

2）Harrison, D. G. and McAllan A. B.：Factors affecting microbial growth yields in the reticuiorumen. *In*：Digestive Physiology and Metabolism in Ruminants（ed. by Ruckebush Y. and Thivend P.). MTP Press, Lancaster, England, 1980, p205-226.

３) Russell, J.B. and Wallace R.J.：Energy-yielding and energy-consuming reactions in The Rumen microbial ecosystem (ed. by Hobson P.N. and Stewart C.S.). Chapman & Hall, London, 1997, p246-282.

４) Tsukahara T. and Ushida K.：Organic Acid Profiles in Feces of Pigs with Pathogenic or Non-Pathogenic Diarrhea. J Vet Med Sci 2001；63；1351-1354.

５) Tsukahara T. and Ushida K.：Succinate accumulation in pig large intestine during antibiotic-associated diarrhea and the constitution of succinate-producing flora. J Gen Appl Microbiol 2002；48；143-154.

６) Tsukahara T., Koyama H., Okada M. et al.：Stimulation of Butyrate Production by Gluconic Acid in Batch Culture of Pig Cecal Digesta and Identification of Butyrate-Producing Bacteria. J Nutr 2002；132；2229-2234.

７) Hashizume K., Tsukahara T., Yamada K. et al.：Megasphaera elsdenii JCM1772T Normalizes Hyperlactate Production in the Large Intestine of Fructooligosaccharide-Fed Rats by Stimulating Butyrate Production. J Nutr 2003；133；3187-3190.

８) Bond J.H., Engel R.R. and Levitt M.D.：Factors influencing pulmonary methane excretion in man. J Exp Med 1971；133；572-578.

９) Gibson G.R., Macfarlane G.T. and Cummings J.H.：Occurrence of sulphate-reducing bacteria in human faeces and the relationship of dissimilatory sulphate reduction to methanogenesis in the large gut. J Appl Microbiol 1988；65；103-111.

10) Zinder S.H.：Physiological ecology of methanogens. *In*：Methanogenesis：ecology, physiology, biochemistry & genetics (ed. by Ferry J.G.) Chapman & Hall, NY, 1993, p128-206.

11) Cummings J.H., Pomare E.W., Branch W.J. et al.：Short chain fatty acids in human large intestine, portal, hepatic and venous blood. Gut 1987；28；1221-1227.

12) Demigne C., Remesy C. and Morand C.：Short chain fatty acids. *In*：Colonic microbiota, nutrition, and health (ed. by Gibson G.R. and Roberfroid M.B.). Kluwer Academic Publishers. Dordrecht Netherlands, 1999, p55-70.

13) Dankert J., Zijlstra J.B. and Wolthers B.G.：Volatile fatty acids in human peripheral and portal blood：Quantitative determination by vacuum distillation and gas chromatography. Clin Chim Acta 1981；110；301-307.

14) Iwanaga T., Takebe K., Kato I., et al.：Cellular expression of monocarboxylate transporters (MCT) in the digestive tract of the mouse, rat, and humans, with special reference to slc5a8. Biomed Res 2006；27；243-254.

15) Vogt J.A. and Wolever T.M.S. : Fecal acetate is inversely related to Acetate absorption from the human rectum and distal colon. J Nutr 2003 ; 133 ; 3145-3148.

16) Bergman E.N. : Energy contributions of volatile fatty acids from the gastrointestinal tract in various species. Physiol Rev 1990 ; 70 ; 567-590.

17) Haguea A., Butta A.J. and Paraskeva C. : The role of butyrate in human colonic epithelial cells : an energy source or inducer of differentiation and apoptosis? Proc Nutr Soc 1996 ; 55 ; 937-943.

18) Nakano K., Mizuno T., Sowa S., et al. : Butyrate activates the WAF1/Cip1 gene promoter through Sp1 sites in a p53-negative human colon cancer cell line. J Biol Chem 1997 ; 272 ; 22199-22206.

19) Kameue C., Tsukahara T., Yamada K. et al. : Dietary sodium gluconate protects rats from large bowel cancer by stimulating butyrate production. J Nutr 2004 ; 134 ; 940-944.

20) Clausen M.R., Bonnén H. and Mortensen P.B. : Colonic fermentation of dietary fibre to short chain fatty acids in patients with adenomatous polyps and colonic cancer. Gut 1991 ; 32 ; 923-928.

21) Csordas A. : Toxicology of butyrate and short-chain fatty acids. *In* : Role of gut bacteria in human toxicology and pharmacology (ed. by Hill M.J.). Taylor & Francis, London, UK, 1995, p105-130.

22) Bentz D.E., Byers F.M., Schelling G.T. et al. : Ionophores alter hepatic concentrations of intermediary carbohydrate metabolism in steers. J Anim Sci 1989 ; 67 ; 2393-2399.

23) Remesy C., Demigne C. and Morand C. : Metabolism of short chain fatty acids in the liver. *In* : Physiological and clinical aspects of short chain fatty acids (ed. by Cummings J.H., Rombeau J.L. and Sakata T.). Cambridge University Press. Cambridge, UK, 1995, p171-190.

24) van der Meulen J., Bakker G.C.M., Bakker J.G.M. et al. : Effect of resistant starch on net portal-drained viscera flux of glucose, volatile fatty acids, urea and ammonia in growing pigs. J Anim Sci 1997 ; 75 ; 2697-2704.

第3編

パブリックヘルスとルミナコイド

第9章　メタボリックシンドロームとルミナコイド　（青江誠一郎）
第10章　ルミナコイドによる摂食行動の調節　（岸 田 太 郎）
第11章　消化管下部機能とルミナコイド　（奥　恒 行，中 村 禎 子）
第12章　ルミナコイドとしてのレジスタントスターチの機能　（早 川 享 志）
第13章　レジスタントスターチ-タイプ-4と低エネルギー食品　（海老原　清）

第3編の構成は，第9章　メタボリックシンドロームとルミナコイド，第10章　ルミナコイドによる摂食行動の調節，第11章　消化管下部機能とルミナコイド，第12章　ルミナコイドとしてのレジスタントスターチの機能，第13章　レジスタントスターチ-タイプ-4と低エネルギー食品から成っている。第3編のタイトルはパブリックヘルスとルミナコイドとなっているが，取り上げた内容の視点は必ずしも共通していない部分がある。しかし，食物繊維を含めたルミナコイドがさまざまな形で健康の維持や疾病の予防にかかわっているという共通性は備えていると言うことができる。

第9章では，食物繊維と生活習慣病とのかかわりを過食による肥満から発するインスリン抵抗性による糖尿病や脂質代謝異常に焦点を当てて，最近の知見を踏まえて紹介するとともに，作用仮説に注目して著者の関心をアピールしている。第10章では，摂食行動に及ぼす食物繊維，特にビートファイバーの影響を著者らの研究成果を中心に分子レベルの作用機序を含めて紹介している。消化・吸収されない食物繊維がどのような機序によって摂食行動にかかわっているかは，注目すべきところであろう。第11章では，消化管下部における食物繊維の作用発現と健康影響とのかかわりを，排便促進と下痢抑制，組織増大およびエネルギー産生の観点から取り上げ，最近の知見や研究状況を紹介するとともに，食物繊維を含むルミナコイドに対する著者らの考え方や関心を如実に示している。また，第12章では特殊な食品成分として存在するレジスタントスターチの機能を取り上げ，食物繊維との違いや共通点などを明らかにするとともに，第13章ではレジスタントスターチのタイプ-4に位置づけられる修飾デンプンの機能性や発酵性を中心に述べ，その食品への応用について言及している。

本編における各章で与えられた課題に対する考え方や展開の仕方は，研究に対する姿勢や考え方が著者によって異なるためにそれぞれに特徴がみられる。本書刊行のねらいとするところが，食物繊維を含めたルミナコイド研究の現況を率直に紹介することであることを配慮して，制限された紙面において著者の考えを最大限尊重することを念頭において敢えて取り上げ方などに細かい指示や調整はしなかった。各章によって課題に対する取り上げ方や展開の仕方，重み付けなどが異なっているのはこのためである。本編における興味ある課題や研究方法等に関しての意見や疑義は，著者へ直接に問い合わせることをお勧めする。

（奥　恒行）

第9章　メタボリックシンドロームとルミナコイド

青江誠一郎[*1]

1. はじめに

2005年に日本においてメタボリックシンドローム（内臓脂肪症候群）の概念と診断基準が示された。本基準を適用すると40～74歳で男性の２人に１人，女性の５人に１人が，メタボリックシンドロームが強く疑われる者または予備群と考えられる者であると報告された[1)]。このように肥満あるいはメタボリックシンドロームの発症増加は，米国のみならず日本においても重要な問題となっている。メタボリックシンドロームの予防または改善のための食事についてはまだ確立されていないが，穀類，豆類，野菜，果実類の摂取量を増やすことがよいとされ，これらはいずれも食物繊維供給源として重要である。すなわち，食物繊維の多い食事はメタボリックシンドロームにおける代謝異常に対して効果的な役割を果たすとみなされている。そのメカニズム研究はまだ始まったばかりであるが，狭義の食物繊維のみならず多くのルミナコイド成分が消化管機能を介した食欲調節，インスリン抵抗性改善，消化管ホルモン分泌調節などに影響していることが示されるようになった。すなわち，ルミナコイドの摂取は，さまざまなメカニズムでメタボリックシンドローム発症予防にかかわると考えられる。メタボリックシンドロームでは，まず，高脂肪・運動不足のエネルギー過剰状態が続くと余剰エネルギーを処理しきれなくなり，肝臓，骨格筋，内臓脂肪などに中性脂肪が貯蔵されていく。さらに，メタボリックシンドローム

[*1]大妻女子大学家政学部食物学科

の基本病態であるインスリン抵抗性では，脂肪細胞が肥大し，脂肪細胞の性質に変化を与え，インスリン感受性を調節するさまざまなアディポサイトカインの変化を生み出す原因となる。また，肥満者の脂肪組織では慢性の炎症状態にある。炎症状態を惹起するマクロファージから分泌されるサイトカインが全身でのインスリン抵抗性を誘導し，脂肪細胞の代謝状態の変化などをもたらし，悪循環へとつながっていく。

食物繊維をはじめとしたルミナコイドは，その物理化学的特性により，胃内滞留時間を調節し，小腸における脂質や糖質の吸収量や吸収速度を調節することで，満腹感，糖質代謝，脂質代謝などに何らかの影響を及ぼすと考えられている。これまでに数多くのヒトや動物を用いた実験がなされ，体重，食事摂取，血糖値，インスリン感受性，血清脂質，血圧，全身性の炎症マーカーなどの調節に有効であると報告された。さらに，ヒトを対象にした介入試験や疫学研究において，食物繊維の多い食事は，肥満，冠状動脈疾患，２型糖尿病の予防に対して有効であることが報告された。本章では，ルミナコイド関連物質が過食による肥満，インスリン抵抗性による糖尿病，脂肪細胞の機能異常による炎症に及ぼす影響に関する知見を集約し，次にいくつかの有望なメカニズムについて述べたい。

2．ルミナコイドと肥満[2)]

内臓脂肪型の肥満は，メタボリックシンドロームの主要な病態を構成する。この状態はインスリン抵抗性と強く関係しており，一部は心臓血管の機能に関係しているかもしれない。メタボリックシンドロームを改善する効果的な方法は減量であり，なかでも体脂肪の減少が特に重要である[3)]。多くの疫学調査から，体重調節に高食物繊維食が有益な役割を果たすことが示されている[4)]。食物繊維の高摂取は，体重や体脂肪と負の相関をすることが示された。前向きコホート研究（Nurse's Health Study）では，中年女性を12年間追跡し，全粒穀物消費と体重増加の関係を調べた[5)]。本調査の開始時において，体重増加は全粒穀物摂取と負の相関を示したが，精製穀物摂取とは正の相関を示した。本調査の縦断研究において，全粒穀物を多く摂取すると精製穀物を多く摂取するより体重増加が少ないことを示した。さらに，全粒穀物製品の摂取が減少した女性と比較して，全粒穀物製品の摂取が増加した女性は（中央値42.4g/日），肥満になるオッズ比が49％減少した。これら知見と一致して，40～75歳の男性27,082名について８年間追跡した別の研究において，全粒穀物の摂取増加と長期体重増加の間に用量依存的に負の相関が認められた（図９－１）[6]。さらに，他の食物繊維源も体重と負の相関を示した。水溶性食物繊維源である果物の食物繊維やリンゴもまた長期の体重増加と負の相関を示した。30～50歳の過体重女性の摂食実験において，リンゴと洋ナシを１日３回，12週間にわたり摂取させると，体重減少がみられた[7]。さらに前述の前向き研究のひとつは，果物食物繊維摂取の増加は（リンゴが主体），穀物の食物繊維摂取による作用よりもより用量依存的に体重増加が減少した[6]。しかしながら，野菜の食物繊維はこの集団において長期の体重増加を減少させなかった[6]。

食物繊維の体重減少効果のひとつに，異なるメカニズムに基づく空腹感と満

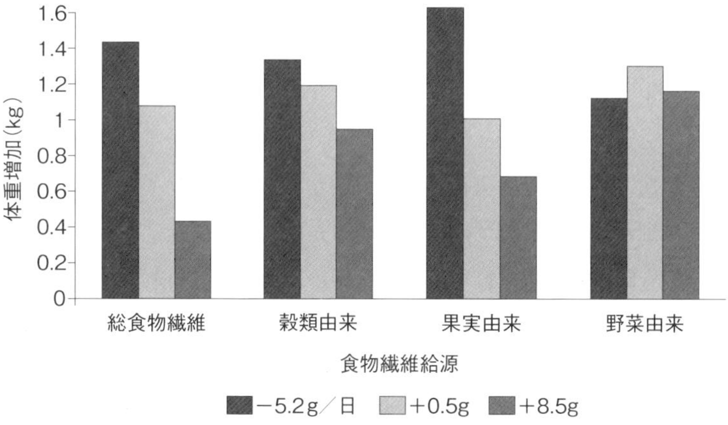

図９－１　食物繊維の体重増加抑制作用[6]

The Health Professionals Follow-up Study（HPSF）のデータ。27,082人の男性８年間の体重変化を示している。

腹感への影響があげられる。食欲の調節は，神経とホルモンの応答を介して行われる。食物繊維は，利用可能炭水化物と比較してより高い満腹感を与える。高食物繊維食は，その嵩の影響とエネルギー密度が低いために効果を発揮すると考えられている[8]。また，多くの水溶性食物繊維は，ゲル状になる性質から消化管内容物の粘度が上がるため，胃内滞留時間の延長と小腸での吸収を遅延させる。そのため，空腹感を感じるまでの時間が長くなる。小腸内では，水溶性食物繊維は空腹感が戻るまでの時間と続いて起こるエネルギー摂取の減少に応答して，食後の血糖やインスリン上昇が緩やかになると考えられる[9]。

また，食物繊維，オリゴ糖などのルミナコイドは，コレシストキニン，グルカゴン様ペプチド-1（GLP-1）などの消化管ホルモンやペプチドYYなどの分泌に対して血糖応答とは別に影響を与え，それが食欲や血糖値に影響を与える可能性が示されている。いくつかの研究では，食物繊維摂取に富む食事の後，コレシストキニンの分泌増加がエネルギーを一致させた低食物繊維の食事に比べて持続した[10]。コレシストキニンは，食事摂取後に小腸内細胞から分泌され，胃内滞留時間や満腹感の中枢誘導を調節する。ラットを用いた研究において，オリゴフルクトースやフルクタンといった他の食物繊維は，食欲抑制性のGLP-1やペプチドYYを増加させ，食欲促進性の血清グレリン濃度を減少させた[11]。GLP-1は，食欲と食餌摂取を調節，続いて体重調節に重要な役割を果たす。ルミナコイドがインクレチンを介して作用する説については後述する。

今後の課題として，食物繊維，オリゴ糖などのルミナコイドがどのようにして肥満の抑制や調節に有効であるのか明らかにされなければならない。大部分の研究は，食物繊維負荷ではなく，食物繊維に富む食品の消費を通じて得られたものが多い[5,6]。実験モデル[12-14]やヒトを対象にした試験[15,16]の両方の研究は，サイリウム，グアガム，グルコマンナンといった水溶性食物繊維源を用いて体重増加が抑制されたという報告が多くあるが，大部分のヒト試験の総説やメタ分析によれば，体重減少を目的として実施した食物繊維素材の研究には確定的なものがない[17]。

3．ルミナコイドとインスリン抵抗性および高血糖

メタボリックシンドロームの主要病態かつ原因因子であるインスリン抵抗性は，この症候群の治療および改善の必須ターゲットである。横断研究において，水溶性と不溶性の両者ならびに総食物繊維摂取は，インスリン抵抗性と負の相関をすることが示された[18]。このことは，食物繊維の高摂取はインスリン感受性の改善と関係するというエビデンスを支持するものである。

食物繊維をはじめとしたルミナコイドの長期摂取が高血糖に及ぼす影響についても，健常人から糖尿病患者，肥満者などを対象として多くの報告がある[19,20]。評価に用いられた食物繊維もオーツ麦，小麦フスマ，サイリウム，グアガム，ポリデキストロース，フルクトオリゴ糖などがある。空腹時血糖値や糖尿病関連マーカーに対して有効であったとする報告と，有意差が認められなかったとする報告があり，食物繊維の質と量によって有効性が異なる可能性がある。

(1) インスリン抵抗性および高血糖に影響を及ぼすルミナコイドの主体は高粘性食物繊維であるというエビデンス

ルミナコイドのなかでは高粘性の水溶性食物繊維の摂取が，食後の血糖値上昇やインスリン分泌を緩和するという報告が多い[21-24]。一方，粘性のほとんどないセルロースなどの不溶性食物繊維は，食後の血糖値やインスリン応答にはわずかな影響しか与えないという報告が多い。グルコース負荷時に粘性の高い食物繊維を同時に摂取する試験や，健常人あるいは糖尿病患者の食事に粘性の高い食物繊維を添加する試験において，血糖応答が変化したという報告が多くある。この効果は，胃からの糖質の排出速度の低下，小腸内でのデンプンの消化の遅延，あるいは小腸からのグルコースの取込みの抑制によると考えられている。したがって，インスリン応答が弱まることで，血糖値は穏やかに低下する。2型糖尿病患者を対照にした介入試験により，粘性のある水溶性食物繊維

は単離した場合でも，食物繊維給源食品そのものを摂取した場合でも，血糖応答を有意に低下させることが報告されている。図9－2，9－3に食物繊維摂取量の増加による体重減少とインスリン抵抗性改善作用の例を示す[24,25]。高血糖，インスリン抵抗性に及ぼす食物繊維の効果に関する主要な報告を表9－1にまとめた。

水溶性食物繊維は，骨格筋へのグルコースの取込みの増加をもたらし，胃内

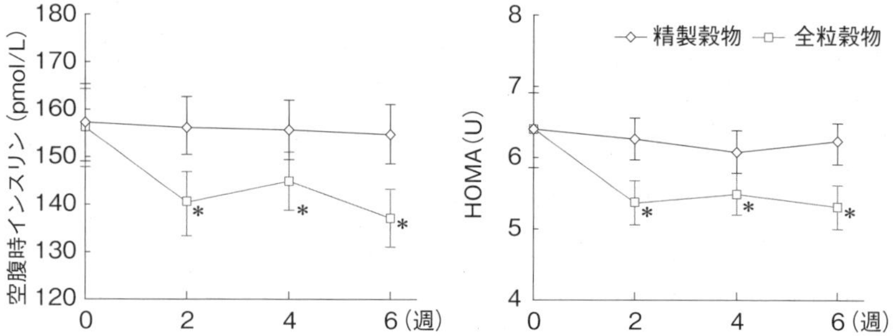

図9－2　全粒穀物摂取によるインスリン感受性改善作用[24]

HOMA：空腹時グルコース（mmol/L）×空腹時インスリン（μmol/L）/22.5，＊：有意差あり（$p<0.05$），過体重の高インスリン血症男性11名のクロスオーバー試験。

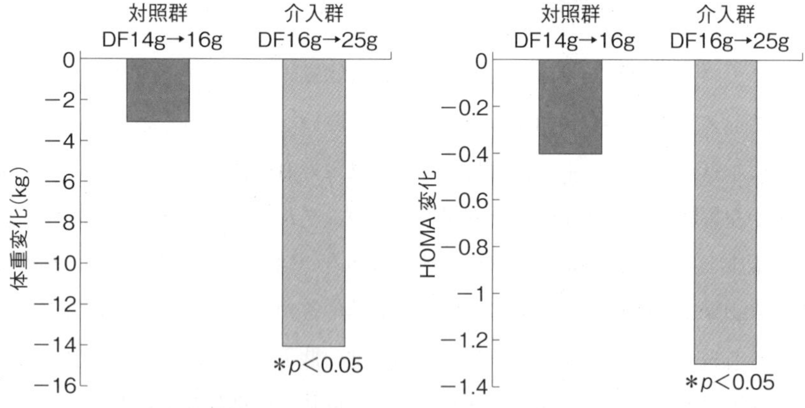

図9－3　食物繊維摂取量の増加による体重減少とインスリン抵抗性改善作用[25]

HOMA：空腹時グルコース（mmol/L）×空腹時インスリン（μU/mL）/25，BMI 30以上の閉経前女性120名。60名を2年間介入。

表９-１　高血糖，インスリン抵抗性に及ぼす食物繊維の効果

報告者（年）	研究デザイン	概　要
Anderson ら (1999)[21]	年齢30～70歳，34名の男性の二重盲検プラセボ対照試験。２型糖尿病，軽度高コレステロール血症患者。糖尿病患者用の食事を２週間摂取して状態を安定させた後，サイリウムまたはセルロースを１日２回5.1g，８週間摂取	随時血糖ならびに食後血糖値がセルロース群よりサイリウム群でそれぞれ11.0%と19.2%低下
Sierra ら (2001)[22]	年齢30～48歳，10名の健常女性の無作為化クロスオーバー試験。一晩絶食後の朝のサイリウム（イサゴール）またはグアガム10.5gと50gのグルコース溶液とともに摂取し，摂取後のグルコースとインスリン濃度を測定	両水溶性食物繊維摂取により平均血清インスリン濃度は有意に低下。血糖値-時間曲線下面積（AUC）はサイリウムのみで11.1%低下。インスリン濃度のAUCはサイリウム（イサゴール）またはグアガム摂取でそれぞれ36.1%と39.4%低下
Sierra ら (2002)[23]	20名の２型糖尿病患者。第１相（１週間），第２相（６週間），第３相（４週間）に分け，第1,3相はスルホニル尿素薬を処方。第２相では１日14gのサイリウムを投与	血糖値-時間曲線下面積（AUC）は第２相が第１相，第３相に比べてそれぞれ12.2%，11.9%有意に低下。インスリンAUCは第２相は第１相より５%低下，第３相より15%低下したが有意差なし
Pereira ら (2002)[24]	年齢25～56歳，過体重または肥満の高インスリン血症者11名成人。無作為化，非盲検クロスオーバー比較対照試験。全粒穀物食と精製穀物食を２期に分けて交互に摂取	空腹時インスリン濃度は，全粒穀物食で精製穀物食より10%低下。インスリン抵抗性指標（HOMA）は全粒穀物食が精製穀物食より有意に低下した。空腹時血糖と食後のインスリン濃度は有意差なし
Esposito ら (2003)[25]	年齢20～46歳，120名の肥満女性の無作為化単盲検試験。介入群は，１日25g（対照は16g）の食物繊維を含む複合炭水化物食，一価不飽和脂肪酸に富む低エネルギー食を３年間摂取	２年後に介入群は，BMIが4.2，空腹時インスリン濃度が3μU/mL，HOMAが0.9減少（有意差あり）
Weickert ら (2006)[26]	糖代謝が正常な17名の過体重または肥満被験者の無作為化単盲検クロスオーバー試験。一日に31.2gの不溶性食物繊維を含むオート麦パンもしくは白パンを72時間摂取（その他の主要栄養素は同一）	高食物繊維食で血糖消失速度，インスリン感受性が８%改善。血清インスリン濃度には差がなく，感受性が改善
Munter ら (2007)[27]	６つのコホート研究のプールドアナリシス。10,944名の２型糖尿病患者/286,125名の集団	全粒穀物を１日に２サービング摂取することで２型糖尿病のリスクが21%減少した
Schulze ら (2007)[28]	６つのコホート研究のメタアナリシス。844名の２型糖尿病患者/176,177名の集団	穀物由来の食物繊維の摂取は，糖尿病のリスクと逆相関したが，果物と野菜由来の食物繊維は有意な関係はなかった

容物の粘度増加[29]と炭水化物の消化と主要栄養素の吸収を妨げる[30]ことによりインスリン感受性の改善をするというメカニズムが報告されている。脳卒中易発症ラット（SHR-SPラット）の実験では，サイリウム食はフォスファチジルイノシトール三リン酸キナーゼ（PI3K）経路の活性化とは別のメカニズムでインスリン応答性グルコース輸送担体4（GLUT4）の骨格筋の細胞表面の増加によってインスリン抵抗性を効果的に抑制した[31]。この概念を強調する仮説は，脂肪酸のひとつの系列がペルオキシソーム増殖剤活性化受容体(PPAR)-γを刺激することによると提唱された。PPAR-γの活性化は，脂肪細胞中のGLUT4含量を増加させる。筋肉においてもPPAR-γの活性化が起こることが知られており，本論文では，結腸内で水溶性食物繊維の発酵の結果生じるプロピオン酸や酪酸といった短鎖脂肪酸（SCFA）がPPAR-γを介して筋肉のGLUT4を増加させたと推察した[31]。しかしながら，食物繊維のこれら効果の分子レベルのメカニズムはいまだ確定されていない。

（2）疫学調査が示したインスリン抵抗性の改善作用の主体は不溶性食物繊維であるというエビデンス

前述のように高食物繊維食の有益な効果は水溶性食物繊維の粘性とゲル形成能に起因すると考えられてきた[32]。そのため，糖代謝に影響する水溶性食物繊維と影響の少ない不溶性食物繊維に富む食品とを分けた前向きコホート研究を行い，水溶性食物繊維のより強い効果を期待した。しかしながら，高血糖やインスリン抵抗性の調節は，水溶性食物繊維のみに起因しなかった。不溶性食物繊維は粘性が低く，食後血糖にほとんど影響を与えず，主要栄養素の吸収にわずかしか影響を与えないが，驚くべきことに大部分の疫学研究は，おもに不溶性の穀物の食物繊維や全粒穀物の消費増加がインスリン感受性を改善し，血清インスリン濃度を低下させることをはっきりと示している[18,25]。328,212人の被験者を含む最近のメタアナリシスの結果，果物と野菜の食物繊維摂取と糖尿病リスクの低下とは相関しなかった。それに対し，穀類の食物繊維摂取は，大部分の研究で糖尿病のリスクが低減した[28]。米国人の女性および男性を対象に，食物繊維摂取量と２型糖尿病発症の関係を６年間追跡した結果，いずれの報告でも穀物由来の食物繊維摂取量が多いと，２型糖尿病の発症リスクが低くなることが示された。一方で，アフリカ系米国人を対象とした研究，オーストラリアで実施された研究では，有意な差が認められなかったとする報告もある。286,125人の被験者を含む６つの前向きコホート研究をプールしたデータより，１日２サービングの全粒穀物を摂取すると糖尿病のリスクが21％減少した。興味深いことに，胚芽ではなく穀粒の外皮部分の消費との関係が，全粒穀物の摂取と同等であった[27]。観察研究では，食物摂取頻度調査の問題や調査法の不備を排除することはできないが，不溶性の穀類の食物繊維の消費は糖尿病の予防に重要な役割を果たすことを示した結果には一貫性がある。

総食物繊維の摂取増加はインスリン抵抗性マーカーと負の相関を示したという報告がある[33]。無作為化対照介入試験において異なる種類の不溶性と水溶性の食物繊維の研究は異なる結果となった。３カ月間小麦ふすまを摂取しても糖尿病患者の空腹時血糖と糖化ヘモグロビン（HbA_{1c}）値に変化はなかった[20]。高食物繊維ライ麦パンはインスリン分泌を促進したが，静脈内グルコース投与の耐性試験で評価した閉経後の女性においてインスリン感受性の改善はみられなかった[34]。しかしながら，セカンドミールデザインを用いた場合，不溶性食物繊維のさまざまな給源を摂取した後，インスリン抵抗性のマーカーが改善した[35,36]。インスリンクランプ法によりインスリン感受性を調べたとき，不溶性食物繊維の摂取は短期や長期の試験の両方において体重変化とは別に体内グルコース消費を促進した[24,26]。インスリン感受性の改善は，不溶性食物繊維を多く含む食事を摂取した被験者の糖尿病リスクを減少させることに直接寄与する因子となりうる。

Framingham Offspring研究では，インスリン抵抗性のホメオスタシスモデル（HOMA-IR）により測定したとき，果物や穀類食物繊維摂取がインスリン抵抗性と負の相関性を示した[37]。それ以前の研究でも，穀類食物繊維の摂取は空腹時インスリン濃度に好ましい影響を及ぼすことが示された[38]。最近になって，無作為化比較対照単盲検のクロスオーバー試験が正常なグルコース代謝の過体重もしくは肥満被験者で行われた結果，穀物を３日間推奨量摂取するとインスリン抵抗性が改善した[26)]。特に，穀物の食物繊維摂取と糖尿病リスクの低下の関係は，交絡因子である体重変化，年齢，運動，脂質摂取，喫煙，アルコール摂取，糖尿病の家族歴などを補正しても有意差が検出された[39)]。今日まで穀類の食物繊維の有益な作用のメカニズムは明らかではないけれども，穀物の食物繊維の主要な画分である精製した不溶性食物繊維の摂取はヒトのインスリン感受性を改善する可能性が高くなってきた[35)]。ルミナコイド成分を水溶性と不溶性，あるいは高粘性と低粘性に分類して機能を論ずることはこれら現象を説明するうえで無理なのかもしれない。いずれにせよ，使用するルミナコイド素材の純度と添加量，摂取期間，作用メカニズムなどについて，さらなる検討と議論が必要であろう。

４．ルミナコイドと炎症[2)]

近年の研究では，高食物繊維食を摂取した被験者の炎症マーカーが減少したという報告が多い。総食物繊維高含有食や水溶性食物繊維負荷食は，いずれも炎症マーカーであるC反応性ペプチド（CRP）を有意に減少させた。水溶性食物繊維の発酵もまた酪酸の抗炎症作用により役割を果たすかもしれないと考えられている。しかしながら，炎症マーカーの減少は，不溶性食物繊維とより発酵性の高い水溶性食物繊維の両者で同等であったとも報告されており，発酵説は支持されない。

食物繊維摂取が，急性応答マーカーであるCRPと炎症性サイトカインIL-6，IL-18とTNF-αに及ぼす影響についての報告がある。これらマーカーはメタボリックシンドロームにおいて異常な上昇があることが知られている。また，食物繊維摂取と抗炎症性アディポサイトカインであるアディポネクチンとの関係に関する報告もある。NHANES 1999-2000年からの横断研究データを用いた食物繊維とCRPの関係を調べた２つの疫学研究の結果は，食物繊維摂取と血清CRP濃度は負の関係があることを示した[40, 41)]。図９－４に食物繊維摂取と

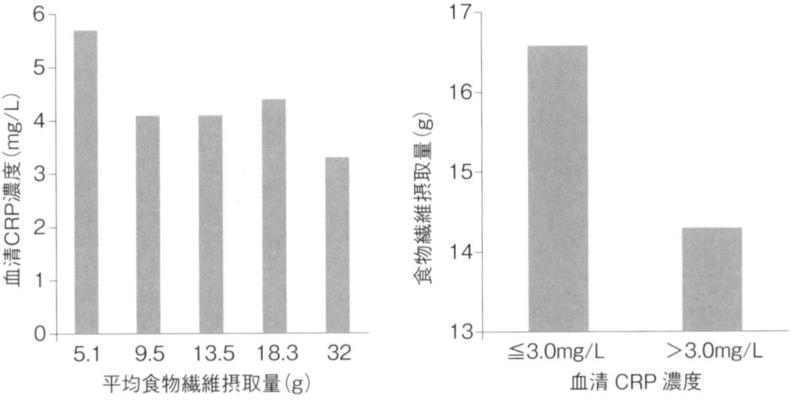

図９－４　食物繊維摂取と C－反応性タンパク質（CRP）濃度の関係[41]
NHANES からの3,920名のデータ。

CRP 濃度の関係を示す[41]。横断研究および縦断研究を用いた別の観察研究では，総・水溶性・不溶性食物繊維摂取と CRP 濃度が逆相関することを示し，このことは，食物繊維摂取量が多いヒトは，CRP 濃度が低いという仮説を支持するものであった[42]。さらに，この研究では，水溶性と不溶性の両食物繊維が CRP 濃度と関係しているというエビデンスを示した[43]。最近，糖尿病の女性を対象とした研究において，全粒穀物とふすまの両方の摂取は CRP と TNF－α受容体２（TNF－R２）を低下させることと関係していることを示した。穀類の食物繊維高摂取もまた，２型糖尿病女性のこれら炎症マーカーが低レベルにあることと相関したと報告された。さらに，高血圧，糖尿病，もしくは肥満あるいは大部分が高リスクにあるヒトの研究では，食物繊維摂取の増加は，血漿 CRP 低下をもたらした。このことは，糖尿病，高血圧，肥満の被験者，およびメタボリックシンドロームのこれら状態を２つもしくはそれ以上持った被験者の間で食物繊維摂取と炎症マーカーは逆相関することを結論づけるものである[44]。表９－２にメタボリックシンドロームに関連した炎症状態に及ぼす食物繊維の効果に関する報告をまとめた。

他の血管炎症マーカーは食事と食物繊維量の変化と関係している。健常および２型糖尿病の被験者の IL－18とアディポネクチン濃度の効果の比較実験で

表9－2　メタボリックシンドロームに関連した種々の異常症の炎症状態に及ぼす食物繊維の効果[2)]

報告者（年）	研究デザイン	概　要
King ら (2003)[40)]	40～65歳，4,900名の成人の1999～2000年の NHANES からの横断研究。食物繊維の種類については記載なし	食物繊維摂取と血清Ｃ反応性タンパク質(CRP)濃度とは逆相関した。食物繊維高摂取群（19.5g/ 日）は，低摂取群(8.4g/ 日)に比べて23% 血清 CRP 濃度が低かった。食物繊維の摂取増加は CRP 上昇の尤度比を有意に低下させる
Ajani ら (2004)[41)]	20歳以上，3,920名の被験者の1999～2000年の NHANES からの横断研究。食物繊維摂取は，中央値が5.8g/ 日と32.0g/ 日の間の値を含めて独立変数としてまたは５分位に分類して解析	食物繊維摂取と血清 CRP 濃度の間に負の相関が認められた。高 CRP 濃度のオッズ比は，５分位のうち最低食物繊維摂取の分位に比べて最高食物繊維摂取の分位は40%減少した
Ma ら (2006)[42)]	１年間524名の健常な被験者を対象に，食物繊維摂取と CRP の関係を横断的ならびに縦断的に解析するためにデザインされた前向き観察研究。総食物繊維摂取量は2.6～51.0g/ 日で，平均摂取量は16.1g/ 日であった。平均水溶性食物繊維は5.8g/ 日，不溶性食物繊維は10.3g/ 日であった	総食物繊維摂取は横断研究，縦断研究の両者で CRP 濃度を低下させた。CRP 濃度の上昇の尤度比は５分位のうち最低食物繊維摂取の分位に比べて最高食物繊維摂取の分位は63%減少した
Esposito ら (2003)[25)]	３年間，20～46歳,120名の肥満女性の無作為化単盲検試験。介入群の食事：複合炭水化物,1価不飽和脂肪，食物繊維（対照群16g/ 日介入群25g/ 日）に富む低エネルギー食	２年後，介入群の女性は，IL－6，IL－18，CRP 濃度が減少した。アディポネクチン濃度は対照群に比べて増加した
Weickert ら (2006)[26)]	糖代謝が正常な17名の過体重もしくは肥満被験者無作為化，単盲検比較対照クロスオーバー試験。一日に31.2g の不溶性食物繊維を含むオート麦パンもしくは白パンを72時間摂取（その他の三大栄養素は同一）	72時間高食物繊維食を摂取した後，対照群に比べて血清アディポネクチン，グレリン濃度は有意な変化はみられなかった
Qi ら (2005)[45)]	男性医療従事者の疫学研究（HPFS）から780名の糖尿病男性の横断研究。食事情報は半定量的食事頻度調査を用いて1986，1990，1994年に収集	アディポネクチン濃度は，穀類の食物繊維摂取が最も高い分位は，最も低い分位に比べて19% 高かった。総・野菜・果物食物繊維摂取と血漿アディポネクチン濃度の有意な関係はなかった
Qi ら (2006)[46)]	米国の女性看護師の疫学研究（NHS）から２型糖尿病の902名の女性の横断研究。食事情報は半定量的食事頻度調査を用いた	穀類と野菜の食物繊維摂取は，血漿アディポネクチン濃度の増加傾向と有意に関係した。アディポネクチン濃度は，穀類の食物繊維摂取が最も高い分位は，最も低い分位に比べて24% 高かった

は，高脂肪食で急激にIL-18濃度の上昇とアディポネクチン濃度の低下が起こった。しかし，炭水化物食の食物繊維含量は，高炭水化物・低食物繊維食（4.5g）ではIL-18濃度が減少し，アディポネクチン濃度は一過性の減少を示し，高炭水化物・高食物繊維食（16.8g）を摂取した後のIL-18は減少し，アディポネクチン濃度は変化しなかった[25]。120名の肥満女性を対象に行われた無作為化試験において，高食物繊維食を含む低エネルギーの地中海食を摂取した女性は2年後，対照群に比べてアディポネクチン濃度は増加したが，BMIと炎症マーカーである血清IL-6，IL-18，CRP濃度が低下した[25]。最近の過体重および肥満の被験者の3日間の短期無作為化試験において，不溶性食物繊維摂取を増加してもアディポネクチンは変化しなかったので，食物繊維がアディポネクチンに及ぼす影響ははっきりしない[26]。さらに，食物繊維およびグリセミックロードとアディポネクチンの関係を調べるため，糖尿病の男女で行った2つの横断研究は，グリセミックロードまたはグリセミックインデックスが低く，穀類食物繊維の多い食事はアディポネクチン濃度の増加と関係することを示した[46]。図9－5に穀類食物繊維摂取量，グリセミックロードと血漿アディポネクチン濃度の関係を示す。実験的メタボリックシンドロームモデルであ

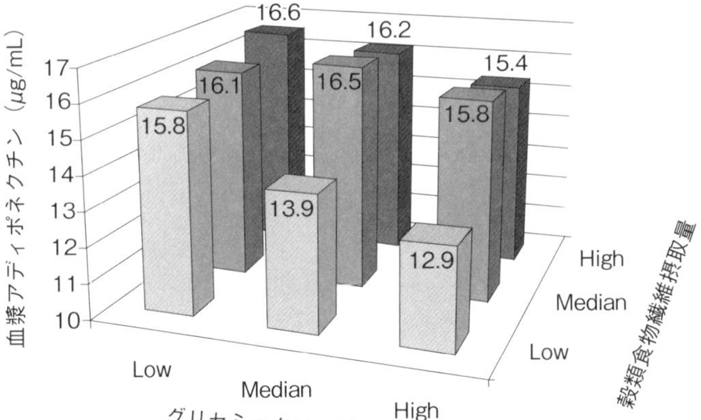

図9－5　穀類食物繊維，グリセミックロードと血漿アディポネクチン濃度の関係[46]

Health Professional's Follow-up Study の780名の糖尿病男性データ（1986～1990）。

るズッカーラットを用いた研究で25週間水溶性食物繊維に富むサイリウムの種皮を添加した食餌の摂取は，血漿 TNF-α 濃度を低下させ，アディポネクチン濃度を上昇させた[14]。炎症マーカーやアディポサイトカインの分泌に及ぼすルミナコイド素材の効果に関する試験はまだ多くないが，結果が一貫しないのが現状である。短期試験では効果は検出されないが，長期試験では高食物繊維摂取とアディポネクチンの関係が明らかにされている。食物繊維摂取と抗炎症性アディポサイトカインの関係を明らかにするために短期および長期間試験がさらに行われるべきである。

以上のように，食物繊維が脂肪組織内の炎症とアディポサイトカイン分泌に及ぼす有益な効果のメカニズムは明らかではない。大部分の減量試験において，体重減少は肥満者の CRP[47] と TNF-α[48] の減少，肥満女性のアディポネクチンの増加が観察されてきたので[25]，好ましい体重減量の効果はこれらのことが含まれているのであろう。食物繊維の血糖低下作用も，抗炎症作用に起因するかもしれない。King ら[49]は最近の総説で食物繊維は脂質酸化を減少させると述べている。これはまさに炎症の減少と関係している。食物繊維のこれら抗炎症作用は酪酸を産生する発酵性の食物繊維の場合に起こるという報告がある。臨床研究では，酪酸は炎症性腸炎の病態において抗炎症作用を持つことが示された[50]。これらはマクロファージや単球といった異なるヒト由来細胞において，抗炎症作用があることが報告された[51]。最近の研究では，酪酸の抗炎症作用および推定される抗動脈硬化作用の一部は PPAR-α の活性化と VCAM-1（内皮細胞接着分子-1）と ICAM-1（細胞内接着因子-1）の発現を介した NF-κB の活性化の抑制によると推察された[52]。メカニズム研究についてはまだ始まったばかりである。

5．ルミナコイドのインクレチン作用説

インクレチンとは，インスリン分泌を促進する消化管ホルモンの総称であり，グルカゴン様ペプチド-1（glucagon-like peptide-1：GLP-1）とグルコー

ス依存性インスリン分泌刺激ポリペプチド（glucose-dependent insulinotropic polypeptide：GIP）が知られている。これらは炭水化物や脂質摂取に応答して小腸から分泌されるが，近年ではこれら分泌が難消化性糖質をはじめとしたルミナコイドによって誘導されることが示された。発酵性の食物繊維はGLP-1を増加させ，種々の実験動物の食後の満腹感の調節に役立つかもしれない。インクレチン分泌の調節にイヌリンタイプのフルクタンが役割を果たすといういくつかの報告がある[53,54]。イヌリンタイプのフルクタンを30％配合した餌をラットに2週間与えた結果，血漿GLP-1濃度の有意な増加と経口ブドウ糖負荷試験におけるインスリンの上昇抑制が認められた。さらにラットの血糖指標も低かった。さらに，GIPとGLP-1濃度がオリゴフルクトースを食べたラットの血漿において有意に高かった。また，盲腸のGLP-1プールもまた高かった。後者のデータは，GLP-1陽性細胞の分化が増加したことと関連する。実際，回腸のプログルカゴンmRNAが増加し，このことはイヌリンタイプのフルクタンが小腸上皮細胞の付加的なトロピック効果を持つことを示唆している[54]。この効果は飼料中のオリゴフルクトース量と比例していた。

しかし，ヒトではいずれの食物繊維でもGLP-1の変化は観察されていない[35]。また，発酵性（ペクチン，βグルカン）と非発酵性食物繊維（メチルセルロース）の摂取比較では，満腹感は減少するよりむしろ増加した[55]。GIPに及ぼす食物繊維消費の効果は相反する結果となっている。水溶性食物繊維は，糖尿病患者のGIPを減少させた[56]。一方，不溶性の穀類食物繊維は健常な被験者において活性型GIPとインスリンの応答を増加させた[35]。食後のGIPやGLP-1応答に及ぼす不溶性食物繊維の効果はまだ解明されていないが，これらホルモンに及ぼす不溶性食物繊維の結果は，GIPの分泌を増加させ，GLP-1濃度を増加させたというオリゴフルクトースのような水溶性食物繊維による作用とは同じではないであろう[11,54]。穀類の食物繊維のこのような短期間の効果は，腸内発酵により影響されるものでもないであろう。水溶性と不溶性食物繊維がインスリン感受性に及ぼす影響のメカニズムやインクレチンホルモンがこれらのメカニズムに果たす役割を解明するためにさらに動物実験技術などを駆使した研究が行われるべきである。

6．ルミナコイドの腸内発酵を介した作用説

酢酸，プロピオン酸，酪酸といった短鎖脂肪酸（SCFA）は結腸内で非消化性の食物繊維多糖類の細菌による発酵によって産生される[32]。一般的に，SCFA 産生の増加は，肝臓でのグルコース放出を減少させ，脂質のホメオスタシスを改善するので有益であるとみなされている。さらに，SCFA の直接的なターゲットとしてGタンパク質共役受容体（GPR）41とGPR43がある。GPR41のリガンドであるプロピオン酸を経口摂取すると食事摂取量は変化しなかったにもかかわらず，食欲抑制性の血漿レプチン濃度が2倍になったという報告がある[57]。

それでは，食物繊維それ自体の発酵性は糖尿病リスク低減のキーファクターであるのだろうか。低発酵性の食物繊維（トウモロコシや小麦）の摂取は果物や野菜由来の易発酵性の水溶性食物繊維よりも糖尿病リスクを下げる関係がより強かったという結果がある[27,28]。健常な女性の無作為化比較対照クロスオーバー試験において発酵性の低い不溶性食物繊維と発酵性の高いレジスタントスターチの効果を調べた結果，結腸の発酵率とは無関係に，セカンドミールテストにおいてインスリン感受性のマーカーがすべての食物繊維において同程度に改善した[35]。正確に結腸の発酵性を測定する方法はないが，これらの結果は食物繊維の発酵性とインスリン感受性マーカーの改善との間に用量依存的な関係は見いだせなかった。

食物繊維摂取は，肥満とインスリン抵抗性と腸内細菌叢とがリンクするさらなる因子に影響するかもしれない。肥満者は健常人と腸内細菌叢が異なっており，減量した肥満者は健常な人の腸内細菌叢に変化していた[58]。肥満マウスの腸内細菌叢あるいは正常マウスの腸内細菌叢を無菌マウスに定着させたマウスにおいて，肥満の腸内細菌叢を持つマウスはエネルギー摂取量が同じであるにもかかわらず，脂肪量の増加がみられた[58]。オリゴフルクトースを与えた高食

物繊維食は，グラム陰性菌数が減少し，体重も減少した[59]。一方，高脂肪食は，ヒトの腸内細菌に含まれるグラム陰性菌のLPS(lipopolysaccharide)の産生を増加させた。4週間連続LPSの皮下投与により体重増加，脂肪肝，炎症マーカー，インスリン抵抗性マーカーが高脂肪食と同程度に増加した。これらの研究は，食物繊維摂取がある腸内細菌叢の比率に影響を与える可能性を持ち，特定の腸内細菌，炎症，インスリン抵抗性の考えとリンクしていることを示した。

前向きコホート研究は，不溶性穀類食物繊維あるいは全粒穀物の多い食事は糖尿病のリスクを下げるかもしれないことを示した。それとは対照的に，果物や野菜の水溶性食物繊維が，これら因子に主要な役割を果たすという結果は得られていない。食物繊維摂取による多くの予防効果のメカニズムが提唱されているが，水溶性と不溶性食物繊維どちらでも，わずかな体重減，低エネルギー密度，満腹感の増加，炎症マーカーと腸ホルモンの影響が見いだされている。もしくは，水溶性の粘性食物繊維の摂取が，マクロ栄養素の吸収抑制，胃内滞留時間の遅延，食後のグルコース濃度上昇の抑制，総およびLDLコレステロールの減少，結腸発酵などでより明確である。そのため，不溶性穀類食物繊維食を摂取した被験者の糖尿病リスクが減少したことには別の未知のメカニズムが存在するようである。メカニズムが明らかにされる必要があるものの，不溶性食物繊維摂取の有益な影響は，インスリン感受性の増加にある。仮説としてのメカニズムは，腸内細菌叢の変化を含んでいるかもしれない。また高食物繊維食がまだ未知のホルモンあるいは分子の因子に直接的あるいは間接的に影響を及ぼしたかもしれない。

7．ルミナコイドの作用は腸内発酵とインクレチン分泌の相互作用である

エネルギーやグルコースホメオスタシスの調節を含む腸ペプチドの修飾は，代謝異常の改善に関係する特殊な食物繊維を介した腸内細菌の修飾によるメカニズムのひとつとなりうる。小腸粘膜中に存在する内分泌細胞はエネルギーホ

メオスタシスや膵臓機能の調節をするペプチドを分泌する。膵臓機能に関しては前述したインクレチン（GLP-1とGIP）と呼ばれているペプチドである。これらペプチドのなかにはGLP-1，PYY，グレリン，およびオキシトモジュリンが，食事摂取やエネルギー消費の重要な調節因子として提唱されている。いくつかの実験データは，これらペプチドは腸下部の腸内発酵との間の関係を示している。

難消化性多糖類の腸内発酵と腸ペプチド分泌の調節の間の推定される関係は，1987年Goodladらによって提唱された[60, 61]。それは，嵩のある食物繊維は結腸の上皮細胞の増殖を刺激しないが，発酵性の食物繊維は結腸の増殖を刺激することを示した。これは，血漿エンテログルカゴン濃度の上昇と関係している。20年にわたって，これら食事成分の新しいメカニズムに関する新しい報告が論文に掲載された。1996年の最初の論文では，腸の下部で起こる発酵の役割はGLP-1合成・分泌とインスリン代謝と関係するという内容であった。この研究では，高食物繊維食（300g/kg diet）を摂取したラットは経口グルコース投与後，30分の血漿GLP-1濃度，インスリン，CRP濃度が高かった[53]。2年後に，Kokらは，オリゴフルクトースを摂取したラットは総盲腸GLP-1濃度と空腸GIP濃度が増加したことを示した[54]。いくつかのデータは，短鎖のオリゴ糖を含むルミナコイドが，食餌摂取量，体重増加，脂肪量の増加を減少させることを示した。これら結果のすべてにおいて，2つの腸ペプチドGLP-1とPYY（食欲抑制）の門脈血の血漿濃度が2倍に増加し，グレリン（食欲促進）が減少した[11]。ルミナコイド食は，近位結腸のGLP-1合成（mRNAとペプチド量）を腸内分泌細胞への前駆細胞の分化と関連したメカニズムにより促進させる[62]。さらに，肥満や2型糖尿病を誘発する高脂肪食で行った別の実験においてルミナコイドを用いた腸内細菌叢の調節は，体重増加，脂肪量の増加（内臓，精巣周辺，皮下），耐糖能異常，肝臓のインスリン抵抗性に対して予防的であった[63]。それに合うように，食餌に添加したフルクタンのようなルミナコイドは，ストレプトゾトシンを投与した糖尿病ラットに与えられたとき，糖尿病を予防することができる[64]。フルクタン研究で観察された同様の効果を示す研究，例えばラクチトールやレジスタントスターチ（両者とも発酵性炭水化物）がラットの食餌に加えられたとき，摂食量・体重増加の低下，血漿GLP-1やPYYの増加が観察された[65,66]。にもかかわらず，特殊な腸内細菌叢の推定される役割は研究されていない。腸内発酵とインクレチン分泌の相互作用の研究が重要であろう。

8．おわりに

食物繊維にはさまざまな種類があり，その物理化学的性質や生理作用が異なるため，メタボリックシンドロームに対する予防効果の主要メカニズムを決めることは非常に難しい。図9-6にルミナコイドがメタボリックシンドローム関連因子に及ぼす影響の仮説をまとめた[2]。水溶性食物繊維は，消化管内でのゲル形成能，大腸での発酵性と関連して異なるメカニズムでメタボリックシンドロームに関連する症状を調節すると考えられる。一方で，粘性のない不溶性食物繊維も別のメカニズムで同様の症状を緩和する作用があるようである。水溶性および不溶性食物繊維いずれも有益であろうと考えられており，おそらく

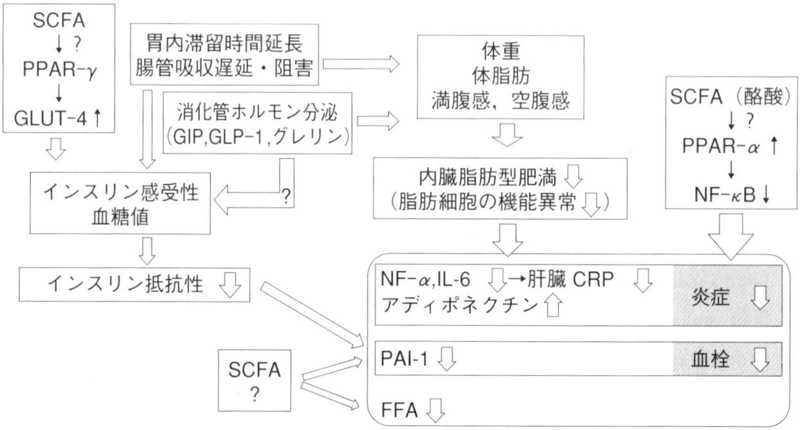

図9-6　ルミナコイドがメタボリックシンドローム関連因子に及ぼす影響仮説[2]
?：可能性が示されているが，未確定の項目。

相補的な作用を持ちながら冠状動脈疾患や2型糖尿病のリスクを低減すると考えられる。現時点では，生化学的なメカニズムとして糖質および脂質代謝の調節とインクレチンなどのホルモン分泌の調節があげられる。これらメカニズムを把握することでメタボリックシンドロームの予防および改善のための栄養学的な方策を立てることができるであろう。近年の興味深い知見には，アディポサイトカインなどの炎症性マーカーの変動が食物繊維摂取によりみられることがあげられる。特に，水溶性食物繊維の大腸内発酵により産生される酪酸をはじめとした短鎖脂肪酸がその変動に関与していると推定されているが，さらなる研究が必要であろう。今後，食物繊維に関してメタボリックシンドロームの予防に向けた基礎研究から臨床研究までのエビデンスが蓄積されることを期待したい。

文　献

1) 厚生労働省健康局総務課生活習慣病対策室：平成19年国民・健康栄養調査の概要，2009；p10-12.

2) Galisteo M., Duarte J. and Zarzuelo A.：Effects of dietary fibers on disturbances clustered in the metabolic syndrome. J Nutr Biochem 2008；19；71-84.

3) Grundy S.M., Cleeman J.I., Daniels S.R. et al.：Diagnosis and management of the metabolic syndrome：an American Heart Association/National heart, lung, blood institute scientific statement. Circulation 2005；112；2735-2752.

4) Koh-Banerjee P. and Rimm E.B.：Whole grain consumption and weight gain：a review of the epidemiological evidence, potential mechanisms and opportunities for future research. Proc Nutr Soc 2003；62；25-29.

5) Liu S., Willett W.C., Manson J.E. et al.：Relation between changes in intakes of dietary fiber and grain products and changes in weight and development of obesity among middle-aged women. Am J Clin Nutr 2003；78；920-927.

6) Koh-Banerjee P., Franz M., Sampson L. et al.：Changes in whole-grain, bran, and cereal fiber consumption in relation to 8-y weight gain among men. Am J Clin Nutr 2004；80；1237-1245.

7) Conceição de Oliveira M., Sichieri R. and Sanchez Moura A. :Weight loss associated with a daily intake of three apples or three pears among overweight women. Nutrition 2003 ; 19 ; 253-256.

8) Raben A., Christensen N.J. and Madsen J. : Decreased postprandial thermogenesis and fat oxidation but increased fullness after a high-fiber meal compared with a low-fiber meal. Am J Clin Nutr 1994 ; 59 ; 1386-1394.

9) Roberts S.B. : High-glycemic index foods, hunger and obesity : is there a connection? Nutr Rev 2000 ; 58 ; 163-170.

10) Bourdon I., Yokoyama W., Davis P. et al. : Postprandial lipid, glucose, insulin and cholecystokinin responses in men fed barley pasta enriched with beta-glucan. Am J Clin Nutr 1999 ; 69 ; 55-63.

11) Cani P.D., Dewever C. and Delzenne N.M. : Inulin-type fructans modulate gastrointestinal peptides involved in appetite regulation (glucagon-likepeptide-1 and ghrelin) in rats. Br J Nutr 2004 ; 92 ; 521-526.

12) Oku T., Konishi F. and Hosoya N. : Mechanism of inhibitory effect of unavailable carbohydrate on intestinal calcium absorption. J Nutr 1982 ; 112 ; 410-415.

13) Gallaher C.M., Munion J., Hesslink R. Jr et al. : Cholesterol reduction by glucomannan and chitosan is mediated by changes in cholesterol absorption and bile acid and fat excretion in rats. J Nutr 2000 ; 130 ; 2753-2759.

14) Galisteo M., Sánchez M., Vera R. et al. : A diet supplemented with husks of Plantago ovata reduces the development of endothelial dysfunction, hypertension, and obesity by affecting adiponectin and TNF-alpha in obese Zucker rats. J Nutr 2005 ; 135 ; 2399-2404.

15) Rigaud D., Ryttig K.R., Angel L.A. et al. : Overweight treated with energy restriction and a dietary fibre supplement : a 6-month randomized, double-blind, placebo-controlled trial. Int J Obes 1990 ; 14 ; 763-769.

16) Solum T.T., Ryttig K.R., Solum E. et al. : The influence of a high-fibre diet on body weight, serum lipids and blood pressure in slightly overweight persons. A randomized, double-blind, placebo-controlled investigation with diet and fibre tablets (DumoVital). Int J Obes 1987 ; 11 ; 67-71.

17) Pittler M.H. and Ernst E. : Dietary supplements for body-weight reduction : a systematic review. Am J Clin Nutr 2004 ; 79 ; 529-536.

18) Ylönen K., Saloranta C., Kronberg-Kippilä C. et al. : Associations of dietary fiber with

glucose metabolism in nondiabetic relatives of subjects with type 2 diabetes：the Botnia Dietary Study. Diabetes Care 2003；26；1979-1985.

19) Ziai S.A., Larijani B., Akhoondzadeh S. et al.：Psyllium decreased serum glucose and glycosylated hemoglobin significantly in diabetic outpatients. J Ethnopharmacol 2005；102；202-207.

20) Jenkins D.J., Kendall C.W., Augustin L.S. et al.：Effect of wheat bran on glycemic control and risk factors for cardiovascular disease in type 2 diabetes. Diabetes Care 2002；25；1522-1528.

21) Anderson J.W., Allgood L.D., Turner J. et al.：Effects of psyllium on glucose and serum lipid responses in men with type 2 diabetes and hypercholesterolemia. Am J Clin Nutr 1999；70；466-473.

22) Sierra M., Garcia J.J., Fernández N. et al.：Effects of ispaghula husk and guar gum on postprandial glucose and insulin concentrations in healthy subjects. Eur J Clin Nutr 2001；55；235-243.

23) Sierra M., Garcia J.J., Fernández N. et al.：Therapeutic effects of psyllium in type 2 diabetic patients. Eur J Clin Nutr 2002；56；830-842.

24) Pereira M.A., Jacobs D.R. Jr., Pins J.J. et al.：Effect of whole grains on insulin sensitivity in overweight hyperinsulinemic adults. Am J Clin Nutr 2002；75；848-855.

25) Esposito K., Pontillo A., Di Palo C. et al.：Effect of weight loss and lifestyle changes on vascular inflammatory markers in obese women：a randomized trial. JAMA 2003；289；1799-1804.

26) Weickert M.O., Möhlig M., Schöfl C. et al.：Cereal fiber improves whole-body insulin sensitivity in overweight and obese women. Diabetes Care 2006；29；775-780.

27) de Munter J.S., Hu F.B., Spiegelman D. et al.：Whole grain, bran, and germ intake and risk of type 2 diabetes：a prospective cohort study and systematic review. PLos Med 2007；4；e261.

28) Schulze M.B., Schulz M., Heidemann C. et al.：Fiber and magnesium intake and incidence of type 2 diabetes：a prospective study and meta-analysis. Arch Intern Med 2007；167；956-965.

29) Cameron-Smith D., Collier G.R. and O'Dea K.：Effect of soluble dietary fibre on the viscosity of gastrointestinal contents and the acute glycaemic response in the rat. Br J Nutr 1994；71；563-571.

30) Leclère C.J., Champ M., Boillot J et al.：Role of viscous guar gums in lowering the gly-

cemic response after a solid meal. Am J Clin Nutr 1994；59；914-921.

31) Song Y.J., Sawamura M., Ikeda K. et al.：Soluble dietary fibre improves insulin sensitivity by increasing muscle GLUT-4 content in stroke-prone spontaneously hypertensive rats. Clin Exp Pharmacol Physiol 2000；27；41-45.

32) Jenkins D.J., Kendall C.W. and Axelsen M.：Viscous and nonviscous fibres, nonabsorbable and low glycaemic index carbohydrates, blood lipids and coronary heart disease. Curr Opin Lipidol 2000；11；49-56.

33) Pi-Sunyer X.：Do glycemic index, glycemic load, and fiber play a role in insulin sensitivity, disposition index, and type 2 diabetes? Diabetes Care 2005；28；2978-2979.

34) Juntunen K.S., Laaksonen D.E., Poutanen K.S. et al.：High-fiber rye bread and insulin secretion and sensitivity in healthy postmenopausal women. Am J Clin Nutr 2003；77；385-391.

35) Weickert M.O., Mohlig M., Koebnick C. et al.：Impact of cereal fibre on glucose-regulating factors. Diabetologia 2005；48；2343-2353.

36) Samra R.A. and Anderson G.H.：Insoluble cereal fiber reduces appetite and short-term food intake and glycemic response to food consumed 75min later by healthy men. Am J Clin Nutr 2007；86；972-979.

37) McKeown N.M., Meigs J.B., Liu S. et al.：Carbohydrate nutrition, insulin resistance, and the prevalence of the metabolic syndrome in the Framingham Offspring Cohort. Diabetes Care 2004；27；538-546.

38) McKeown N.M., Meigs J.B., Liu S. et al.：Whole grain intake is favourably associated with metabolic risk factors for type 2 diabetes and cardiovascular disease in the Framingham Offspring Study. Am J Clin Nutr 2002；76；390-398.

39) Hu F.B., Manson J.E., Stampfer M.J. et al.：Diet, lifestyle, and the risk of type 2 diabetes mellitus in women. N Engl J Med 2001；345；790-797.

40) King D.E., Egan B.M. and Geesey M.E.：Relation of dietary fat and fiber to elevation of C-reactive protein. Am J Cardiol 2003；92；1335-1339.

41) Ajani U.A., Ford E.S. and Mokdad A.H.：Dietary fiber and C-reactive protein：findings from National Health and Nutrition Examination Survey data. J Nutr 2004；134；1181-1185.

42) Ma Y., Griffith J.A., Chasan-Taber L. et al.：Association between dietary fiber and serum C-reactive protein. Am J Clin Nutr 2006；83；760-766.

43) Qi L., van Dam R.M., Liu S. et al.：Whole-grain, bran, and cereal fiber intakes and

markers of systemic inflammation in diabetic women. Diabetes Care 2006；29；207-211.

44) King D.E., Mainous A.G., Egan B.M. et al.：Fiber and C-reactive protein in diabetes, hypertension, and obesity. Diabetes Care 2005；28；1487-1489.

45) Qi L., Rimm E., Liu S. et al.：Dietary glycemic index, glycemic load, cereal fiber, and plasma adiponectin concentration in diabetic men. Diabetes Care 2005；28；1022-1028.

46) Qi L., Meigs J.B., Liu S. et al.：Dietary fibers and glycemic load, obesity, and plasma adiponectin levels in women with type 2 diabetes. Diabetes Care 2006；29；1501-1505.

47) Dietrich M. and Jialal I.：The effect of weight loss on a stable biomarker of inflammation, C-reactive protein. Nutr Rev 2005；63；22-28.

48) Dandona P., Weinstock R., Thusu K. et al.：Tumor necrosis factor-α in sera of obese patients：fall with weight loss. J Clin Endocrinol Metab 1998；83；2907-2910.

49) King D.：Dietary fiber, inflammation, and cardiovascular disease. Mol Nutr Food Res 2005；49；594-600.

50) Patz J., Jacobsohn W.Z., Gottschalk-Sabag S. et al.：Treatment of refractory distal ulcerative colitis with short chain fatty acid enemas. Am J Gastroenterol 1996；91；731-734.

51) Segain J.P., Raingeard de la Blétière D., Bourreille A. et al.：Butyrate inhibits inflammatory responses through NFkappaB inhibition：implications for Crohn's disease. Gut 2000；47；397-403.

52) Zapolska-Downar D., Slennicka A., Kaczmarczyk M. et al.：Butyrate inhibits cytokine-induced VCAM-1 and ICAM-1 expression in cultured endothelial cells：the role of NF-κB and PPARα. J Nutr Biochem 2004；15；220-228.

53) Reimer R.A. and McBurney M.I.：Dietary fiber modulates intestinal proglucagon messenger ribonucleic acid and postprandial secretion of glucagon-like peptide-1 and insulin in rats. Endocrinology 1996；137；3948-3956.

54) Kok N.N., Morgan. LM., Williams C.M. et al.：Insulin, glucagon-like peptide 1, glucose-dependent insulinotropic polypeptide and insulin-like growth factor I as putative mediators of the hypolipidemic effect of oligofructose in rats. J Nutr 1998；128；1099-1103.

55) Delzenne N.M. and Cani P.D.：A place for dietary fibre in the management of the

metabolic syndrome. Curr Opin Clin Nutr Metab Care 2005；8；636-640.

56) Ahmed R.L., Schmitz K.H., Anderson K.E. et al.：The metabolic syndrome and risk of incident colorectal cancer. Cancer 2006；107；28-36.

57) Covington D.K., Briscoe C.A., Brown A.J. et al.：The G-protein-coupled receptor 40 family (GPR40-GPR43) and its role in nutrient sensing. Biochem Soc Trans 2006；34；770-773.

58) Bäckhed F., Manchester J.K., Semenkovich C.F. et al.：Mechanisms underlying the resistance to diet-induced obesity in germ-free mice. Proc Natl Acad Sci USA 2007；104；979-984.

59) Cani P.D., Amar J., Iglesias M.A. et al.：Metabolic endotoxemia initiates obesity and insulin resistance. Diabetes 2007；56；1761-1772.

60) Goodlad R.A., Lenton W., Ghatei M.A. et al.：Effects of an elemental diet, inert bulk and different types of dietary fibre on the response of the intestinal epithelium to refeeding in the rat and relationship to plasma gastrin, enteroglucagon, and PYY concentrations. Gut 1987；28；171-180.

61) Goodlad R.A., Lenton W., Ghatei M.A. et al.：Proliferative effects of 'fibre' on the intestinal epithelium：relationship to gastrin, enteroglucagon and PYY. Gut 1987；28 (Suppl.)；221-226.

62) Cani P.D., Hoste S., Guiot Y. et al.： Dietary non-digestible carbohydrates promote L-cell differentiation in the proximal colon of rats. Br J Nutr 2007；98；32-37.

63) Cani P.D., Knauf C., Iglesias M.A et al.：Improvement of glucose tolerance and hepatic insulin sensitivity by oligofructose requires a functional glucagon-like peptide 1 receptor. Diabetes 2006；55；1484-1490.

64) Cani P.D., Daubioul C.A., Reusens B. et al.：Involvement of endogenous glucagon-like peptide-1(7-36) amide on glycaemia-lowering effect of oligofructose in streptozotocin-treated rats. J Endocrinol 2005；185；457-465.

65) Gee J.M. and Johnson I.T.：Dietary lactitol fermentation increases circulating peptide YY and glucagon-like peptide-1 in rats and humans. Nutrition 2005；21；1036-1043.

66) Zhou J., Hegsted M., McCutcheon K.L. et al.：Peptide YY and proglucagon mRNA expression patterns and regulation in the gut. Obesity (Silver Spring) 2006；14；683-689.

第10章　ルミナコイドによる摂食行動の調節

岸田太郎[*1]

1. はじめに

種々の生活習慣病の予防において，摂取エネルギーを抑制することが最も有効な手段であることは明白だが，過剰な食欲に抗することほど難しいことはない。過食が生活習慣病の原因であるだけでなく，がんの発症を増加させる可能性や，寿命を短くする可能性も指摘されている。食物繊維の日常的な摂取によるエネルギー摂取量の低下が肥満の防止に有効な可能性が，疫学的調査により多数報告されている[1)]。単純に低エネルギーな食物繊維を高エネルギーな食品成分と置き換えることでエネルギー密度が低下されるためと理解されがちだが，多少のエネルギー密度の変更は摂食量で取り返しうるため，食物繊維によるエネルギー密度の希釈が抗肥満に関与するかどうかについては否定的な意見も多い[2)]。食物繊維，特に粘性の高い水溶性食物繊維は摂取エネルギー制限による肥満治療の際の空腹感の緩和に用いられており，これについては多数の論文が報告されている。しかし疫学調査において示された摂取エネルギーの低下が本質的なものであれば，食物繊維が自発的なエネルギー摂取を抑制しているはずであり，これらの結果との関連性は薄い。筆者らは食物繊維が自発的な摂食行動を抑制することにより肥満防止効果を発現するか，そうした効果があるとすればどのような機構によるものかを検証する必要があると考えた。

[*1]愛媛大学農学部

2．ビートファイバーの飼料摂取量低下作用

（1）ビートファイバーの摂取は特に高脂肪飼料で飼育したラットの飼料摂取量を低下させた

ビートファイバーは砂糖大根より砂糖を抽出した残渣を原料とする食品素材で食物繊維を約80％も含む。研究の端緒として飼料摂取量を低下させる食物繊維を模索するなかで，このビートファイバーに着目した。図10-１に示すように，食物繊維として５％以上ビートファイバーを添加した飼料を与えるとラットの摂取エネルギーが低下した。この効果は通常食でも観察されたが，特に高脂肪食において顕著であり，高脂肪食においては体脂肪率の低下も観察された。これらの実験はすべてラットが常に餌を食べられるように給餌する自由摂取で飼育したものである。こうした条件下で飼料摂取量の日周変動を30分間おきに24時間追跡したところ，ビートファイバーによりラットのエネルギー摂取が低下した場合には，日周変動も変化していることがわかった（図10-２）。ビートファイバーを添加した飼料を摂取すると１回の飼料摂取量が少な

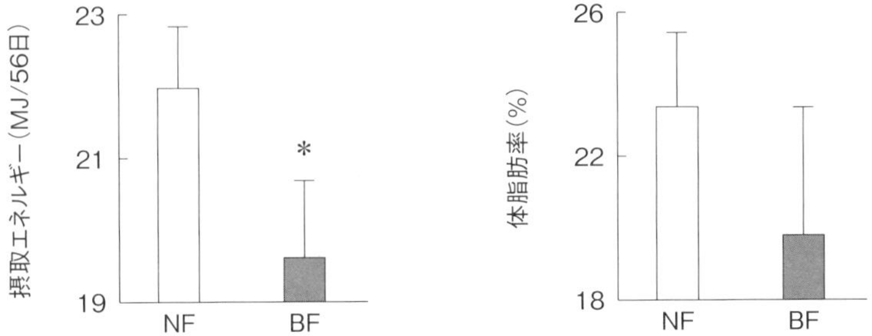

図10-１　ビートファイバー摂取による摂取エネルギーおよび体脂肪率の低下（投稿準備中）

６週齢のSD系雄ラットを予備飼育の後８週間，AIN-93G組成の飼料のセルロースを除き，コーン油で油脂含量を20％まで強化した無繊維-高脂肪飼料（NF）またはこれに飼料全体との置換えで食物繊維として５％となるようにビートファイバーを添加した飼料（BF）を与えて飼育した。＊：t-検定で無繊維-高脂肪食との間に有意差があることを示す（$p<0.05$）。

くなり，摂取行動の回数は多くなり，摂食繁忙期のピークが遅れていた。ヒトは１日２～３回ほぼ決まった時間に食事をしている。動物実験における食餌パターンの変更が飼料摂取量低下の原因である，例えば食餌回数が増加し１回の食餌量が減っても飽満シグナルの回数が増加することにより摂取エネルギーが抑えられているとすれば，ヒトではこうした現象は起こらないと考えるべきであろう。この点に不安を感じ，筆者らは飼料摂取の時刻，時間を規定したヒト型３食制でビートファイバーがラットの摂取エネルギーに与える影響を調べ

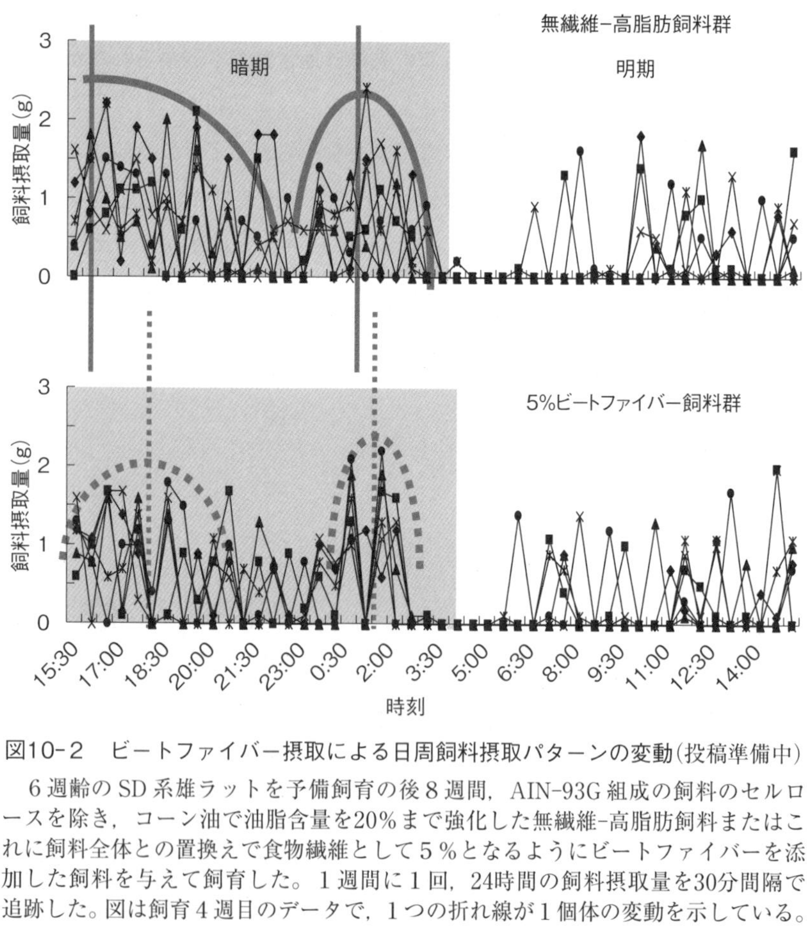

図10-2　ビートファイバー摂取による日周飼料摂取パターンの変動(投稿準備中)

６週齢のSD系雄ラットを予備飼育の後８週間，AIN-93G組成の飼料のセルロースを除き，コーン油で油脂含量を20％まで強化した無繊維-高脂肪飼料またはこれに飼料全体との置換えで食物繊維として５％となるようにビートファイバーを添加した飼料を与えて飼育した。１週間に１回，24時間の飼料摂取量を30分間隔で追跡した。図は飼育４週目のデータで，１つの折れ線が１個体の変動を示している。

表10-1　自由摂取および3食制飼育において，ビートファイバーはラットの摂取エネルギーを低下させ，脂肪重量を低下させた[a]

食餌様式	自由摂取		3食制	
飼料群	NF	B	NF	B
成長				
飼料摂取量(g/28 d)	561 ± 13	539 ± 10	471 ± 9	456 ± 7
エネルギー摂取量(MJ/28 d)	10.7 ± 0.2	9.7 ± 0.2*	9.0 ± 0.2	8.2 ± 0.1*
体重増加量(g/28 d)	239 ± 7	224 ± 7	223 ± 7	214 ± 5
体組成				
脂肪重量（g/rat）	68 ± 3	57 ± 2*	59 ± 3	51 ± 3*
タンパク質量(g/rat)	85 ± 2	85 ± 2	85 ± 2	85 ± 2
副睾丸脂肪組織重量(g/rat)	12.1 ± 0.8	10.0 ± 0.5*	11.7 ± 0.9	10.0 ± 0.4*
腎周囲脂肪組織重量(g/rat)	16.4 ± 0.8	13.4 ± 0.7*	14.3 ± 0.6	14.2 ± 0.4
腸間膜脂肪組織重量(g/rat)	11.4 ± 0.6	9.7 ± 0.5	11.4 ± 0.7	10.4 ± 0.4
総腹腔内脂肪組織重量(g/rat)	40.0 ± 1.6	32.4 ± 1.4*	37.4 ± 1.9	34.6 ± 0.9*

[a]：値は平均値±標準誤差で表す（各群18匹），*：二元分散分析の後，ボン-フェローニの補正をしたt-検定でNF群との間に有意差があることを示す。

NF：無繊維-高脂肪飼料群，B：ビートファイバー飼料群（NFに飼料との置換えでビートファイバーを食物繊維として5％になるように添加）。

た。自由摂取の場合と同様にビートファイバー摂取による飼料摂取量の低下がみられた（表10-1）。このとき脂肪重量および脂肪組織重量も自由摂取，3食制飼育を問わず，ビートファイバー摂取により有意に低下した。ヒトの食事が量的に制限されているととらえるべきか飽食しているととらえるべきかの判断は現状では極めて難しく，この問題は課題として残るが，筆者らが見いだしたビートファイバーによる飼料摂取量および体脂肪の低下は疫学的，あるいは臨床的な試験における食物繊維の抗肥満効果を考えていくうえで有効なモデルと考え，その機構を検討することにした。

（2）ビートファイバーは視床下部レプチンレセプターの遺伝子発現を増加させた

食物繊維は消化吸収されない食品成分であるため，直接的な生理効果の作用部位は消化管であり，体内とは他の栄養素吸収との相互作用，物理的または化学的なシグナルの感受，腸内細菌による発酵産物で繋がっていると考えられる。機構の解明に当たっては消化管から着手するほうが自然であろう。しかし長期的なエネルギー恒常性の維持はおもに脳・視床下部でこうした消化管からのものも含めたさまざまなシグナルが情報処理されて制御されている。消化管からのシグナルは利那的な食餌の開始・終了を発信するものがほとんどで，生体活動のノイズのなかから本質的なシグナルを拾い出すのは至難の業であろうと考えた。実際，研究当初には食欲を強力に抑制する消化管ホルモンのコレシストキニンに着目し検討したが，個体間・実験間のばらつきに悩まされ，行き詰った。一方，視床下部では入力した情報を総合的に処理した比較的長期的な食欲制御がなされている。むしろこちらから逆行して消化管までの道をたどるほうが得策と考えた。そこでビートファイバーの機構を解明するに当たり，筆者らは視床下部から検討を開始することにした。

3．食欲制御によるエネルギー恒常性維持機構の概要

（1）摂取エネルギーの過不足は消化管・脂肪組織よりのホルモン，神経シグナルおよび血糖値により中枢に伝えられる

ビートファイバー摂取による飼料摂取量低下の機構の検討について述べるに先立ち，エネルギー恒常性の機構について概説する必要がある。図10-3に中枢および末梢のエネルギー恒常性維持機構の概要を示した[3)]。生体が摂取した食事中のエネルギーは消化管，または脂肪組織で感受される。消化管では単純な嵩効果による物理的な刺激や栄養素成分の化学的な刺激を受け，エネルギーの過不足に応じてシグナルを出す。コレシストキニン（CCK），グレリンなどは消化管の物理的または化学的な刺激により血中に分泌されるホルモンである。前者は摂食行動を抑制し，後者は促進する。また，物理的な刺激は消化管から直接迷走神経系にも伝わる。吸収された栄養素成分が，肝臓や膵臓を刺激

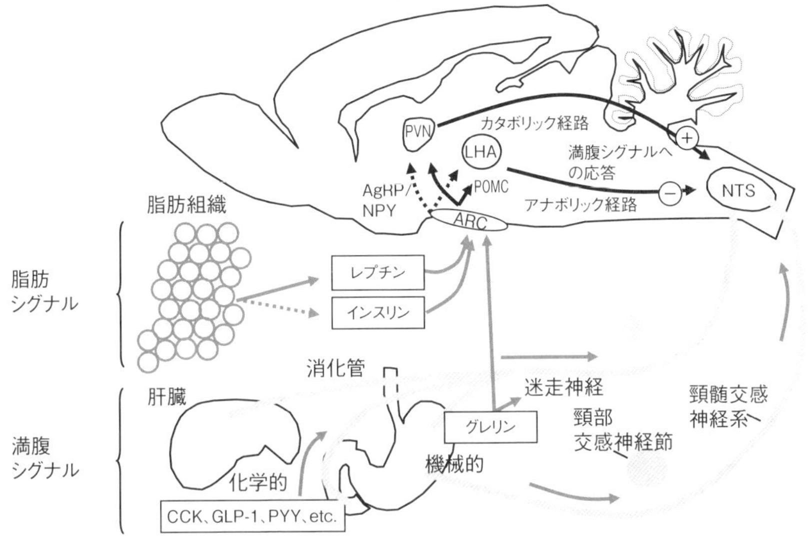

図10－３　中枢および末梢におけるエネルギー恒常性維持機構の概要

PVN：腹内側核，LHA：腹外側核，ARC：弓状核，NTS：孤束核，AGRP：アグーチ関連タンパク質，NPY：ニューロペプチドY，POMC：プロオピオメラノコルチン，CCK：コレシストキニン，GLP-1：グルカゴン様ペプチド-1，PYY：ペプチドYY。

し，これらは刺激に即応的に分泌され，迷走神経で感受されて中枢系の食欲制御機構に伝達され，劇的に摂食行動に変化をもたらすが，長期的なエネルギー収支には大きな影響を持たないと考えられている。例えばCCKを動物に単回投与すると一過的に摂食行動が顕著に抑制されるが，長期的にCCKを投与し続けても，摂取エネルギーや体重，体脂肪には大きな影響がないことが知られている。CCKやグレリンは満腹感を制御し，１回の食餌の終了を指示しているが，自由摂取下の実験動物や，間食を容認されたヒトにおいては１日の総摂取エネルギーの決定には大きく関与していないと考えられている。例外的にグルカゴン様ペプチド-１（GLP-１）はこれらと同様なホルモンであるにもかかわらず，その長期投与により摂取エネルギーや体重，体脂肪を減少させることが知られている。

一方，他の組織と異なり，脂肪組織では脂肪の蓄積度合いが感受され，長期的なエネルギー摂取状況に応じて強力な食欲抑制ホルモンであるレプチンが分泌される。レプチンはそれ自体の分泌やその感受性が欠損した動物が極度の肥満を引き起こすことがよく知られており，長期的なエネルギー恒常性の調節において最も重要な働きをしていることが明らかになり，近年注目されている。

（2）末梢よりの食欲シグナルは視床下部で情報処理され食欲が決定される

これらのシグナルがいかにして摂食行動を制御しているかは最も注目されている課題だが，まだ未解明な部分が非常に多い。刹那的なシグナル，つまりCCKに代表される満腹に応答した摂食行動の停止シグナルは迷走神経系を介して孤束核に伝えられ，視床下部，連合野，運動野等へと投射され食行動を停止する。視床下部ではこのような短期的な応答とレプチンのような長期的なエネルギー充足状況も加味し，食欲促進を伝える神経伝達物質 ニューロペプチドY（NPY），アグーチ関連タンパク質（AGRP）などや，食欲抑制を伝えるプロオピオメラノコルチン（POMC），カフェインおよびアンフェタミン関連転写物（CART）などを発現し，これらシグナルのせめぎ合いでエネルギー摂取を制御し，エネルギー恒常性を保っていると考えられている。

4．ビートファイバー摂取が視床下部食欲関連遺伝子発現に与える影響

（1）ビートファイバー摂取はレプチンレセプターにかかわる食欲関連因子を変更した

当初は個体間の食餌パターンをかなり厳密に同期させることができるためノイズが少ないであろうと考え，ヒト型3食制で行った。12時間の明暗サイクルのなかで，暗期の開始30分後から5時間おきに1時間ずつ3回食餌させたが，ビートファイバーの摂取による摂取エネルギーの低下は2回目の食餌に最も顕著に現れた（表10-2）。先に述べたエネルギー恒常性維持の機構に基づ

表10－2　自由摂取および3食制飼育において，ビートファイバーはラットの摂取エネルギーを低下させ，脂肪重量を低下させた[a]

食餌様式	自由摂取		3食制	
飼料群	NF	B	NF	B
1食目直後または自由摂取の同じ時刻	標的 mRNA 量/β-アクチン mRNA 量			
NPY($\times 10^{-2}$)	6.05 ± 0.52	4.76 ± 0.62	4.37 ± 0.51	8.02 ± 1.19*
AGRP($\times 10^{-2}$)	2.20 ± 0.2	2.40 ± 0.33	2.79 ± 0.40	2.72 ± 0.24
POMC($\times 10^{-2}$)	6.92 ± 0.92	9.45 ± 1.93	5.98 ± 0.49	6.78 ± 0.67
CART($\times 10^{-2}$)	6.98 ± 0.38	8.85 ± 1.33	6.20 ± 0.21	6.11 ± 0.40
Ob-Rb($\times 10^{-2}$)	11.12 ± 1.94	12.76 ± 2.86	9.00 ± 0.95	10.23 ± 1.59
2食目直後または自由摂取の同じ時刻				
NPY($\times 10^{-2}$)	7.03 ± 0.96	6.37 ± 0.70	9.82 ± 2.26	7.54 ± 1.57
AGRP($\times 10^{-2}$)	2.20 ± 0.27	3.13 ± 0.85	4.17 ± 0.90	5.02 ± 1.15
POMC($\times 10^{-2}$)	7.27 ± 0.40	5.65 ± 0.70	7.39 ± 0.59	8.54 ± 1.18
CART($\times 10^{-2}$)	6.81 ± 0.71	5.87 ± 0.46	9.33 ± 2.13	9.21 ± 1.89
Ob-Rb($\times 10^{-2}$)	8.88 ± 0.93	15.01 ± 1.85*	9.50 ± 0.75	16.71 ± 2.84*
3食目直後または自由摂取の同じ時刻				
NPY($\times 10^{-2}$)	7.41 ± 0.87	4.88 ± 0.45*	8.98 ± 0.86	7.47 ± 0.62*
AGRP($\times 10^{-2}$)	1.59 ± 1.23	1.23 ± 0.09	1.90 ± 0.28	1.53 ± 0.22
POMC($\times 10^{-2}$)	7.32 ± 0.55	6.75 ± 0.91	6.60 ± 1.06	3.67 ± 0.58
CART($\times 10^{-2}$)	6.54 ± 0.38	6.15 ± 6.54	5.95 ± 0.59	4.72 ± 0.47
Ob-Rb($\times 10^{-2}$)	9.09 ± 0.65	9.77 ± 0.61	10.11 ± 1.54	9.98 ± 0.82

[a]：値は平均値±標準誤差で表す（各群18匹），*：二元分散分析の後，ボン－フェローニの補正をした *t*-検定でNF群との間に有意差があることを示す。

NF：無繊維－高脂肪飼料群，B：ビートファイバー飼料群（NFに飼料との置換えでビートファイバーを食物繊維として5％になるように添加）。

き，各食餌の直後の視床下部遺伝子発現を調べたところ，2回目の食餌の直後に食欲抑制ホルモンレプチンのレセプターである *Ob-Rb* 遺伝子発現の有意な増加が観察された。1回目および3回目の食餌の直後にもいくつかの遺伝子発現が有意に変動していたが，これらの食餌ではビートファイバーは摂取エネルギーに有意な影響を与えておらず，2食目の *Ob-Rb* 遺伝子発現の有意な増加を重視すべきと考えた。予想外なことに，対照として行った自由摂取の実験で

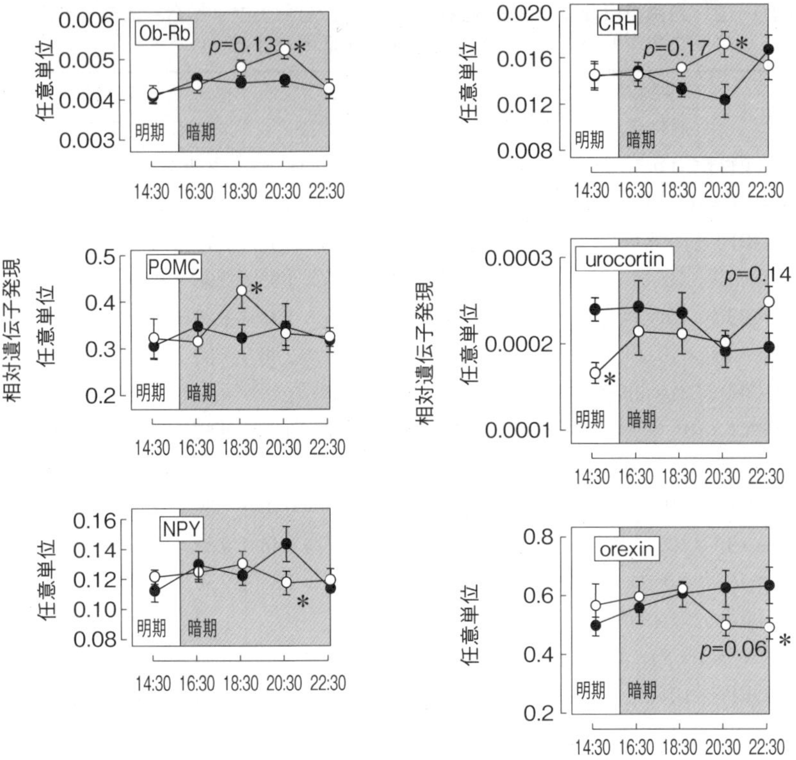

図10-4　ビートファイバー摂取による摂食繁忙期（暗期）の視床下部食欲関連遺伝子発現の変動（投稿準備中）

6週齢のSD系雄ラットを予備飼育の後4週間，AIN-93G組成の飼料のセルロースを除き，コーン油で油脂含量を20%まで強化した無繊維-高脂肪飼料（●）またはこれに飼料全体との置換えで食物繊維として5%となるようにビートファイバーを添加した飼料（○）を与えて，3：00〜15：00を明期とした明暗サイクル下で飼育した。各飼料群について8匹ずつ5組のラットを用意し，暗期開始30分前より3時間ごとに逐次解剖し視床下部をサンプリングした。

も同じ時間帯に*Ob-Rb*遺伝子発現の有意な増加が観察された。そこで自由摂取下で遺伝子発現の日周変動を調べたところ，図10-4に示すように無繊維-高脂肪飼料では摂食繁忙期を通じて大きな変動がなかったのに対し，ビートファイバー摂取では最も飼料摂取が頻繁な暗期の中ごろにピークとなるなだらかな変動がみられ，ピーク時には無繊維-高脂肪飼料群より優位に高い値となった。*Ob-Rb* 遺伝子発現の増加と同時またはこれに引き続いて，*Ob-Rb* にその発現が調節されていることが明らかになっている食欲抑制因子 CRH および POMC が有意に増加し，食欲促進因子 NPY が有意に低下した。これらより *Ob-Rb* の変動が引き金となって，視床下部の一群の食欲関連物質が摂取エネルギーを抑制する方向に傾いている可能性が示唆された。

（2）レプチンレセプター欠損動物ではビートファイバー摂取による飼料摂取量低下作用が消失した

レプチンは強力な食欲抑制ホルモンであり，長期的なエネルギー恒常性の維持にかかわっていることが明らかになっている少ないホルモンのひとつである。しかし表10-２や図10-４に示したようにビートファイバー摂取により視床下部 *Ob-Rb* の遺伝子発現が有意に増加することがわかったものの，その増加幅はそれほど大きなものではなく，摂取エネルギー低下に関与しているか確信が持てなかった。そこでレプチンレセプターの欠損動物による検証を試みた。Zucker-obese ラットは *Ob-Rb* 機能欠損により過食性の肥満を起こす動物である[4)]。Ob-Rb タンパク質自体は発現しているがアミノ酸配列のごく一部が間違っていることによりその機能が失われている。図10-４に示すように，ビートファイバーを５％添加した飼料を９週間にわたって Zucker-obese ラットに摂取させたが，摂取エネルギーは全く影響を受けなかった。これに対し，Zucker-obese ラットの原生種である Zucker-lean ラットで同様の実験を行うと摂取エネルギーは摂取２週目から飼育期間を通じて有意に低下した。また図10-５に示すように，Zucker-obese ラットでは視床下部の *Ob-Rb* 遺伝子発現にビートファイバーの影響はみられなかったが（Zucker-obese ラットでは *Ob-Rb* の機能は失われているがタンパク質自体は発現している），Zucker-lean ラットではビートファイバーの摂取により有意な増加がみられた。これにより *Ob-Rb* 遺伝子発現の変更が摂取エネルギーの低下に関与している可能性はかなり高くなったが，まだ食欲が過度に亢進している場合は，亢進の原因によらずビートファイバーが寄与する余地を広げている可能性は残る。そこで，

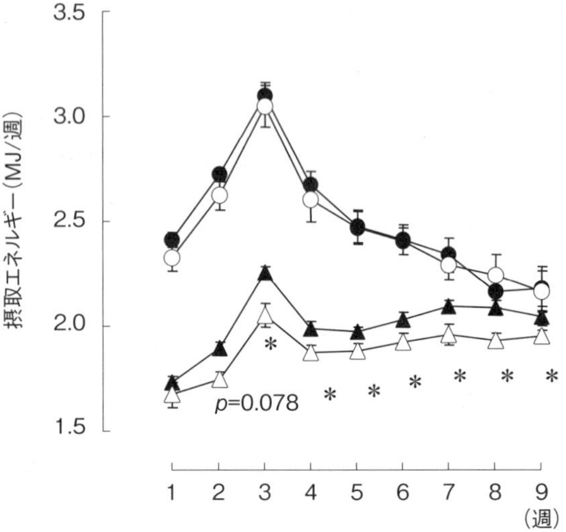

図10-5　レプチンレセプター欠損動物 Zucker-obese ラットではビートファイバーの摂取エネルギー低下作用は完全に消失した（投稿準備中）

6週齢の雄 Zucker-obese ラットまたはその原生種である Zucker-lean ラットを予備飼育の後8週間，AIN-93G 組成の飼料のセルロースを除き，コーン油で油脂含量を20％まで強化した無繊維-高脂肪飼料またはこれに飼料全体との置換えで食物繊維として5％となるようにビートファイバーを添加した飼料を与えて飼育した。

●：Zucker-obese ラット無繊維-高脂肪飼料群，○：Zucker-obese ラットビートファイバー添加飼料群，▲：Zucker-lean ラット無繊維-高脂肪飼料群，△：Zucker-lean ラットビートファイバー添加飼料群のデータ。付記した棒：標準誤差，＊：t-検定で無繊維-高脂肪食との間に有意差あり（$p<0.05$）。

レプチンレセプター欠損以外の要因で同様な過食性肥満を引き起こすモデルでの実験が必要と考えた。これについて図10-6に示すように，*Ob-Rb* は正常で，CCK レセプターの欠損により過食性の肥満を引き起こすことが知られている Otsuka Long Evans Fatty（OLETF）ラット[5]でもビートファイバーは摂取エネルギーを有意に低下させた。これらよりビートファイバーの摂取エネルギー低下作用に *Ob-Rb* 遺伝子発現増加が必須であることが確認された。食物繊維の摂取により中枢系の食欲制御あるいはエネルギー恒常性制御機構が変動し，摂取エネルギーを低下させた例はいまのところ報告されていない。ここま

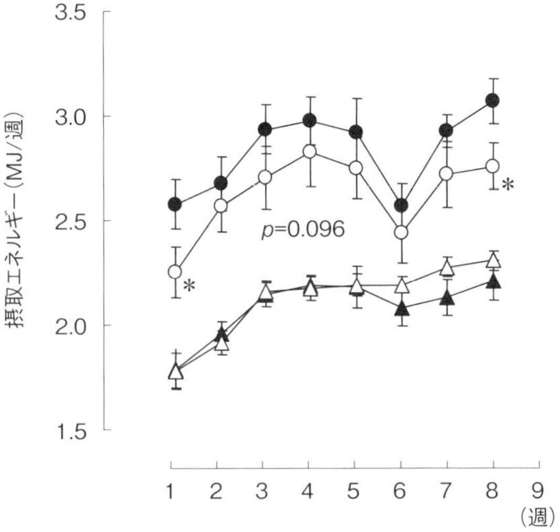

図10-6　CCK レセプター欠損動物 OLETF ラットでは正常動物と同様にビートファイバーの摂取エネルギー低下作用がみられた（投稿準備中）

6週齢の雄 OLETF ラットまたはその原生種である LETO ラットを予備飼育の後8週間，AIN-93G 組成の飼料のセルロースを除き，コーン油で油脂含量を20%まで強化した無繊維-高脂肪飼料またはこれに飼料全体との置換えで食物繊維として5%となるようにビートファイバーを添加した飼料を与えて飼育した。

●：OLETF ラット無繊維-高脂肪飼料群，○：OLETF ラットビートファイバー添加飼料群，▲：LETO ラット無繊維-高脂肪飼料群，△：OLEFT ラットビートファイバー添加飼料群のデータ。付記した棒：標準誤差，＊：t-検定で無繊維-高脂肪食との間に有意差あり（$p<0.05$）。p 値を付記したデータは筆者らが差がある傾向があるととらえたものである。

で述べた知見は世界的にも非常に新しいと考えている。

5．おわりに

なぜビートファイバーが *Ob-Rb* 遺伝子発現を増加させるかは，いまのところわからないが，食物繊維の何らかの刺激を受けた消化管がホルモンあるいは神経系のシグナルとしてその情報を発信し，これが直接的または間接的に *Ob-Rb* 遺伝子発現を促進しているのはほぼ間違いないと思われる。イヌリンやレジスタントスターチを添加した飼料を摂取するとコントロール群に比べて飼料摂取量が低下し，このときGLP－1の血中濃度や消化管粘膜の遺伝子発現が上昇したことが報告されている[6,7]。これらの報告では下部消化管で食物繊維やレジスタントスターチが発酵して発生した短鎖脂肪酸が血中を介して上部消化管でのGLP－1の発現を刺激していると考察されている。しかし筆者らが実験したかぎり胃のグレリン遺伝子発現や血中GLP－1濃度にはビートファイバーに対する明確な応答はこれまでのところみられていない。ビートファイバーについてはこれらの報告とは異なる機構であろうと考えられる。CCKが血液－脳関門におけるレプチンの透過性を増加させることが報告されている[8]。新しい知見で詳細な機構はまだ不明だが，レプチンレセプターの増加が関与している可能性は高い。データは示さないが，小腸のCCKの遺伝子発現がビートファイバーの摂取により増加することも筆者らは観察している。しかしこれについても，先に示したようにCCK感受性が欠損したOLETFラットでもビートファイバーは飼料摂取量を低下させており，CCKが関与している可能性はいまのところ低いと考えている。今後，その他ホルモンおよび神経系のシグナルの関与を検討し，機構を解明したい。

文　献

1）Howarth N.C., Saltzman E. and Roberts S.B.：Dietary fiber and weight regulation., Nutr Rev 2001；59 (5)；129–139.

2）Burton–Freeman B.：Dietary fiber and energy regulation. J Nutr 2000；130 (2S Suppl.)；272S–275S.

3）Konturek S.J., Konturek J.W., Pawlik T. et al.：Brain–gut axis and its role in the control of food intake. J Physiol Pharmacol 2004；55 (1)；137–154.

4）Beck B.：Neuropeptides and obesity. Nutrition 2000；16 (10)；916–923.

5）Sheng B. and Moran T.H.：Actions of CCK in the controls of food intake and body weight：lessons from the CCK–A receptor deficient OLETF rat. Neuropeptides 2002；36 (2–3)；171–181.

6) Keenan M.J., Zhou J., McCutcheon K.L. et al.：Effects of resistant starch, a non-digestible fermentable fiber, on reducing body fat. Obesity (Silver Spring) 2006；14 (9)：1523-1534.

7) Reimer R.A. and Russell J.C.：Glucose tolerance, lipids, and GLP-1 secretion in JCR：LA-cp rats fed a high protein fiber diet. Obesity (Silver Spring) 2008；16 (1)：40-46.

8) Cano V., Merino B., Ezquerra L. et al.：A cholecystokinin-1 receptor agonist (CCK-8) mediates increased permeability of brain barriers to leptin. Br J Pharmacol 2008；154 (5)：1009-1015.

第11章　消化管下部機能とルミナコイド

奥　恒 行[*1]，中 村 禎 子[*1]

1．食物繊維による排便調節と高浸透圧性下痢改善

食物繊維や難消化性オリゴ糖などの難消化性糖質には排便を調節する作用がある。排便調節は，難消化性糖質摂取による腸内細菌叢の改善や腸内細菌代謝産物の変化が直接的あるいは間接的に作用して，排便促進や便性状の改善，下痢の抑制や症状改善などに関与している。

（1）下痢の定義とおもな下痢誘発要因

WHOでは下痢の定義を「1日に少なくとも3回以上の軟便または水溶性便があること，またはその人の正常排便に比べて排便頻度が高いこと」としている[1)]。下痢はその機序から，表11-1に示すように浸透圧性下痢，分泌性下痢，消化管内容物の通過時間異常による下痢に大別される[2)]。さらに，下痢は消化管粘膜損傷や消化管運動の異常によっても誘発される。難消化性糖質による下痢抑制は，浸透圧性下痢ならびに分泌性下痢に対して発現すると考えられている。

（2）難消化性オリゴ糖・糖アルコールによる高浸透圧性下痢誘発と下痢抑制作用

食物繊維や難消化性オリゴ糖は特定保健用食品の関与成分として利用されて

*1長崎県立大学大学院人間健康科学研究科

表11－1　下痢発症のおもな機序

浸透圧性下痢	難吸収性物質 原発性二糖類水解酵素活性低下または欠損 二次性二糖類水解酵素活性低下
分泌性下痢	緩下剤 細菌性毒素 消化管内ウイルス感染 ジヒドロキシ胆汁酸 脂肪酸 ホルモンによる影響 神経性
消化管運動の変化・異常	胃内容排出の促進 細菌性異常発酵に関連する消化管運動の遅延 過敏性腸症候群
消化管粘膜損傷	消化管内の感染 慢性的大腸炎 熱帯スプルー，貧血，虚血

文献２）より改変。

おり，これらの食品には“お腹の調子を整える”ことを表示し，主として便秘傾向や排便状態の改善を目的としている[3]。排便促進を目的として用いる難消化性オリゴ糖・糖アルコールは，単回に大量摂取すると高浸透圧性下痢を誘発することがある。この発症機序は乳糖不耐症と同じで，消化されない難消化性オリゴ糖・糖アルコールが大腸へ到達することによって消化管腔内の浸透圧が高まるために誘発される。天然の食物繊維は，高分子で膨潤性があり，嵩が大きくなるために大量摂取することは困難であり，また消化管腔内浸透圧も上がり難いので，高浸透圧性下痢を誘発することはない。ただし，加工食品素材として人工的に開発された低分子食物繊維（平均分子量1,500～3,000）は単糖やオリゴ糖を含んでいるために，大量摂取すると下痢を誘発することがある[4,5]。

一方，異なる要因による下痢症に対する難消化性糖質の改善作用は，それが有用なプレバイオティクスであることを示している。難消化性糖質による下痢抑制作用はコレラ，経管栄養療法下の高齢者，小児下痢症，低栄養児の下痢症，旅行者下痢症などにおいてその有効性が認められている[6-9]。これに対し，乳酸菌などを用いるプロバイオティクスでは，過敏性大腸炎（irritable bowel disease：IBD）などをはじめ小児下痢症や抗生物質起因性下痢症，化学療法起因性下痢症などに対する有効性が報告されている[10-13]。プレバイオティクスによって目的とする腸内細菌を増殖させることができれば，プロバイオティクスで効果が認められた下痢に対してもプレバイオティクスの効果が期待できる。

しかし，腸内細菌を介して食物繊維や難消化性オリゴ糖が排便状態の調節にどのようにかかわっているか，その全貌はまだ明らかになっていない。排便状態の調節にかかわる要因は，腸内細菌叢の変化である。また，排便状態へ及ぼす腸内細菌代謝産物の影響については，次のように考えられている。難消化性オリゴ糖などを摂取すると，短鎖脂肪酸などの酸性物質が産生して消化管腔内が酸性側に傾くために酸耐性の弱い病原菌などの増殖が抑制される。また，短鎖脂肪酸産生によって管腔内浸透圧が高くなり，消化管運動が促進されて緩下作用を誘発する。さらに，短鎖脂肪酸は直接上皮細胞のエネルギー源として利用され，細胞増殖を促進する。この作用はn-酪酸が最も強い。一方，コハク酸などの有機酸は下痢誘発に深くかかわっているとされており[2]，またブタを用いた抗生物質起因性下痢症の研究ではコハク酸と乳酸の蓄積が大腸上皮組織へ影響を及ぼすことも明らかにされている[14]。

（3）難消化性オリゴ糖・糖アルコール摂取による高浸透圧性下痢に対する食物繊維の抑制作用

表11-2は，マルチトールやラクチトールの摂取によって誘発した高浸透圧性下痢に対して，グアガム部分分解物を同時摂取させると下痢が抑制されることを示したものである[15]。この実験では，各被験者にマルチトールあるいはラクチトールを低用量（10g）から5gごとに増加して順次摂取させ，その被験者の最小下痢誘発量を求める。例えば，10g摂取で下痢を誘発しなかった場合には，1週間以上の間隔を空けて次の15gを摂取させる。10g摂取後に下痢を誘発した場合には，10gをそのヒトの最小下痢誘発量とする。表11-2は，マルチトール摂取では最大摂取量の45gまでに被験者の85.3%が下痢を誘発し，

表11－2　マルチトールまたはラクチトール摂取によって誘発される高浸透圧性下痢に対するグアガム部分分解物同時摂取による抑制作用

	マルチトール	ラクチトール
下痢発症率（%）	85.3（29/34）	100（22/22）
下痢抑制率（%）		
グアガム部分分解物５g 添加	35.7（10/28）	36.8（7/19）
グアガム部分分解物10g 添加	72.2（13/18）	－
累積下痢抑制率（%）	82.1（23/28）	－

（　）内の数値は，被験者の実数を示す。各被験者における最小下痢誘発量にグアガム部分分解物を添加して同時摂取させた。

ラクチトール摂取では100%が下痢を誘発したことを示している。各被験者の最小下痢誘発量にグアガム部分分解物を５g あるいは10g 添加して摂取させ，下痢抑制効果を観察したところ，グアガム５g 添加では被験者の約36%に下痢抑制が観察され，グアガム添加量を10g に増加させると下痢抑制効果は82%に増加した。

このような高浸透圧性下痢に対する抑制効果は，グアガム部分分解物に特有な作用ではなく，不溶性食物繊維であるセルロースや低分子化アルギン酸ナトリウムを用いた場合にも観察される[16)]。食物繊維による下痢抑制効果の作用機序は明らかではないが，食物繊維と難消化性オリゴ糖・糖アルコールの同時摂取によって溶液の粘度が変化することや浸透圧が変化することとは無関係のようである。ラットを用いた実験において，セルロースまたは低分子化アルギン酸ナトリウムをマルチトールやラクチトール溶液に添加したものを胃内投与すると，マルチトールやラクチトールの胃からの排出が遅延する。胃から十二指腸への移行がゆっくり行われると，浸透圧の急激な上昇はなくなるために，下痢が抑制されると推察している[16)]。グアガム部分分解物などの水溶性食物繊維の下痢抑制作用は臨床の場においても観察されている。また，高齢者に発症する下痢症や小児下痢症に対して経管栄養剤へ食物繊維を添加すると下痢症の改善が観察されるという。この機序のひとつとして，消化管粘膜上皮細胞の増殖促進が考えられている[17－20)]。

現在，医療技術の進歩や栄養ケア・マネージメント（nutrition care and

management：NCM）の導入などによって経管栄養療法に対する認識が高まり，その技術はめざましい進歩を遂げている。しかしながら，経管栄養療法を実施するにあたって，高浸透圧性下痢のほかに原因不特定の下痢症がしばしば観察されている。水溶性ならびに不溶性食物繊維のいずれにおいても，高浸透圧性下痢に対する抑制効果が認められるので，この新しい機能を利用した経管栄養剤の改良・開発は，この未解決の問題をクリアーできるかもしれない。また，難消化性オリゴ糖や糖アルコールの腸内細菌叢改善効果を利用した経管栄養剤や加工食品の開発も新しいアプローチになると期待できる。

（4）難消化性オリゴ糖の下痢改善作用

1）小児下痢症に対するフルクトオリゴ糖の改善作用

筆者らは，フルクトオリゴ糖長期摂取による小児下痢症に対する抑制効果を観察するために，バングラデシュ国際下痢症研究所（The International Centre for Diarrhoeal Disease Research, Bangladesh：ICDDR, B）との共同研究を行った。表11－3，4は，バングラデシュの首都ダッカ市郊外のスラム街に在住する25～59カ月の小児150名を2群に分け，無作為抽出二重盲検プラセボコントロール試験を行った結果である[21)]。フルクトオリゴ糖2gまたはグルコース1gをやや低張に調製した栄養補液50mLに溶解して毎日摂取させ，摂取開始3カ月後と6カ月後までの下痢発症ならびに下痢症状に対する改善効果な

表11－3　バングラデシュスラム街の小児にフルクトオリゴ糖を6カ月間継続摂取させた場合の体重，身長ならびに上腕位増加に及ぼす影響

	FOS（n=64）	プラセボ（n=69）
体重増加（kg）	0.86（0.55）	0.89（0.48）
身長増加（cm）	2.76（0.71）	2.73（0.68）
上腕位増加（cm）	0.24（0.39）	0.27（0.41）
下痢発症数（人）	39	44
持続性下痢発症数（人）	1	2

FOS：フルクトオリゴ糖。数値は平均値と（標準偏差）を表す。フルクトオリゴ糖群とプラセボ群との間に有意差は認められなかった。

表11－4　バングラデシュスラム街の小児における下痢発症および下痢症状改善に及ぼすフルクトオリゴ糖継続摂取による影響

	FOS 群	プラセボ群	p 値
累積下痢発症回数	1.3（1.6）	2.0（2.8）	0.098
累積下痢日数	3.3（4.9）	6.3（10.8）[a]	0.039
下痢１エピソード当たりの下痢日数	2.5（1.8）	3.2（2.4）[b]	0.008
下痢日当たりの下痢便排泄回数	2.5（1.7）	2.2（1.4）	0.096
血便発症回数	1	1	1.000
粘液便発症回数	9	14	0.365

FOS：フルクトオリゴ糖。数値は平均値と（標準偏差）を表す。[a, b]：フルクトオリゴ糖２gを25～59カ月齢の小児に毎日６カ月間継続摂取させた結果，FOS 群の累積下痢日数ならびに下痢１エピソード当たりの下痢日数は，プラセボ群（グルコース摂取群）と比較して有意に少なかったことを示す。

らびに成長・発育に及ぼす影響を比較・検討した。その結果，フルクトオリゴ糖群では６カ月間の累積下痢日数ならびに下痢１回発症当たりの下痢日数が有意に低下し，下痢に対する改善効果が観察された。

開発途上国では病原性下痢症だけではなく原因不特定の下痢症が頻発している。2009年の WHO の報告によると，下痢による５歳未満の小児死亡率は肺炎に次いで第２位にあげられている[1)]。開発途上国における下痢発症予防には，上水道の整備，衛生状態の改善や衛生教育のほかに，亜鉛補給とビタミン A 補給が重要であるとされている[22－25)]。下痢への対症療法としては経口補液療法（oral rehydration salt therapy：ORT）が重要で，適確な経口補液療法は小児下痢症による死亡率を確実に低下させる[1)]。ICDDR, B は世界ではじめて経口補液（oral rehydration solution：ORS）を開発し，現在もその改良を積極的に行っている。下痢症の改善には等張の ORS に比較してやや低張の ORS のほうが効果的であることを明らかにし，また ORS に水溶性食物繊維を添加することによって下痢症が効果的に改善することも明らかにしている。フルクトオリゴ糖などの難消化性オリゴ糖は，小児を対象とした飲料や菓子類へ添加することが可能である。医薬品に比べて安価で，管理が簡便な難消化性オリゴ糖含有加工食品が開発途上国に発症する小児下痢症改善に寄与できる可能性を秘めている。

2）旅行者下痢症に対する難消化性オリゴ糖の抑制効果

旅行者下痢症は健常人が罹患する急性下痢症のひとつで，わが国では東南アジアへの旅行者の60%以上に旅行者下痢症の発症が認められている[26)]。三井らは，タイのバンコク市を訪問した327名の日本人に対する横断的研究を行い，日本からタイへ直行した旅行者においては到着3日目に下痢発症が最も高いこと，下痢発症者の38%は持参した薬を服用し，現地で薬を購入したのは35 %であり，重症例を除いた人の47～50%は治療をせずに休養のみをしていたこと，またバンコク市への入国者の渡航経緯はさまざまであることなどを明らかにしている[27)]。

この旅行者下痢症に対して難消化性オリゴ糖の抑制効果を観察したCummingsらの報告では，フルクトオリゴ糖を摂取させたが旅行者下痢症に対して有意な改善効果は観察されていない。その理由として，旅行においてはアルコール摂取量が日常生活より多くなること，旅行先では食べ慣れない食品を摂取すること，生活が不規則になることなどのために下痢が発症しやすくなり，フルクトオリゴ糖の下痢抑制効果が十分に発現できなかったのではないかと考察している[28)]。この旅行者下痢症に対する難消化性オリゴ糖の抑制効果は腸内細菌叢の改善を介して発現するものであり，医薬品のような即効的な効果ではないので，旅行者の属性のばらつきや多様な生活行動などの影響により左右されやすいことが考えられる。しかし，2009年のガラクトオリゴ糖混合物を用いた旅行者下痢症に対する実験では，有意な改善効果が観察されている[29)]。食物繊維やオリゴ糖などの難消化性糖質摂取による下痢抑制効果は食品へ利用できるので，その応用範囲が広がり健康の保持・増進ならびに疾病予防への利用範囲の拡大が期待できる。

2．難消化性糖質摂取による盲腸ならびに結腸の増大と可逆性

（1）難消化性糖質摂取時の大腸の役割

経口摂取した難消化性糖質は分解されることなく大腸へ到達し，そこに棲息

する腸内細菌によって利用されることにより宿主の健康に有用な影響をもたらしている。

大腸は，蠕動運動のほかに膨起往復運動，分節推進運動，多膨起推進運動によって調節されており，回盲部では括約筋末端が回盲弁を形成し，盲腸部から回腸部への逆流を耐圧50cmHg で制御している。大腸の生理的機能は主として次の３つである。すなわち，①水分と電解質の吸収，②腸内細菌叢の維持，③糞便の貯留と排泄である。結腸の組織はこれに適した構造となっており，結腸管腔内上皮は小腸粘膜に比較すると極めて平坦で，杯細胞（goblet cell）が発達して多く分布している[30]。食物繊維や難消化性オリゴ糖などを経口摂取すると，小腸での未消化物が結腸へ到達し，そこに棲息する腸内細菌によって発酵を受けて代謝される。この腸内細菌による発酵ならびにそれらの代謝産物の吸収は主として上行結腸および近位横行結腸において行われる[31]。一方，遠位横行結腸から下行結腸にかけての部位は，未発酵物や腸内細菌を貯留して糞塊を形成し，直腸を経て排出する。

（２）難消化性糖質経口摂取による盲腸ならびに結腸の過形成と可逆性

ラットなどの実験動物における盲腸ならびに結腸組織の増大は，食物繊維や難消化性オリゴ糖・糖アルコールの経口摂取，抗生物質投与，ポリエチレングリコールやカオリンなどの摂取によって生じることが明らかにされており，無菌ラットにおいても同様な増大が観察されている。

表11－５に示すように，ラットへ20％グルコマンナンまたは20％セルロース食を８週間経口摂取させると，盲腸および結腸組織重量が対照群に比べて有意に重くなり，粘膜の Na^{+}/K^{+} ATPase 比活性が高くなる[32]。難消化性糖質をラットやマウスに摂取させた実験では，ほぼすべての実験で盲腸および結腸の増大が観察されている。表11－６は，盲腸および結腸組織重量の増大がどのような機序で生じるかを観察するために，盲腸ならびに結腸粘膜の DNA 量，RNA/DNA 比ならびにタンパク質 /DNA 比を測定した結果である。セルロース摂取では総 DNA 量が対照群に比べて有意に増加したことから，組織の増大

表11－5　ラット盲腸および結腸組織重量へ及ぼすグルコマンナンまたはセルロース含有飼料摂取の影響

	コントロール群	グルコマンナン 20%群	セルロース 20%群
体重（g）	271±7	243±9	283±10
盲腸組織			
湿重量（g）	0.478±0.011	1.428±0.098[c, d]	0.610±0.040[a]
体重に占める盲腸湿重量の比率(%)	0.177±0.023	0.587±0.024[c, d]	0.216±0.012
結腸組織			
湿重量（g）	0.673±0.011	0.835±0.043[b, d]	1.133±0.030[c]
体重に占める結腸湿重量の比率(%)	0.268±0.023	0.345±0.019[a]	0.404±0.019[b]

数値は平均値と標準誤差を表す（n=6）。グルコマンナンまたはセルロースをそれぞれ20%含有する飼料で８週間飼育した。[a, b, c]：コントロール群に比較してそれぞれ，$p<0.05$，$p<0.01$，$p<0.001$で有意差があったことを示す。[d]：セルロース群に対して$p<0.01$で有意差があったことを示す。

表11－6　ラット盲腸および結腸粘膜総DNA，RNA/DNA比，タンパク質/DNA比へ及ぼすグルコマンナンまたはセルロース含有飼料摂取の影響

		コントロール群	グルコマンナン 20%群	セルロース 20%群
盲腸	総DNA（mg）	1.32±0.04	3.47±0.18[c, e]	1.95±0.10[c]
	RNA/DNA比	1.20±0.05	1.56±0.11[a]	1.30±0.06
	タンパク質/DNA比	14.2±0.40	17.4±0.50[c, d]	15.3±0.60
結腸	総DNA（mg）	1.07±0.18	1.70±0.11[a]	2.00±0.16[b]
	RNA/DNA比	1.70±0.11	1.87±0.15	2.12±0.19
	タンパク質/DNA比	18.7±1.20	1.82±1.00	19.7±1.40

数値は平均値と標準誤差を表す（n=6）。飼育条件は表11－5に同じ。[a, b, c]：コントロール群に比較してそれぞれ，$p<0.05$，$p<0.01$，$p<0.001$で有意差があったことを示す。[d, e]：セルロース群に対してそれぞれ$p<0.05$，$p<0.01$で有意差があったことを示す。

は細胞数の増加による過形成（hyperplasia）である。また，グルコマンナン摂取ではDNA量とともにタンパク質/DNA比が大きくなっており，過形成と同時に肥大（hypertrophy）も起こることが示されている[32)]。20%グルコマンナン食摂取と同時に^{14}C－ロイシンと^{3}H－チミジンを腹腔内投与した実験では（図11－1），^{14}C－ロイシンの盲腸組織への移行は飼料摂取48時間後より有

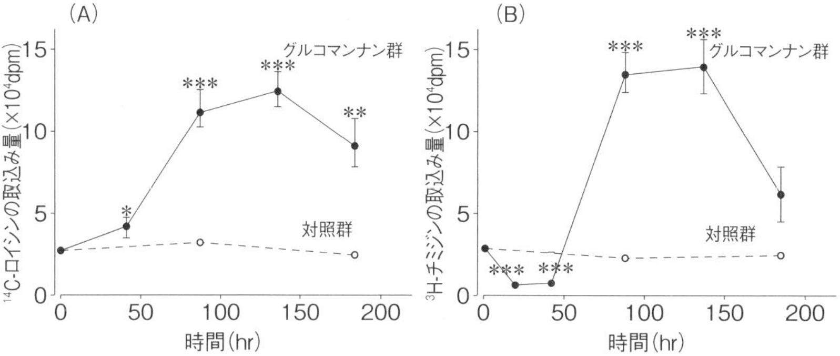

図11－1　ラットへグルコマンナンを摂取させたときの盲腸粘膜への^{14}C－ロイシンならびに^{3}H－チミジン取込みの経時的変化

グラフの数値は平均値と標準誤差を表す（n=4）。グルコマンナン20%含有飼料で飼育したラット（体重160～170g）へ15μCi ^{14}C－ロイシンと10μCi ^{3}H－チミジンを含む生理的食塩水0.5mLを腹腔内投与した。*，**，***：コントロール群に比較してそれぞれ，$p<0.05$，$p<0.01$，$p<0.001$で有意差のあったことを示す。

意に誘導されている。また，組織の増大に伴って，グルコマンナンを摂取させたラットの盲腸および結腸粘膜のマルターゼ総活性は高くなっている[33]。盲腸および結腸組織の増大は難消化性糖質の代謝ならびに腸内細菌代謝産物の吸収亢進に対応する適応と考えられる。一方，^{3}H－チミジンのDNAへの取込みは摂取40時間後まで一時的に低下した後有意に増加し，RNA/DNA比とタンパク質/DNA比が摂取16時間後に増加している。このことは，グルコマンナンに曝露されることにより，摂取直後では一時的に盲腸組織の肥大が誘導され，その後に過形成が誘導されると考えられる。これらの結果は，難消化性糖質含有飼料を用いてラットを4～5日以上飼育した後に観察される盲腸および結腸組織の増大は，細胞サイズの増大による肥大（hypertrophy）ではなく，細胞数増加による過形成（hyperplasia）であることを示している。

さらに，20%セルロース食ならびに20%グルコマンナン食をラットへ4週間摂取させた後，コントロール食に切り替えて1，2，4週間飼育し，盲腸および結腸組織へ及ぼす影響を観察した結果，飼料切り替え1週間後に，DNA量，RNA/DNA比，タンパク質/DNA比のいずれも対照群との差異がなくなって

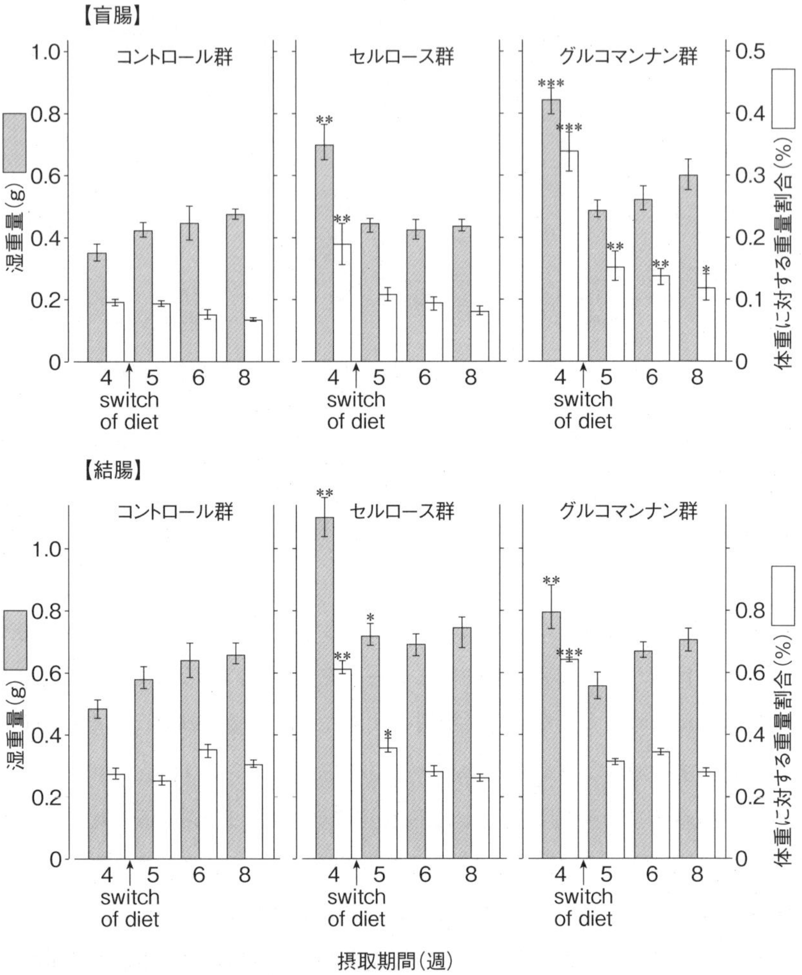

図11-2　ラット盲腸と結腸組織重量に及ぼすグルコマンナンまたはセルロース摂取ならびにそれらの摂取停止の影響

グラフの数値は平均値と標準誤差を表す（n=6）。それぞれの食物繊維を20%含有する飼料で4週間飼育後，コントロール飼料に切り替えて飼育した。*，**，***：コントロール群に比較してそれぞれ，$p<0.05$，$p<0.01$，$p<0.001$で有意差のあったことを示す。

いる（図11-2）。このことは，盲腸および結腸組織の変化が可逆的であることを示している[34]。Newbeme らも，ラット，ハムスター，イヌを用いて同様

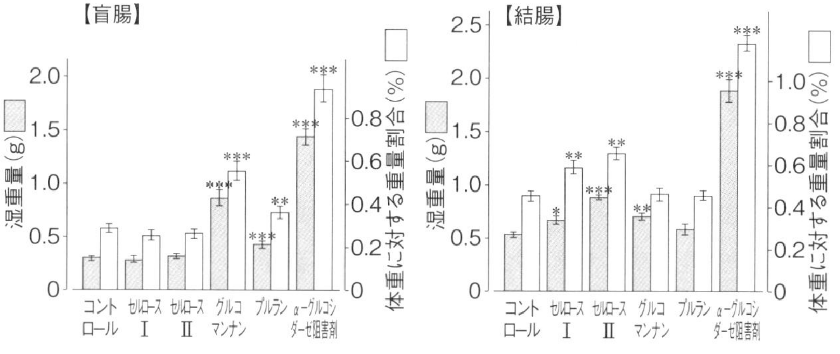

図11－3　ラット盲腸および結腸組織重量に及ぼす水溶性または不溶性食物繊維ならびにα-グルコシダーゼ阻害剤の影響

グラフの数値は平均値と標準誤差を表す(n=6)。それぞれの食物繊維20%ならびにα-グルコシダーゼ阻害剤を0.075%含有する飼料で8週間飼育した。

*，**，***：コントロール群に比較してそれぞれ，$p<0.05$，$p<0.01$，$p<0.001$で有意差のあったことを示す。

の実験を行い，難吸収性糖アルコールであるソルビトール，マンニトール，キシリトール，難消化性糖アルコールであるラクチトール，乳糖，化学修飾食物繊維，ポリデキストロースの摂取では，軟便もしくは下痢が観察されると同時に，盲腸および結腸組織の過形成が起こり，その変化が可逆的であることを報告している[35]。

図11－3は，グルコマンナンやプルランなどの水溶性食物繊維の場合には盲腸への影響が顕著であり，セルロースなどの不溶性食物繊維では結腸における変化が顕著であることを示している[36]。Jacobsらは1981年，小麦ふすま20%添加食をラットへ２週間摂取させ，遠位結腸組織重量が増加することならびに結腸クリプトが深くなること，また遠位結腸粘膜上皮細胞には過形成が起こるが近位結腸ではRNAが減少することから，不溶性食物繊維は遠位消化管への影響が大きいことを報告している[37]。

（3）α-グルコシダーゼ阻害剤および抗生物質の投与によって観察される盲腸の増大

ヒトにおいて糖尿病治療薬であるアカルボースやボグリボースなどのα-グ

ルコシダーゼ阻害剤を服用すると，腹部膨満感や腹鳴の症状が観察され，呼気へ水素ガスが排出される[38-40]。このような腹部症状や呼気水素ガス排出は植物性食品に含まれるα-グルコシダーゼ阻害作用を持つ成分（桑葉抽出物や大豆成分など）と糖質を同時摂取した場合にも観察される[41-43]。これはα-グルコシダーゼ阻害剤によってデンプンやショ糖などの消化が阻害され，その糖質が難消化性糖質を摂取した場合と同じ機序で大腸へ到達し，腸内細菌によって発酵を受けることを裏付けている。図11-3に示すように，ラットへアカルボースを経口摂取させると，難消化性糖質摂取の場合に比べて顕著な盲腸および結腸組織重量の増大が観察される。一方，Holt らは，アカルボースを1年間投与した糖尿病患者において，呼気水素ガスが排出されること，糞便中の短鎖脂肪酸量は結腸新生物リスクマーカーの増殖と逆相関すること，直腸組織の増殖や過形成は誘発しないことを報告している。しかし，ヒトにおける難消化性糖質の発酵は主として近位結腸において行われるとすれば，Holt らが報告した直腸バイオプシーによる結果とは異なることが推測される。ヒト結腸組織の形態学的観察は倫理的に困難があるが，α-グルコシダーゼ阻害剤などを継続的に投与した場合には，消化管腔内容物量が多くなるので何らかの組織変化が生じるものと考える。

抗生物質投与ラットでは盲腸組織および盲腸内容物重量の顕著な増加が認められ[44]，また，宮川らによる無菌ラットを用いた詳細な観察においても盲腸組織および盲腸内容物重量の顕著な増加が観察され，組織の増大が生じている[45]。

3．食物繊維のエネルギー評価

平成15（2005）年4月，厚生労働省は17種類の食物繊維素材について食物繊維のエネルギー換算係数を提示した（表11-7）。これより以前は，日本食品標準成分表の改訂に伴って，食物繊維のエネルギー換算係数は暫定的に1g当たり0kcalまたは4kcalとなっていた。その要因は食物繊維のエネルギー

表11－7　栄養表示に定める食物繊維素材のエネルギー換算係数

食物繊維素材名	エネルギー換算係数(kcal/g)
寒天 キサンタンガム 低分子化アルギン酸ナトリウム サイリウム種皮 ジェランガム セルロース ポリデキストロース	0
アラビアガム 難消化性デキストリン ビートファイバー	1
グアガム（グアフラワー，グァルガム） グアガム酵素分解物 小麦胚芽 湿熱処理デンプン（難消化性デンプン） 水溶性大豆食物繊維（WSSF） タマリンドシードガム プルラン	2

この通知は，平成15年4月1日より適用する。ただし，平成15年9月30日までに製造された食品に含まれる食物繊維のエネルギー換算係数については，0 kcal/g または 4 kcal/g を用いて計算することができる。

評価方法が確立されておらず，エネルギー量が明らかになっていないことであった。日本食物繊維学会は厚生労働省からの委託を受け，食物繊維のエネルギー評価に関する基本的概念を構築した。

そのため，食物繊維を含む難消化性糖質の生体における代謝に基づいたエネルギー換算係数を策定した。この考え方に基づいて，29種類の食物繊維について動物実験や *in vitro* における実験結果をレビューした結果，表11－7に示す食物繊維についてのエネルギー換算係数が策定された[46)]。その後，表11－7に示す食物繊維を用いてヒトにおける呼気水素ガス排出試験を実施した結果，動物実験結果に基づいたエネルギー換算係数とは異なるものが存在することが明らかになった。食物繊維のエネルギー換算係数は平成15年の通知以来見直し作業は行われていないため，今後再検討する必要がある。

（1）難消化性糖質の代謝的特徴とエネルギー換算係数の考え方[4)]

食物繊維を含む難消化性糖質の代謝経路は図11-4のようになる。経口摂取した食物繊維は小腸における消化を受けることなく大腸へ到達する。そこで腸内細菌による発酵を受け，短鎖脂肪酸，水素ガス，炭酸ガス，メタンガスなどへ代謝される。このうち短鎖脂肪酸が消化管上皮細胞から吸収され，肝臓，筋肉などの臓器において代謝されてエネルギーへ転換される。ヒトにおいて，難消化性糖質が腸内細菌によって発酵を受けると呼気へ水素ガスが排出され，酢酸の血中濃度もこれに伴って変化する。このことは，食物繊維のエネルギーが0 kcal/gではないことを示すと同時に，発酵の程度によって宿主へのエネルギー寄与率が異なることを示している。難消化吸収性甘味糖質や難消化性糖質のエネルギー換算係数は，小腸における消化性と大腸における発酵性を考慮して策定されている。しかし，食物繊維は消化されないので，有効エネルギーは

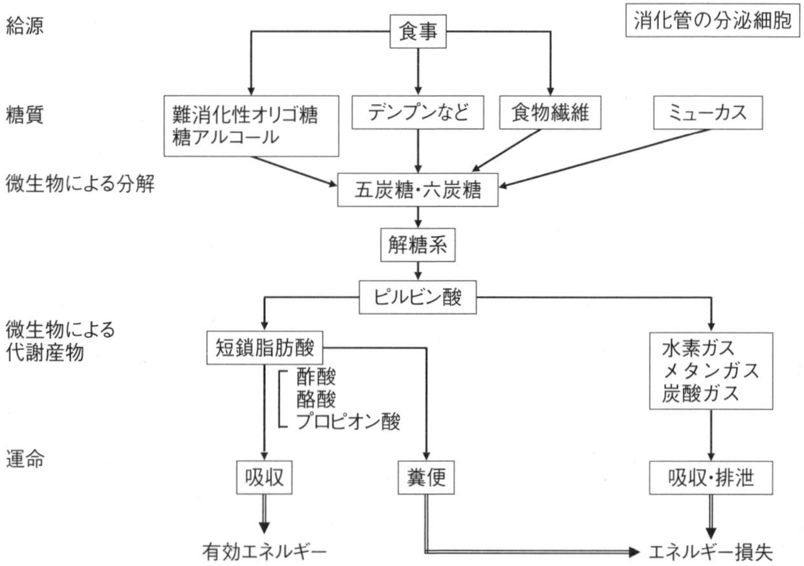

図11-4　難消化性糖質の代謝の特徴

発酵性に依存する。発酵性の評価はヒトや動物を用いて呼気へ排出される水素ガス量や糞便培養，盲腸内容物の培養によって推定することができる。しかし，腸内細菌叢は動物種によってその特徴が異なり，また，ヒトでは個体差が著しく，食事やストレス，年齢など多くの影響を受けるため，ヒトにおける食物繊維の真の発酵性を測定することは極めて難しい。現時点では，個体差や変動要因を可能な限り少なくした条件下において，ヒトを対象とした呼気水素ガス試験とヒト糞便培養を実施し，その結果を用いて食物繊維のエネルギー推算値を算出している。

表11－8は，食物繊維の代謝に基づいた有効エネルギー量と発酵分解率の関係を示したものである。すでに策定されているオリゴ糖や糖アルコールのエネ

表11－8　有効エネルギー量と発酵分解率の関係

0 kcal/g	発酵分解率が25％未満のもの（0～25％） 0～＜0.5kcal/g 2 kcal/g ×＜0.25＝＜0.5	四捨五入して0 kcal/g
1 kcal/g	発酵分解率が25％以上，75％未満のもの（25～75％） 0.5～＜1.5kcal 2 kcal/g ×0.25＝0.5 2 kcal/g ×＜0.75＝＜1.5	四捨五入して1 kcal/g
2 kcal/g	発酵分解率が75％以上，100％までのもの 1.5～2 kcal/g　（75～100％） 2 kcal/g ×＞0.75＝＞1.5	四捨五入して2 kcal/g

表11－9さまざまな研究者による糖質の発酵式

1．$58C_6H_{12}O_6$→62酢酸＋22プロピオン酸＋16酪酸＋60.5炭酸ガス＋33.5メタンガス＋27水＝2.78kcal/g　[Hungate, 1966]

2．$34.5C_6H_{12}O_6$→48酢酸＋11プロピオン酸＋5酪酸＋34.25炭酸ガス＋23.75メタンガス＋10.5水＝2.70kcal/g　[Miller & Wolin, 1979]

3．$58C_6H_{12}O_6$＋36水→60酢酸＋24プロピオン酸＋16酪酸＋92炭酸ガス＋256［H］＝2.86kcal/g　[Liversy& Elia, 1988]

4．$37.73C_6H_{12}O_6$→34.5酢酸＋9.7プロピオン酸＋8.6酪酸＋38.2炭酸ガス＋18.8メタンガス＋$6.13C_6H_{10}O_3$＝2.51kcal/g　[Smith & Bryant, 1979]

4式の平均値＝2.71kcal/g。

ルギー換算係数は，表11－9のような発酵式に基づいて算出され，ラクチュロースやフルクトオリゴ糖のように大腸内でほぼ完全に発酵を受けて代謝される場合の有効エネルギー量は，1g当たり2kcalとしている。研究者によって発酵式の係数が顕著に異なっているが，算出された物理的燃焼値には大きな差異はないため，これらの式による物理的燃焼値の平均値を求めると，2.71kcal/gとなる。大腸に到達した糖質の約15%は菌体成分に取り込まれて糞中に排泄されるので，2.71kcalの85%に当たる約2.3kcalが短鎖脂肪酸由来の有効エネルギー量となる。運用に当たっては，これを整数化して1g当たり2kcalとしている。

（2）文献に基づくエネルギー換算係数[46)]

食物繊維のエネルギー評価はこの発酵式に基づく考え方に従い，1g当たり0，1，2kcalのカテゴリーに分類することとした。このとき，食物繊維の定量は日本食品標準成分表の定量法であるProsky変法やAOAC公定法に準じて行うことを原則とし，①水溶性食物繊維のうち完全に発酵を受けるものを2kcal/g，②発酵を受けない不溶性食物繊維は0kcal/g，発酵分解性が明らかな食物繊維は発酵分解率に2kcal/gを乗じて小数点1位を四捨五入することを原則とし，先に示した29種類の食物繊維素材のうち17種類についてのエネルギー換算係数が提示された。

（3）食物繊維摂取後の呼気水素ガス試験に基づくエネルギー換算係数[47, 48)]

腸内細菌叢が動物種によって異なるため，実験動物や*in vitro*の実験結果に基づいた食物繊維のエネルギー換算係数の推算作業と同時に健常なヒトを用いて呼気水素ガス排出試験を行った。表11－7の食物繊維のうち水溶性食物繊維としてグアガム部分分解物と低分子化アルギン酸ナトリウム，人工食物繊維として難消化性デキストリンとポリデキストロース，不溶性食物繊維としてセルロースと湿熱処理ハイアミロースデンプン，それにグルコマンナンを加えた7種類を試験物質とし，それぞれ5gを空腹時に摂取させて経時的に呼気水素ガス排出動態を観察した。難消化性糖質摂取による呼気水素ガス排出は，摂取量の用量に依存して増加する。したがって，発酵性を評価するためには摂取量が多いほうがより正確な評価が可能となる。しかし，食物繊維は膨潤性と粘性が高いために１回当たりの摂取量は５gとし，ゲル化する食物繊維については十分に膨潤させた後摂取させた。摂取８時間後までの累積呼気水素ガス排出量を算出し，難消化性甘味糖質のフルクトオリゴ糖５g摂取後の呼気水素ガス排出量を対照として比率を算出した。フルクトオリゴ糖は消化されない甘味糖質であり，大腸へ到達したフルクトオリゴ糖はほぼ100%発酵を受けて代謝され，１g当たりのエネルギー換算係数が２kcalであるとされている。したがって，それぞれの呼気水素ガス排出量の比率を２kcalに乗じて算出した。

呼気水素ガス排出に及ぼす変動要因を考慮して実験を実施した結果，食物繊維摂取８時間後までの呼気水素ガス排出量に基づいたそれぞれのエネルギー換算係数は表11-10のようになり，難消化性デキストリンを除き，文献値を参考

表11-10　文献値ならびに呼気水素ガス試験を用いた食物繊維のエネルギー換算係数

食物繊維素材	文献値によるエネルギー換算係数(kcal/g)	呼気水素ガス試験によるエネルギー換算係数					
		摂取8時間後まで			摂取14時間後まで		
		累積呼気水素ガス排出量(ppm)	FOSの面積に対する比率	エネルギー換算係数(kcal/g)	累積呼気水素ガス排出量(ppm)	FOSの面積に対する比率	エネルギー換算係数(kcal/g)
低分子化アルギン酸ナトリウム	0	1,504±997	26.4	1	3,604±3,050	30.8	1
セルロース	0	1,389±843	24.4	0	4,046±2,083	34.6	1
ポリデキストロース	0	1,967±554	34.6	1	3,939±1,400	33.7	1
難消化性デキストリン	1	3,480±1,547	61.1	1	7,131±3,919	61.0	1
グアガム	2	2,696±1,920	47.4	1	5,541+3,708	47.4	1
湿熱処理ハイアミロースデンプン	2	1,037±567	18.2	0	4,414±2,431	37.7	1
グルコマンナン	?	1,264±1,067	22.2	0	3,099±2,469	26.5	1
フルクトオリゴ糖(対照，FOS)	2	6,030±2,079	100	2	11,920±4,258	100	2

数値は平均値と標準偏差を表す。

にして推算した表11-７の結果とは異なることが明らかになった。低分子化アルギン酸ナトリウム，セルロースおよびポリデキストロースは，動物実験などの結果に基づいて評価した場合には０kcalとなっていたが，ヒトを対象とした実験では腸内細菌によって発酵を受けて呼気水素ガス排出が観察され，０kcal/gではないことが明らかになった。また，グアガム部分分解物や湿熱処理ハイアミロースデンプンは文献値よりも発酵性が低いことが明らかになった

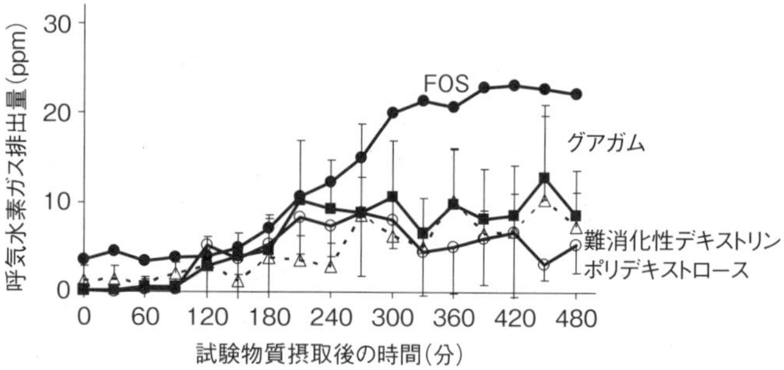

図11-５　ヒトにおけるグアガム部分分解物，難消化性デキストリンならびにポリデキストロース摂取後の呼気水素ガス排出動態

グラフの数値は平均値と標準偏差を示す（$n=5$）。-●-：対照，フルクトオリゴ糖（FOS），-■-：グアガム部分分解物（グアガム），-△-：難消化性デキストリン，-○-：ポリデキストロース。

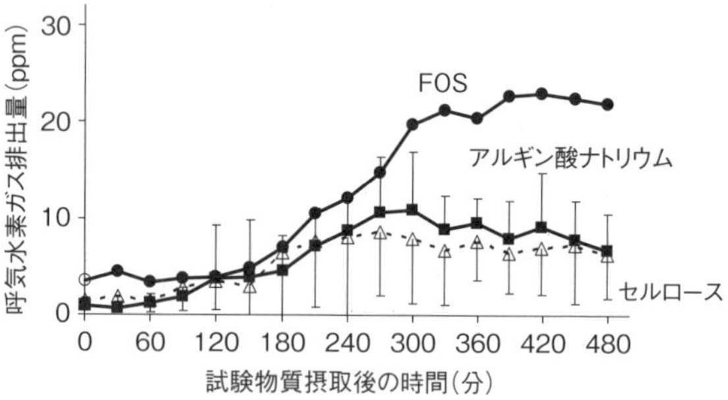

図11-６　ヒトにおける低分子化アルギン酸ナトリウムならびにセルロース摂取後の呼気水素ガス排出動態

グラフの数値は平均値と標準偏差を示す（$n=5$）。-●-：対照，フルクトオリゴ糖（FOS），-■-：低分子化アルギン酸ナトリウム（アルギン酸ナトリウム），-△-：セルロース。

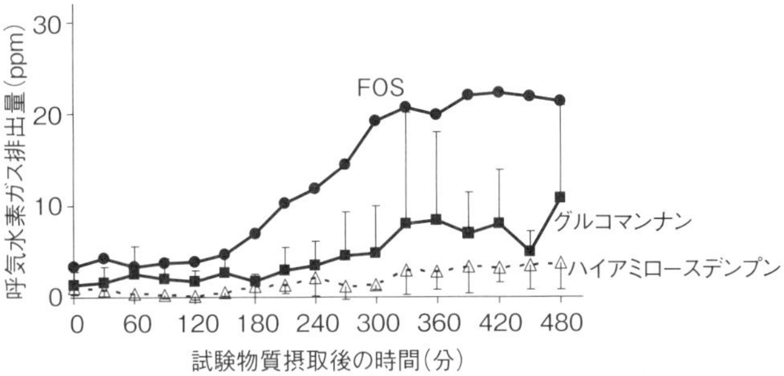

図11－7　ヒトにおけるグルコマンナンならびに湿熱処理ハイアミロースデンプン摂取後の呼気水素ガス排出動態

グラフの数値は平均値と標準偏差を示す（$n=5$）。-●-：対照，フルクトオリゴ糖（FOS），-■-グルコマンナン，-△-：湿熱処理ハイアミロースデンプン（ハイアミロースデンプン）。

（図11－5～7）[47]。

図11－7に示すように，グルコマンナンと湿熱処理ハイアミロースデンプンは摂取後の発酵開始が遅く，摂取8時間後以降も呼気水素ガス排出が継続する可能性が観察された。食物繊維はオリゴ糖に比較して分子量が大きいために腸内細菌による発酵性が低い。このため，摂取8時間後までの呼気水素ガス排出量を用いて発酵性を検討することは適切ではないことが考えられた。そこで，摂取24時間後までの呼気水素ガス排出動態を観察して生体の発酵性を反映する最も適切な観察時間を検討した。その結果，ヒトにおける食物繊維摂取後の呼気水素ガス排出動態に基づいて発酵性を評価するためには，少なくとも摂取14～16時間後まで測定する必要があることが明らかになった。また，摂取14時間後までの呼気水素ガス排出量に基づいて算出した食物繊維のエネルギー換算係数は，表11-10に示すように難消化性デキストリン，低分子化アルギン酸ナトリウム，セルロース，ポリデキストロース，グアガム部分分解物，湿熱処理ハイアミロースデンプン，ならびにグルコマンナンのいずれにおいても1 kcal/gとなった[48]。

4．プレバイオティクスとしての食物繊維

プレバイオティクス（prebiotics）という用語は，プロバイオティクス（probiotics）に対して1995年にGibsonとRoberfroidによって紹介され，2007年にrevisitedが公表された[49,50]。その概念は「その物質を摂取することによって腸内細菌叢が改善されて腸内環境が良好な状態になり，ヒトの健康の保持増進に寄与できるもの」である。プレバイオティクスの効果は，経口摂取した難消化性糖質によって生じる腸内細菌叢の変化を通して生体へ影響を及ぼす。

食物繊維は難消化性オリゴ糖と同じ機序で代謝され，小腸における消化を免れて下部消化管に到達し，腸内細菌による発酵を受けて腸内細菌叢を改善することが報告されているので，プレバイオティクスとしての性質を具備している。しかし，食物繊維には多種類があり，腸内細菌による資化性はオリゴ糖に比較すると低いので，生理作用にも差異があると考えられる。生理作用の発現はその物理化学的性質によって顕著に異なることに留意しなければならない。

食物繊維や難消化性オリゴ糖の排便状態に対する調節作用は，排便促進と下痢抑制の異なる効果を示す興味深い作用である。これらの作用機序はまだ十分に解明されていないため，今後の研究が期待される。

文　献

1）UNICEF/WHO：Diarrhoea：Why children are still dying and what can be done. 2009, p1–58.

2）Helmut V.A.：Diarrhea and constipation. *In*：Gastroenterology 5th Edition（ed. by Haubrich S.W., Schaffner F. and Berk E.J.）, W.B. Saunders Company, 1995, p1573–1591.

3）Yamada K., Sato-Mito N., Nagata J. et al.：Health claim evidence requirements in Japan. J Nutr 2008；138；1192S–1198S.

4）奥　恒行：難消化吸収性糖質の消化・発酵・吸収ならびに許容量に関する研究．栄食誌

2005 ; 58 ; 337-342.

5) Oku T., Nakamura S. and Ichinose M. : Maximum permissive dosage of lactose and lactitol for transitory diarrhea, and utilizable capacity for lactose in Japanese female adults. J Nutr Sci Vitaminol 2005 ; 51 ; 51-57.

6) Devin J., Rose M.S., Mark T. et al. : Influence of dietary fiber on inflammatory bowel disease and colon cancer : Importance of fermentation pattern. J Rev 2007 ; 65 ; 51-62.

7) Ramakrishna B.S., Venkataraman S., Srinivasan P. et al. : Amylase-resistant starch plus oral rehydration solution for cholera. N Engl J Med 2000 ; 342 ; 308-313.

8) Shimoni Z., Averbuch Y., Shir E. et al. : The addition of fiber and the use of continuous infusion decrease the incidence of diarrhea in elderly tube-fed patients in medical wards of a general regional hospital : a controlled clinical trial. J Clin Gastroenterol 2007 ; 41 ; 901-905.

9) Elia M., Engfer M.B., Green C.J. et al. : Systematic review and meta-analysis : the clinical and physiological effects of fiber-containing enteral formulae. Aliment Pharmacol Ther 2008 ; 27 ; 120-145.

10) Misra S., Sabui T.K., and Pal N.K. : A randomized controlled trial to evaluate the efficacy of lactobacillus GG in infantile diarrhea. J Pediatr 2009 ; 155 ; 129-132.

11) McFarland L.V. : Evidence-based review of probiotics for antibiotics-associated diarrhea and *Clostridium difficile* infections. Anaerobe 2009 [Epub ahead of print].

12) Abd El-Atti S., Wasicek K., Mark S. et al. : Use of probiotics in the management of chemotherapy-induced diarrhea : a case study. J Parenter Enteral Nutr 2009 ; 33 ; 569-570.

13) Zuccotti G.V., Meneghin F., Raimondi C. et al. : Probiotics in clinical practice : an overview. J Intern Med Res 2008 ; 36 (S) ; 1A-53A.

14) Tsukahara T., Iwasaki Y., Ushida K. et al. : Microscopic structure of the large intestinal mucosa in piglets during an antibiotic-associated diarrhea. J Vet Med Sci 2003 ; 65 ; 301-306.

15) Nakamura S., Hongo R., Oku T. et al. : Suppressive effect of partially hydrolyzed guar gum on transitory diarrhea induced by ingestion of maltitol and lactitol in healthy humans. Eur J Clin Nutr 2007 ; 61 ; 1086-1093.

16) Oku T., Hongo R. and Nakamura S. : Suppressive effect of cellulose on osmotic diarrhea caused by maltitol in healthy female subjects. J Nutr Sci Vitaminol 2008 ; 54 ;

309-314.

17) Rushadi T.A., Pichard C. and Khater Y.H.：Control of diarrhea by fiber-enriched diet in ICU patients on enteral nutrition：a prospective randomized controlled trial. Clin Nutr 2004；23；1344-1352.

18) Parish G.C., Zilli M. and Miani M.P.：High-fiber diet supplementation in patients with irritable bowel syndrome. Dig Dis Sci 2002；47；1697-1704.

19) Nur H.A., Remy M., Shafiqul A.S. et al.：Partially hydrolyzed guargum-supplemented oral rehydration solution in the treatment of acute diarrhea in children. J pedatr Gastroenterology Nutr 2000；31；503-507.

20) Nakao M., Ogura Y., Satake S. et al.：Usefulness of soluble dietary fiber for the treatment of diarrhea during enteral nutrition in elderly patients. Nutrition 2002；18；35-39.

21) Nakamura S., Shafiqul A.S., Oku T. et al.：Prebiotic effect of daily fructooligosaccharide intake on weight gain and reduction of acute diarrhea among children in a Bangladesh urban slum：A randomized double-masked placebo-controlled study. Trop Med Health 2006；34；125-131.

22) International Vitamin A Consultative Group：IVACG policy statement on vitamin A, diarrhea and measles, IVACG, Washington DC, 1996.

23) Khatum U.H.F., Malek M.A., Black R.E. et al.：A randomized controlled clinical trial of zinc, Vitamin A or both in undernourished children with persistent diarrhea in Bangladesh. Acta Paediatr 2001；90；376-380.

24) Zinc Investigators' Collaborative Group, Prevention of diarrhea and pneumonia by zinc supplementation in children in developing countries：Pooled analysis of randomized controlled trials. J Pediatr 1999；135；689-697.

25) Baqui A.H., Black R.E., Arifeen S.E.I. et al.：Effect of zinc supplementation started during diarrhoea on morbidity and mortality in Bangladesh children：community randomised trial. BMJ 2002；325；1-7.

26) DuPont H.L., Ericsson C.D., Farthing M.J. et al.：Expert review of the evidence base for prevention of travelers' diarrhea. J Travel Med 2009；16；149-160.

27) Mitsui Y., Chanyasanha C., Moji K. et al.：Incidence of travelers' diarrhea among Japanese visiting Thailand. Tropical Medicine and Health 2004；32；21-26.

28) Cummings J.H., Christie S. and Cole T.J.：A study of fructo oligosaccharides in the prevention of travellers' diarrhoea. Aliment Pharmacol Ther 2001；15；1139-1145.

29) Drakoularakou A., Tzortzis G., Rastall R.A. et al. : A double-blind, placebo-controlled, randomized human assessing the capacity of a novel galacto-oligosaccharide mixture in reducing travellers' diarrhea. Eur J Clin Nutr 2009 [Epub ahead of print].

30) Haubrich S.W. : Anatomy of the colon. *In* : Gastroenterology 5th Edition (ed. by Haubrich S.W., Schaffner F. and Berk E.J.). W.B. Saunders Company, 1995, p1573-1591.

31) Cummings J.H. and Macfarlane G.T. : The control and consequences of bacterial fermentation in the human colon. J Appl Bacteriol 1991 ; 70 ; 443-459.

32) Konishi F., Oku T. and Hosoya N. : Hypertrophic effect of unavailable carbohydrate on cecum and colon in rats. J Nutr Sci Vitaminol 1984 ; 30 ; 373-379.

33) Oku T. and Kwon S. : Disaccharidase activity in rat cecum and colon with hyperplasia induced by maltitol or glucomannnan. J Nutr Sci Vitaminol 1998 ; 44 ; 69-78.

34) Oku T. : Reversible cecal and colonic enlargement induced by dietary fiber in rats. Nutr Res 1995 ; 15 ; 1355-1366.

35) Newbeme P.M., Conner M.W. and Estes P. : The influence of food additives and related materials on lower bowel structure and function. Toxicol Pathol 1988 ; 16 ; 184-197.

36) Oku T. : Large bowel enlargement induced by dietary fiber. *In* : Food factors for cancer prevention (ed. by Ohigashi H., Osawa T., Terao J. et al.). Springer-Verlag, Tokyo, 1997, p654-659.

37) Jacobs L.R. and Schneeman B.O. : Effects of dietary wheat bran on rat colonic structure and mucosal cell growth. J Nutr 1981 ; 111 ; 798-803.

38) Sobajima H., Mori M., Niwa T. et al. : Carbohydrate malabsorption following acarbose administration. Diabet Med 1998 ; 15 ; 393-397.

39) Drent M.L., Tollefsen A.T.M., van Heusden F.H.J.A. et al. : Dose-dependent efficacy of miglitol, an α-glucosidase inhibitor, in type 2 diabetic patients on diet alone : Results of a 24-week double-blind placebo-controlled study. Diab Nutr Metab 2002 ; 15 ; 152-159.

40) Holt P.R., Atillasoy E., Lindenbaum J. et al. : Effects of acarbose on fecal nutrients, colonic pH, and short-chain fatty acids and rectal proliferative indices. Metabolism 1996 ; 45 ; 1179-1187.

41) Mudra M., Ercan-Fang N., Zhong L. et al. : Influence of mulberry leaf extract on the blood glucose and breath hydrogen response to ingestion of 75 g sucrose by type 2

diabetic and control subjects. Diabetes Care 2007；30；1272–1274.

42） Nakamura M., Nakamura S. and Oku T.：Suppressive response of confections containing the extractive from leaves of *Morus alba* on postprandial blood glucose and insulin in healthy human subjects. Nutr Metab 2009；6；29 [Open accces].

43） Oku T., Tanabe K., Nakamura S. et al.：Effects of cake made from whole soy powder on postprandial blood glucose and insulin levels in human subjects. Int J Food Sci Nutr 2009；60；224–231.

44） 森下芳行：腸内フローラの構造と機能．朝倉書店，1990, p109–194.

45） 宮川正澄：無菌動物．医歯薬出版，1963, p161–271.

46） 奥　恒行，山田和彦，金谷健一郎：各種食物繊維素材のエネルギー推算値．日本食物繊維研究会誌 2002；6；81–86.

47） 中村禎子，奥　恒行：ヒトにおける呼気水素ガス試験による発酵分解評価の有効性とそれに基づく各種食物繊維素材のエネルギー評価の試み．日本食物繊維学会誌 2005；9；34–46.

48） 奥　恒行，中村禎子：食物繊維のエネルギー評価に関する研究．平成15年度厚生労働科学研究報告書「特定保健用食材の安全性および有用性に関する研究」(主任研究者池上幸江)．2003, p136–156.

49） Gibson G.R. and Roberfroid M.B.：Dietary modulation of the human colonic microbiota：Introducing the concept of prebiotics. J Nutr 1995；125；1401–1412.

50） Roberfroid M.：Prebiotics：The concept revisited. J Nutr 2007；137；830S–837S.

第12章　ルミナコイドとしてのレジスタントスターチの機能

早川享志*1

1．はじめに

日本において食物繊維（dietary fiber：DF）は比較的高分子のものを対象として「ヒトの消化酵素で消化されない食物中の難消化性成分の総体」と定義され[1]，酵素・重量法により測定されてきた。測定値には，難消化性のもので比較的高分子のものはすべて含まれる。一方，Englyst らは植物細胞壁を構成する成分である非デンプン多糖（non-starch polysaccharide：NSP）を（狭義の）DF ととらえており，タンパク性のものやデンプン性の成分は含まないとしている[2]。難消化性成分としてのレジスタントスターチ（難消化性デンプン；resistant starch：RS）の位置づけは微妙なままであるが，大腸内環境改善にかかわる食品成分として今日に至るまで注目されている。日本食物繊維学会では，「ヒトの小腸内で消化・吸収されにくく，消化管を介して健康の維持に役立つ生理作用を発現する食物成分」としてルミナコイド（luminacoid）（図12-1）という用語を採択し[3]，RS はデンプン成分の一角としての位置づけがされている。この概念によると，DF に含まれないルミナコイドは，非デンプン性のものとしてオリゴ糖，糖アルコール，レジスタントプロテイン（resistant protein：RP）が，一方，デンプン性のものとして RS と難消化性デキストリンがあげられている。この項目では，筆者がかかわってきた RS の生理機能について概説する。

*1岐阜大学応用生物科学部

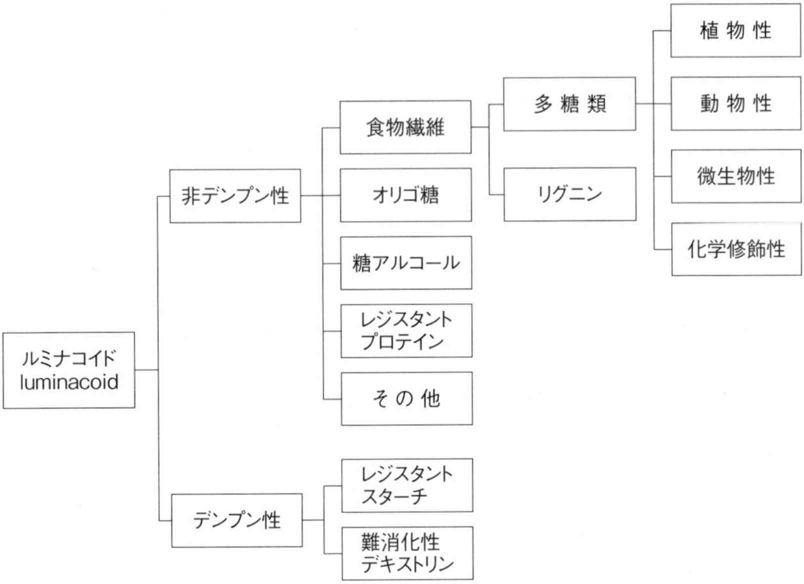

図12-1　ルミナコイドの分類[3)]

2．レジスタントスターチ（resistant starch：RS）

Englyst らは，NSP 測定上の問題として，2M の KOH やジメチルスルフォキシドで処理をした後にはじめてα-アミラーゼにより分解される成分を調べ，RS の存在を指摘した[2)]。彼らはデンプンを栄養学的に分類し，アミラーゼによる消化を受ける易消化性デンプンと小腸での消化を免れる RS に分けた。さらに RS の内訳として，物理的にアミラーゼが作用しない粉砕が不十分な穀粒などを RS 1，それ自体がアミラーゼに抵抗性を持つデンプン粒を RS 2，老化により生成したアミラーゼ抵抗性デンプン成分を RS 3 とした[4)]。日本では，デンプンは食品製造上，α 化した易消化性であることが食品中のデンプン成分の好ましい形であり，混濁の原因となる難消化性の老化デンプンは望ましいものではなく，極力 RS 成分の混入は避けてきた。しかし，消化管においては，

表12-1　摂取する食事成分と大腸がん発症リスクの関係

食事成分	相関係数（男性）
デンプン	−0.86（p<0.001）
食物繊維	−0.71（p<0.05）
非デンプン多糖	−0.37
脂質	0.56（p<0.05）
タンパク質	0.63（p<0.05）

文献8）より抜粋。

RSの存在は大腸の健全性維持と強くかかわりあっている。RSの定義は「健常人の小腸管腔内において消化吸収されることのないデンプンおよびデンプンの部分水解物の総称」であり，生理的な意味合いが含まれている。大腸疾患患者においては，便に含まれるデンプンが少ないことが指摘されており，大腸におけるデンプンの存在は，RS以前から重要性が指摘されていた[5]。

最近，DFが大腸がんに対して有効か否かについての論議が盛んである。江頭と長南[6]によると，DFは生活習慣病の予防に対しては多くの論文が有効性を示す一方，大腸がんに対しては有効・無効の両者があるとしている。Bingham ら[7]による大規模コホート研究では，DFの摂取と大腸がんの発症は逆相関の関係にあり，DFの有効性を支持している。また，Cassidy ら[8]は，大腸がんの発症リスクと食品成分との関係について調べ，発症リスクを高めるものとしてタンパク質と脂質をあげている。発症リスクを下げるものについてNSP, DF, デンプンについて解析したところ，NSPには有意な負の相関がなく，DFとデンプンについては有意な負の相関を認めている（表12-1）。NSPでは負の相関がみられず，DFよりもデンプンのほうが負の相関が強いことから，大腸がんの抑制に対してはRSの関与が示唆される。

（1）RSタイプ1（RS1）の生理効果

身近なRS1としては玄米があげられる。玄米はアリューロン層が胚乳を覆っているために，一部のデンプンが物理的にアミラーゼ作用を免れ未消化のまま大腸に達し，そこで発酵基質として働く。ブタでの実験であるが，玄米ある

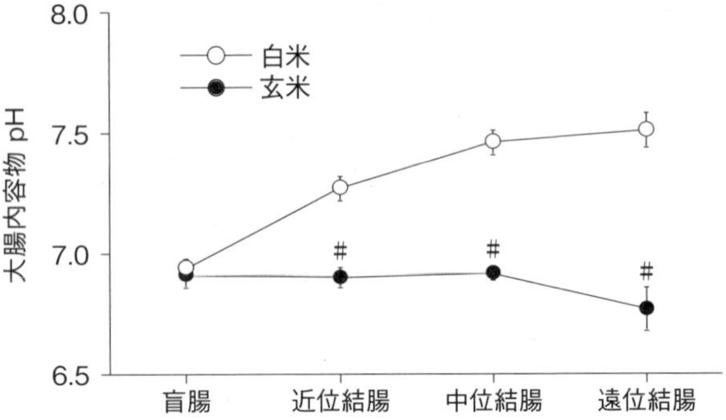

図12-2　ブタ大腸内のpH分布に及ぼす玄米食の効果[9)]

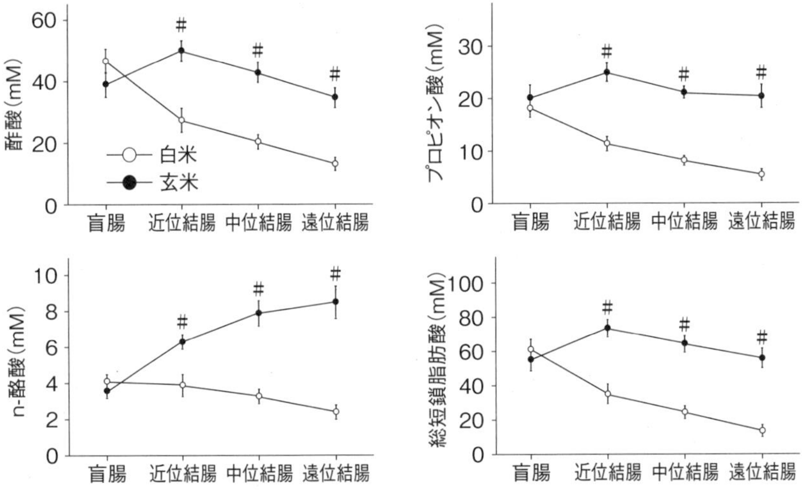

図12-3　ブタ大腸内の短鎖脂肪酸濃度分布に及ぼす玄米食の効果[9)]

いは白米をベースとしたヒトの食事を模した内容の飼料を1日2回与え，3週間の飼育をし，糞を1週間ごとに回収し，3週目に解剖した結果について示す。新鮮糞のpHは玄米食で有意に低下し，短鎖脂肪酸濃度は有意に上昇した[9)]。大腸各部位の内容物pHは白米食では盲腸，近位結腸，中位結腸，遠位結腸に向けて上昇したが，玄米食ではpHを維持し上昇はみられなかった（図12-2）。

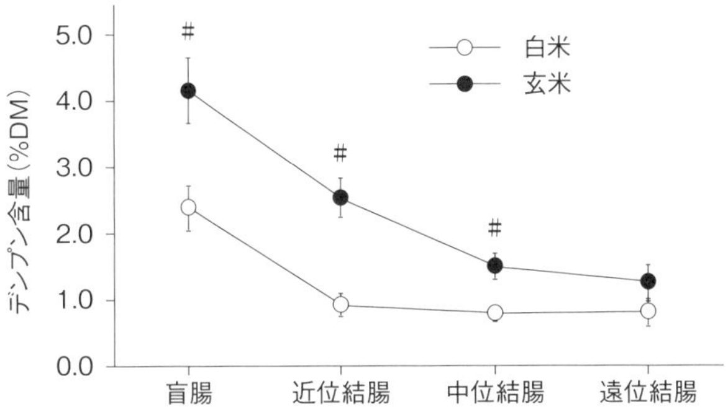

図12-４　ブタ大腸内の残存デンプン分布に及ぼす玄米食の効果[9)]

大腸内短鎖脂肪酸濃度は，白米食では，盲腸から遠位結腸にかけて低下がみられたが，玄米食では酢酸とプロピオン酸では近位結腸で増加がみられ，それ以後においても盲腸と同程度の濃度を維持していた。n-酪酸については遠位結腸に向けて徐々に高くなっていた（図12-３）。用いた飼料は化学組成としては同じであるので，デンプンの消化性の違い（玄米におけるRS１）がこのような効果を生じたと考えられる。実際，玄米食においては，大腸内に残存するデンプン量は大腸各部位において白米よりも有意に高かった（図12-４）。

（２）RS２およびRS３の生理効果

RSの生理効果について調べるために，RS３の調製を行った。まず，ハイアミロースコーンスターチ（RS２供給源；high-amylose corn starch：HAS）をオートクレーブで糊化後，冷蔵保存による老化，その後ブタ膵臓α-アミラーゼ処理という一連の操作を数回繰り返すことにより得られた調製RS標品（酵素・重量法によるDF含量としてHASの２倍の約40%）をラットに与えてその特性を評価した[10)]。このときの飼料への添加量は，DFレベルとして４%および８%とし，セルロースパウダーを対照に３週間飼育した。実験は２回に分け，最初は不溶性DF（IDF）のキチンと籾殻粉末と比較し，次いで水溶性DF（SDF）のコンニャクマンナンやペクチンと比較した。糞量は，IDF群では，その添加量に応じて１日当たりの乾燥糞重量が増加した（図12-５A）。

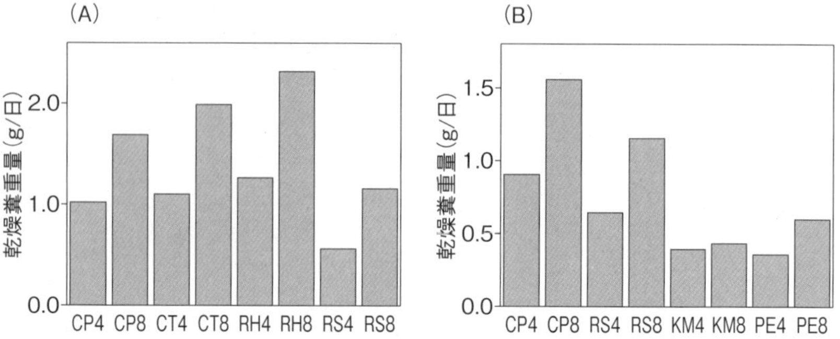

図12-5　ラット糞量に及ぼすRS３摂取の効果[10)]

A：IDFとの比較，B：SDFとの比較。
CP：セルロースパウダー，CT：キチン，RH：籾殻粉末，RS：調製RS（RS３），KM：コンニャクマンナン，PE：ペクチン。

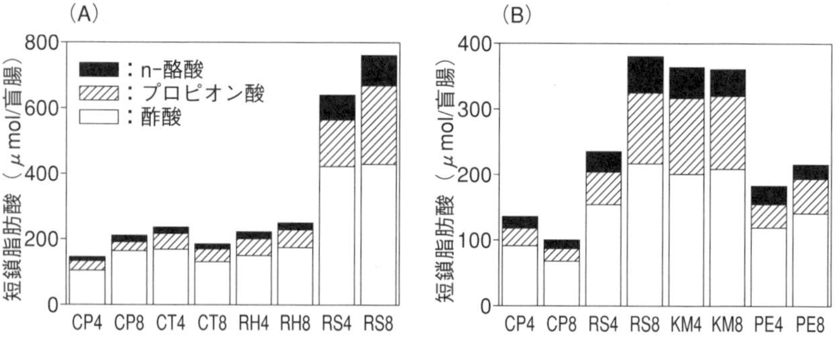

図12-6　ラット盲腸内短鎖脂肪酸量に及ぼすRS３摂取の効果[10)]

A：IDFとの比較，B：SDFとの比較。
CP：セルロースパウダー，CT：キチン，RH：籾殻粉末，RS：調製RS（RS３），KM：コンニャクマンナン，PE：ペクチン。

また，SDF群では，IDF群とは異なり，観察される糞量の増加効果は小さかった（図12-５B)。調製RSにおいては，添加レベルに応じて１日当たりの乾燥糞重量が増加した。しかし，その値は，IDF群よりも低かった。一方，盲腸内における発酵量を短鎖脂肪酸量として求めてみたところ，調製RS添加により盲腸内短鎖脂肪酸量は，有意な増加を示した（図12-６)。また，添加レベルが高い場合には盲腸内短鎖脂肪酸量の増加がみられた。こうした添加レベ

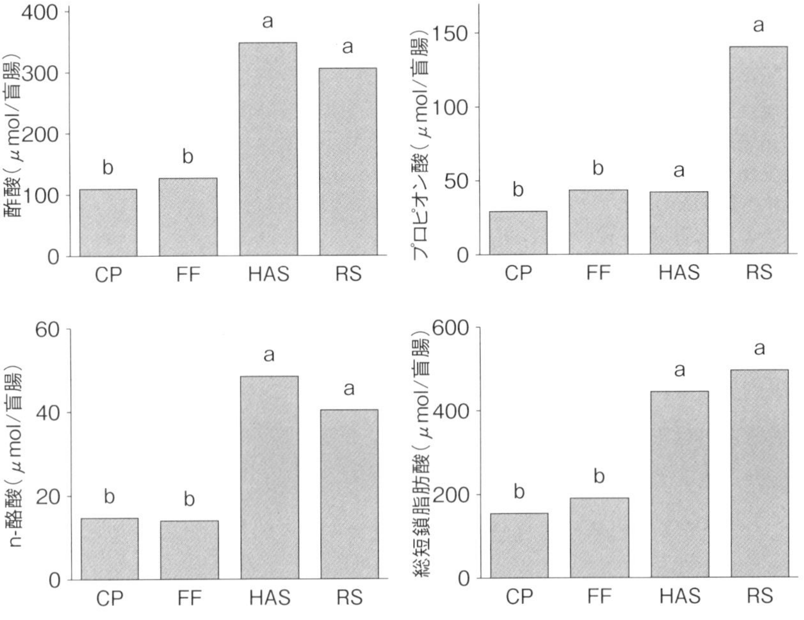

図12-７　ラット盲腸内短鎖脂肪酸量に及ぼす HAS と調製 RS 摂取の効果[11)]

ルへの応答は，コンニャクマンナンとペクチンの場合にはみられなかった。これらの結果より，調製RSは，ペクチンよりも大腸内発酵のよい基質となっていることがわかった。

次に，調製RSの材料であるHASと調製RSとの比較をした[11)]。飼料への添加レベルは，酵素・重量法によるDFとして６％添加とした。盲腸内短鎖脂肪酸量は，HAS群も調製RS群も盲腸内の総酢酸，総n-酪酸，総短鎖脂肪酸量は有意な増加を示したが，総プロピオン酸量は，HAS群では対照のセルロースパウダー（CP）や無繊維（fiber-free：FF）の場合と変わらないのに対し，調製RS群では，HAS群の３倍程度の増加がみられた（図12-７）。この違いが何に起因するのかは不明であるが，盲腸内容物可溶性画分のゲル濾過をしたところ，HASの場合には，より多くの可溶性糖質が分画されることから，盲腸での糖質の供給が増大し，急激な発酵が起こりやすい状況にあるのではないかと推察された。森田らは，HAS投与レベルが高い場合にコハク酸産生等の

表12-２　RSと食物繊維との生理的特性の比較

生理的特性	不溶性食物繊維	水溶性食物繊維	RS
大腸内発酵特性	±	＋＋＋	＋＋＋
大腸内容物のpH低下作用	±	＋＋＋	＋＋＋
短鎖脂肪酸の産生	＋	＋＋＋	＋＋＋
糞乾燥重量の増加作用	＋＋＋	±	＋＋＋
糞水分の増加作用	＋	＋＋	＋＋
食物の消化管通過時間短縮作用	＋＋＋	±	＋＋
血漿脂質低下作用	＋	＋＋＋	＋＋＋

＋マークが多いほど，その生理的特性が強いことを示す。

盲腸内異常発酵が生ずることを観察している[12)]。このHAS多量摂取時の盲腸内異常発酵はRPを飼料に添加することにより改善できることから，腸内細菌の利用できる炭水化物-窒素バランスが重要であることを指摘している[12)]。こうしたHAS多量摂取時の異常発酵改善はキトサンの添加によっても可能である[13)]。

これらの結果から，RSは，IDFとSDFの特性をともに備えたルミナコイドであると言える（表12-２）。

（3）プロバイオティクスとしてのRS

RSは大腸内に達して腸内細菌に利用されるので腸内細菌叢に影響を及ぼし，短鎖脂肪酸の産生を促進する。Kleessenら[14)](1997）は，ポテトスターチをWistar系ラットに投与し，酢酸とプロピオン酸産生の増加と，bifidobacteriaとlactobacilliの増加を観察した。Birdら[15)]は，HASとその湿熱処理HASをブタに投与した場合にも同様にbifidobacteriaとlactobacilliの増加をみている。このようにRSはプレバイオティクスであり，大腸内の腸内細菌叢に影響する。Birdら[16)]はHAS，フルクトオリゴ糖，その両者を（*Bifidobacterium animalis*とともにブタに与え，糞中bifidobacteria数に対する影響を調べたところ，いずれの群も対照に比べて高かったが，HASとフルクトオリゴ糖同時投与群が一番多く，糞中の短鎖脂肪酸濃度はHASを投与した２つの群で有意に高いことを示した。また，菌の投与をやめてからの糞中のbifidobacteriaの減少は対照ではすぐに低下したのに対して，他の群ではすぐには低下せず，維持能力はHAS＋フルクトオリゴが一番強く，HASが2番目，フルクトオリゴ糖が3番目であった。したがって，HASはフルクトオリゴ糖よりもビフィズス菌に対して持続的効果が強い。

（4）大腸の健全性維持に貢献するRS

RSを摂取した場合に共通してみられるのは，n-酪酸産生の増加である。Le Leu ら[17]は,10%と20% HASをラットに4週間投与後，5週目と6週目にアゾキシメタン投与による化学誘発結腸がんに対してHAS添加飼料は抑制的効果を示すことを示し，n-酪酸産生増加との関連を考察している。Le Leu ら[18]はまた，いくつかの異なる種類のHAS標品の効果をラットについて調べ，n-酪酸産生の増加を認める一方，アゾキシメタン投与により引き起こされた結腸DNAダメージによるアポトーシスをHAS摂取が誘導すること，アポトーシス指数はn-酪酸濃度と正の相関があることを示した。

先にタンパク質摂取が大腸がんの発症リスクと有意な正の相関があることを紹介したが，赤身肉の摂取による弊害をHASが解除することも調べられている。Toden ら[19]は，調理した牛肉あるいは鶏肉を15%，25%，35%含む飼料でラットを4週間飼育したときの結腸細胞のDNAは，タンパク質レベルに応じてダメージを受けること，そのダメージは，白身肉よりも赤身肉の場合に強いこと，こうしたダメージは，20% HASにより軽減されることを示した。また，結腸ムチン層は肉の摂取が増えると薄くなり，その作用は白身肉よりも赤身肉に強く，HASにより防御されることを示した。彼らは盲腸内容物中のフェノールと*p*-クレゾール（両者をフェノール化合物と呼ぶことにする）が赤身肉で特に多く産生されること，HASにより低減化することも示した。

筆者らは，AIN-76標準食を基準とし，セルロースパウダーを除いてHASをDFレベルとして0（H-0群），2.5（H-2.5群），5（H-5群），7.5（H-7.5群）%含む飼料をWistar系ラットに投与したときの盲腸内容物中および新鮮糞中のフェノール化合物含量について調べた。盲腸内容物においては，無繊

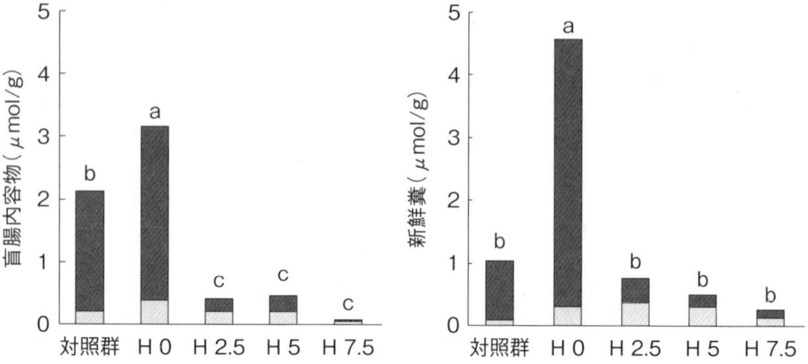

図12-8　盲腸内容物および新鮮糞中フェノール化合物に及ぼすHAS摂取の効果
対照群：セルロースパウダー5％，H群：数値で示したHASをDFレベルとして摂取している群。

維食摂取群であるH-0群では有意な増加を示し，HAS添加群では対照群よりも著しい低下をみた（図12-8）。新鮮糞においては，フェノール化合物含量はH-0群で著しく増加し，HAS添加群では，対照群程度にまで低下した。HAS添加群では，*p*-クレゾールの低下が特に顕著であった。今回の結果から，ルミナコイドを摂取しない飼料では劣悪な大腸内環境を招くこと，ルミナコイド，特にRSの摂取によって改善することが明らかとなった。この実験においては大腸内環境を積極的に悪くする操作はしていないので，次に，チロシン（Tyr）を添加した飼料について調べてみた。Wistar系雄ラット飼料にTyr 5％を添加し，HASを10％あるいは20％（DFとして約2％および約4％相当）添加した場合についての効果を調べた。Tyrの添加により尿中の*p*-クレゾールとフェノール，盲腸内容物および新鮮糞中の*p*-クレゾールが著しく高くなったが，HAS 10％添加で著しく低減化することができた（図12-9）[20]。Tyr添加群では，尿中への排泄も著しいことから，大腸からの吸収も盛んなようである。肝臓への負担が考えられ，HASは肝臓への負担軽減にも役立っていると予測される。新鮮糞においては，HAS群ではβ-グルクロニダーゼ活性の有意な低下がみられることから，体内で無毒化したものが大腸内において再度有毒性物質に変わる可能性も低減化していると考えられる。Todenら[21]によると

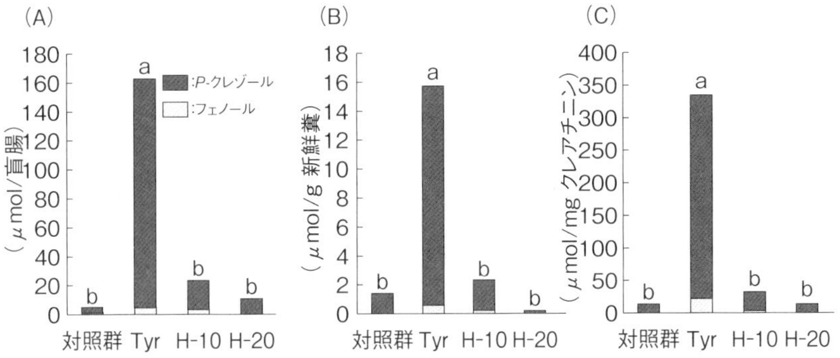

図12-9　盲腸内容物（A），新鮮糞（B）および尿（C）中フェノール化合物に及ぼすチロシン添加飼料摂取時のHASの効果[20]

H-の後の数値は，飼料中のHAS添加レベル（%）を示す。

食餌タンパク質による結腸細胞のDNAダメージは，タンパク質種によっても異なり，カゼインよりも大豆タンパク濃縮物のほうが強く影響し，HASによる抑制効果も完全ではなかった。一方，ホエータンパク質では，結腸細胞のDNAダメージがみられなかったとも報告している。HASの効果は同時摂取するタンパク質のタイプとも関係しているようである。大腸内環境の改善に対するRSの効果については今後もさらに検討を進める必要がある。

文　献

1）桐山修八：食物センイの栄養学的効果．化学と生物1980；18；95-105.

2）Englyst H.N. and Cumming J.H.：Improved method for measurement of dietary fiber as nonstarch polysaccharides in plant foods. J Assoc Off Anal Chem 1988；46；829-835.

3）桐山修八，池上幸江，印南　敏ほか：日本におけるDietary Fiberの定義・用語・分類をめぐる議論と包括的用語の提案まで．日本食物繊維学会誌 2003；7（1）；39-49.

4）Englyst H.N., Kingman S.M. and Cummings J.H.：Classification and measurement of nutritionally important starch fractions. Eur J Clin Nutr 1992；46（Suppl. 2）；s33-s60.

5） Thornton J.R., Dryden A., Kelleher J. et al.：Super-efficient starch absorption. A risk factor for colonic neoplasia?　Dig Dis Sci 1987；32；1088-1091.

6） 江頭祐嘉合，長南　治：食物繊維とがん．日本食物繊維学会誌 2005；9（1）；1-11.

7） Bingham S.A., Day N.E., Luben R. et al.：Dietary fiber in food and protection against colorectal cancer in the European Protective Investigation into Cancer and Nutrition（EPIC）：an observational study. Lancet 2003；361；1496-1501.

8） Cassidy A., Bingham S.A. and Cummings J.H.：Starch intake and colorectal cancer risk：an international comparison. Br J Cancer 1994；69；937-942.

9） Bird A.R., Hayakawa T.,Marsono Y. et al.：Coarse brown rice increases fecal and large bowel short-chain fatty acids and starch but lowers calcium in the large bowel of pigs. J Nutr 2000；130；1780-1787.

10） 早川享志，柘植治人：デンプンの摂取と健康－難消化性デンプンの生理機能．日本食物繊維研究会誌 1999 ；3（2）；55-64.

11） Hayakawa T., Okumura T. and Tsuge H.：Intake effect of resistant starch on degradation and fermentation in gastrointestinal tract：high-amylose versus prepared resistant starch. Hydrocolloids（Part 2）（ed. by Nisinari K.）. Elsevier, 2000, p411-416.

12） Morita T., Kasaoka S. and Ohhashi A.：Resistant proteins alter cecal short-chain fatty acid profiles in rats fed high amylose cornstarch. J Nutr 1998；128（7）；1156-1164.

13） 早川享志，水田勝人，田中真里子ほか：ハイアミロースデンプン摂取時の大腸内発酵のキトサンによる制御とデンプンの利用性．日本食物繊学会第７回学術集会講演要旨集．2002 ；p72-73.

14） Kleessen B., Stoof G., Proll J. et al.：Feeding resistant starch affects fecal and cecal microflora and short-chain fatty acids in rats. J Anim Sci 1997；75；2453-2462.

15） Bird A.R., Vuaran M., Brown I. et al.：Two high-amylose maize starches with different amounts of resistant starch vary in their effects on fermentation, tissue and digesta mass accretion, and bacterial populations in the large bowel of pigs. Br J Nutr 2007；97（1）；134-144.

16） Bird A.R., Vuraran M. and Crittended R.：Comparative effects of a high-amylose starch and a fructooligosaccharide on fecal bifidobacteria numbers and short-chain fatty acids in pigs fed *Bifidobacterium animalis*. Dig Dis Sci 2009；54；947-954.

17） Le Leu R.K., Brown I.L., Hu Y. et al.：Effect of dietary resistant starch and protein on colonic fermentation and intestinal tumourigenesis in rats. Carcinogenesis 2007；28（2）；240-245.

18）Le Leu R.K., Hu Y., Brown I.L. et al.：Effect of high amylose maize starches on colonic fermentation and apoptotic response to DNA-damage in the colon of rats. Nutr Metab 2009；6（11）, doi：10.1186/1743-7075-6-11.

19）Toden S., Bird A.R., Topping D.L. et al.：High red meat diets induce greater numbers of colonic DNA double-strand breaks than white meat in rats：attenuation by high-amylose maize starch. Carcinogenesis 2007；28（11）；2355-2362.

20）太田萌香，小池雅之，鈴木晶子ほか：ハイアミローススターチ摂取による大腸内環境の改善．第62回日本栄養・食糧学会大会講演要旨集．2008, p266.

21）Toden S., Bird A.R., Topping D.L. et al.：Differential effects of dietary whey, casein and soya on colonic DNA damage and large bowel SCFA in rats fed diets low and high in resistant starch. Br J Nutr 2007；97；535-543.

第13章　レジスタントスターチ-タイプ-4と低エネルギー食品

海老原　清[*1]

1. はじめに

従来，摂取した各種デンプンは小腸で完全に消化されるものと考えられてきたので，デンプンは単にエネルギー源としてのみ評価されてきた。しかし，Englyst らは，デンプンの一部は消化されずに下部消化器官に流れ込むことをつきとめ，それをレジスタントスターチ（resistant starch：RS）と名づけた[1)]。その後，食品には種々のタイプの RS が存在することが明らかにされ，現在，

表13-1　レジスタントスターチの分類と種類

		タイプ	食品中の例
RS1		粉砕が不十分な穀類や豆類のように細胞壁内に包み込まれているため，物理的に消化酵素が作用できないもの	全粒穀物，精製度の低い穀物，デンプン密度の高い食品（パスタなど）
RS2	RS2a	アミロース含量は高くはないが，Bタイプの結晶構造を持ち，調理や糊化されていない生のデンプン。調理によって消化されるようになる	未熟バナナ（グリーンバナナ），生ジャガイモ
	RS2b	アミロース含量の高いデンプン（高アミローススターチ）	高アミローストウモロコシデンプン（high amylose corn starch; HACS）
RS3		いったん糊化したデンプンを冷却放置したときに形成されるデンプン	老化デンプン
RS4		人工的に化学処理したデンプン	加工（化工）デンプン

[*1]愛媛大学農学部

RSとは，「健常人の小腸管腔内において消化吸収されることのないデンプンおよびデンプンの部分水解物の総称」と定義され，4タイプに分類されている（表13-1）。RSに食物繊維と類似した栄養・生理機能のあることが明らかになり，RS-type 2およびRS-type 3の栄養・生理機能についての研究が進んだが，RS-type 4についての研究はほとんど進んでいない。

2．化学修飾デンプン（加工デンプン）とは

化学修飾デンプンはレジスタントスターチ-タイプ-4（RS-type 4）に分類され，天然デンプンに化学修飾を施したデンプンである。化学修飾とは，デンプンを構成するグルコース鎖を化学的に修飾し，グルコースのC2，C3およびC6位の水酸基にさまざまな官能基を付加，導入したり，デンプン分子間や分子内に架橋を導入したりしたものである。

日本では，これまでどの化学修飾デンプンもすべて，“デンプン”と表記し，食品として扱われていたが，国際的には化学修飾デンプンは食品添加物として取り扱われている。日本でも国際的な整合性を図るべく，2008年10月より食品添加物として取り扱われるようになった。食品添加物として取り扱うに当たり，考慮される点は使用基準，表示方法であるが，使用基準については現在，使用制限を設ける必要はないと判断されている。表示は“用途名（物質名）”または，物質名を簡略名として“加工デンプン”でもよいことになっている。

食品用途においては，国連食糧農業機関（FAO）/世界保健機関（WHO）合同食品添加物専門家会議（JECFA）が示す規格の範囲内にある化学修飾デンプン11品目が国際的に広く流通している（表13-2）。同品目であっても架橋度・置換度が異なるものは種類としては異なることになるので，品目数は11と少なくても，化学修飾デンプンの種類は非常に多い。日本国内においてもこれらの化学修飾デンプンが食品添加物として流通し，増粘剤，安定剤，乳化剤，老化防止剤として使用されている。

表13-2　日本における化学修飾デンプンの使用実態

	化学修飾デンプン	例数（総数667）
1	ヒドロキシプロピル化リン酸架橋デンプン	146
2	リン酸架橋デンプン	137
3	酢酸デンプン	84
4	アセチル化アジピン酸架橋デンプン	78
5	酸化デンプン	59
6	アセチル化リン酸架橋デンプン	54
7	ヒドロキシプロピルデンプン	53
8	オクテニルコハク酸デンプンナトリウム	26
9	アセチル化酸化デンプン	18
10	リン酸モノエステル化リン酸架橋デンプン	7
11	リン酸化デンプン	5

（厚生労働省/財団法人日本食品化学研究振興財団：加工デンプン類の指定に向けた検討のための報告書より）

3．化学修飾デンプンの栄養特性

（1）化学修飾デンプンはα-アミラーゼに消化性を示す

化学修飾デンプンのα-アミラーゼによる消化性は，*in vitro* で数多く検討されている[2-11]。α-アミラーゼによる消化性は，置換度や架橋度が高くなるにつれて低下するが，置換基の種類，原料デンプンの種類によっても影響される[12,13]。アミロース含量の異なるトウモロコシデンプン（もち，うるち，高アミロース）より調製したヒドロキシプロピルデンプンの消化性は，いずれも置換度が上がるにつれて低下し，アミロース含量が多くなるにつれて減少した[9]。しかし，エステル化，エーテル化，酸化など化学修飾の様式と消化性に相関性は認められていない。化学修飾デンプンのα-アミラーゼによる消化性は糊化することにより高くなる（表13-3）[9]。

ヒドロキシプロピルデンプンを摂取させた回-直腸吻合ラットでは，糞中に回収される不消化部分は，ヒドロキシプロピル基が置換している重合度３以上

表13-3　トウモロコシデンプンの消化性と血糖指数に及ぼす糊化および化学修飾様式の影響

	RS量（%）	*in vitro* での消化率（%）	血糖指数
糊化処理してないもの			
化学修飾なし	11.7^{g}	64.8^{e}	75.3^{e}
酸化	35.1^{a}	58.6^{g}	71.9^{g}
アセチル化	23.4^{c}	58.3^{g}	71.7^{g}
ヒドロキシプロピル化	34.2^{b}	56.0^{h}	70.5^{h}
架橋	13.9^{e}	62.1^{f}	73.8^{f}
糊化処理したもの			
化学修飾なし	7.3^{b}	98.0^{a}	93.5^{a}
酸化	13.0^{f}	92.0^{b}	90.2^{b}
アセチル化	14.3^{e}	90.6^{c}	89.5^{c}
ヒドロキシプロピル化	19.5^{d}	85.0^{d}	86.4^{d}
架橋	7.0^{h}	98.2^{a}	93.6^{a}

a~h：異なる肩文字を持つ数値は $p<0.05$ で有意。

（Chung H.-J. et al.: Food Res Int 2008; 41; 579-585より）

のものであった[14)]。

化学修飾デンプンの消化性の検討は，数は少ないが *in vivo* でも行われている。検討は化学修飾デンプンもしくは化学修飾を施していない原料デンプンをラットやヒトに摂取させ，摂取後の血糖値を1～3時間，経時的に測定し，その結果をもとに血糖濃度変動曲線を描き，その後に濃度曲線下面積増分（IAUC，一定量の糖質摂取後に吸収されたグルコース量を示す）を算出し，それらの比較により化学修飾デンプンの消化性を求めている。血糖指数（グリセミックインデックス）を評価するのと同様の方法である。化学修飾デンプンの消化性は，*in vitro* の検討結果と同様に，置換度や架橋度が高くなるにつれて低下した[15)]。

（2）なぜ化学修飾デンプンはα-アミラーゼ消化に対して抵抗性を示すのか

デンプンの化学修飾ではデンプン分子中のグルコースのC2，C3およびC6炭素に結合する水酸基が置換および架橋されている。C2，C3およびC6

の水酸基に置換基が導入される割合は7：2：1と報告されている[16]。

化学修飾デンプンがα-アミラーゼ消化に対して抵抗性を示す要因は，①C2の水酸基はα-アミラーゼの活性部位と結合するのに必須であるが，C2の水酸基が置換および架橋されているとα-アミラーゼの活性部位がC2の水酸基に結合できない，②C2の水酸基が置換および架橋されていると置換基および架橋の存在によりα-アミラーゼのグリコシド結合に対する作用が阻害されるためと考えられている[15]。一方，アミロペクチンのC3およびC6の水酸基への置換基の導入により，α-アミラーゼの作用が阻害されることも報告されている[17]。

（3）化学修飾デンプンは腸内細菌により分解されにくい

エネルギーとなる食事成分は糖質，脂質，タンパク質であるが，タンパク質はおもに体タンパクを作るために摂取される栄養素なので，エネルギーとして利用される栄養素はおもに糖質および脂質である。前記したように化学修飾デンプンは小腸で消化されにくい。小腸で消化されなかった糖質は大腸に運ばれ，大腸内の腸内細菌によって分解され，短鎖脂肪酸（酢酸，酪酸，プロピオン酸）

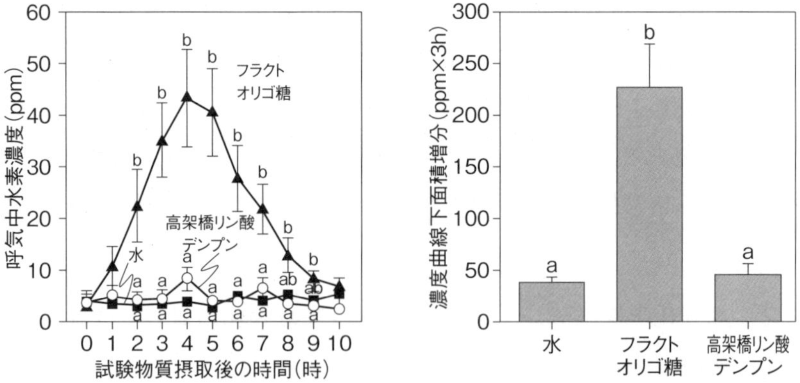

図13-1　ラットにタピオカより調製した高リン酸架橋デンプン懸濁液経口投与時の呼気水素ガス経時変動と排泄された水素ガス量

a，b：異なるアルファベットは$p<0.05$で有意。

を生成する。短鎖脂肪酸は各種の生理機能を有するが，宿主にエネルギーとしても利用される。したがって，大腸で短鎖脂肪酸を生成するような糖質は宿主にエネルギーを供給することになる。

摂食させた糖質が腸内細菌によって分解され，短鎖脂肪酸を生成したかどうかは，呼気中に排出される水素ガスを測定することによってわかる。なぜなら水素ガスは大腸で糖質が腸内細菌により分解される過程でのみ生成され，呼気中に排出されるからである。架橋度の高いリン酸架橋デンプンをヒトに摂取させたとき，呼気中への水素ガスの排出量は，水を摂取させたときとほぼ同じであった（図13-1）[18]。このことは，架橋度の高いリン酸架橋デンプンが腸内細菌により分解されにくく，短鎖脂肪酸を生成しないことを示している。概して，化学修飾デンプンは腸内細菌によって利用されにくいようだが，化学修飾の様式と程度によっても影響されるようである[19,20]。

4．化学修飾デンプンのレジスタントスターチ量

リン酸架橋デンプン中のRS量は架橋度が上がるにつれて増加するが，糊化すると著しく減少した[21]。リン酸架橋デンプン中のRS量は架橋度が同じ場合，原料デンプンにより異なる。ヒドロキシプロピルおよびリン酸架橋米デンプンのRS量は，置換度および架橋度が上がるにつれて多くなるが，RS量はうるち米を原料とするほうが，もち米を原料とする場合よりも数倍から数十倍も多かった[2]。

5．化学修飾デンプン摂取後の血糖およびインスリン応答

（1）化学修飾デンプンは血糖およびインスリン上昇を抑制する

1晩絶食させたヒトにオクテニルコハク酸デンプンを摂取させたとき，グルコースを摂取させたときに比べ，血中グルコースおよびインスリンのピーク値は8％および28％減少した[22]。1晩絶食させたヒトに小麦デンプンより調製し

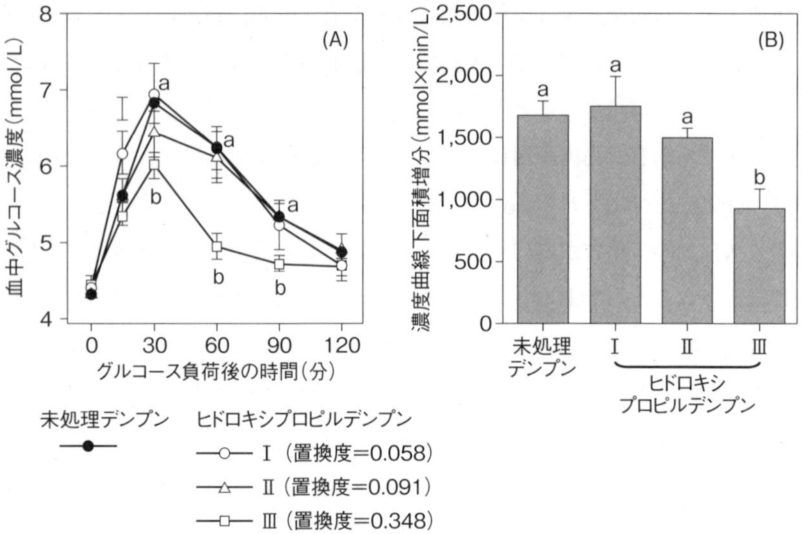

図13－２　ヒドロキシプロピルデンプンの血糖値および濃度曲線下面積増分に及ぼす置換度の影響[15)]

a，b：異なるアルファベットは$p<0.05$で有意。

たリン酸モノエステル化リン酸架橋デンプンを摂取させたとき，グルコースを摂取させたときに比べ，血中グルコースおよびインスリンのピーク値は減少し，IAUC も有意に減少した[23)]。

１晩絶食させたヒトにタピオカデンプンより調製した架橋度の高いリン酸架橋デンプン（リン含量＝0.45%）を含むクッキーを５枚与えたとき，原料のタピオカデンプンだけのクッキーを与えたときに比べ，急激な血糖値上昇は有意に抑制され，IAUC も約60%減少した。この減少割合は，結晶セルロースを含むクッキーを与えた場合とほぼ同じであった。このことは，高リン酸架橋デンプンがほとんど膵アミラーゼによる消化を受けなかったことを示唆している。原料タピオカデンプンのクッキー，高リン酸架橋デンプンを含むクッキー，結晶セルロースを含むクッキー１枚当たりの食物繊維含量（AOAC method 985.29により測定）は，0.07, 8.68, 9.99g であった[24)]。

（2）化学修飾デンプンの食事歴は血糖およびインスリン応答に影響する

２型糖尿病モデルであるKK-Ayマウスに AIN-93G飼料を基本とするが，化学修飾を施していないタピオカデンプンを含まない飼料（TS飼料），このTS飼料中のデンプン源の５％をタピオカデンプンより調製した置換度が異なる３種類のヒドロキシプロピルデンプン（HPTS：置換度＝0.058，0.091，0.348）で置換した飼料（HPTS-Ⅰ，HPTS-Ⅱ，HPTS-Ⅲ飼料）を与え，33日間飼育した。28日目に１晩絶食させた後にグルコース負荷試験を行ったところ，血糖値のピーク値およびIAUCはHPTS-ⅠおよびHPTS-Ⅱ飼料を摂取したKK-Ayマウスでは，TS飼料を摂取したマウスと有意差は認められなかったが，HPTS-Ⅲ飼料を摂取したKK-Ayマウスでは有意に低下した（図13-２）[15]。

6．化学修飾デンプンの糖尿病発症抑制効果

（1）化学修飾デンプンは糖尿病発症抑制効果を持つ

KK-AyマウスにTS飼料，このTS飼料中のデンプンの５％もしくは10％をタピオカデンプンより調製した置換度＝0.348のヒドロキシプロピルデンプンで置換した飼料（５％ HPTS-Ⅲ，10％ HPTS-Ⅲ飼料）を与え，33日間飼育した。飼育期間中，１週間ごとに尿糖をチェックしたところ，尿糖が認められたKK-Ayマウスの割合は徐々に増加し，尿糖を確認した割合はTS飼料摂取KK-Ayマウスでは３週目で100％になったが，10％-HPTSⅢ飼料摂取KK-Ayマウスでは30％であった（図13-３）。14および28日目に１晩絶食させた後にグルコース負荷試験を行ったところ，血糖値のピーク値およびIAUCはTS飼料摂取KK-Ayマウスに比べ，５％/10％ HPTS-Ⅲ飼料摂取KK-Ayマウスで有意に低下したが，５％ HPTS-Ⅲと10％ HPTS-Ⅲ飼料摂取KK-Ayマウスでは全く同様の変化を示した（図13-４）。血漿アディポネクチン

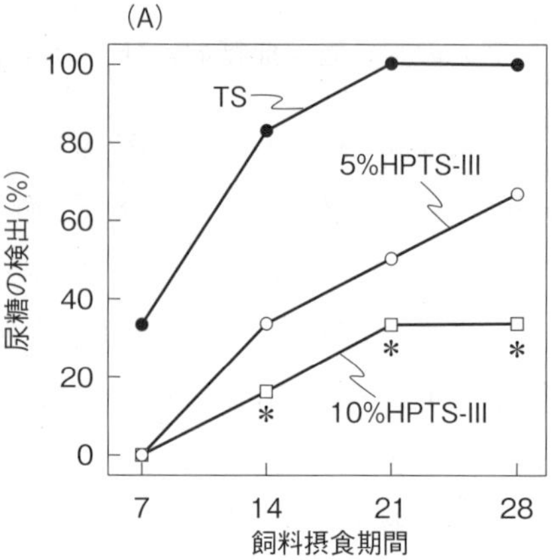

図13-3　ヒドロキシプロピルデンプン（HPTS-III）の尿糖に及ぼす添加量の影響

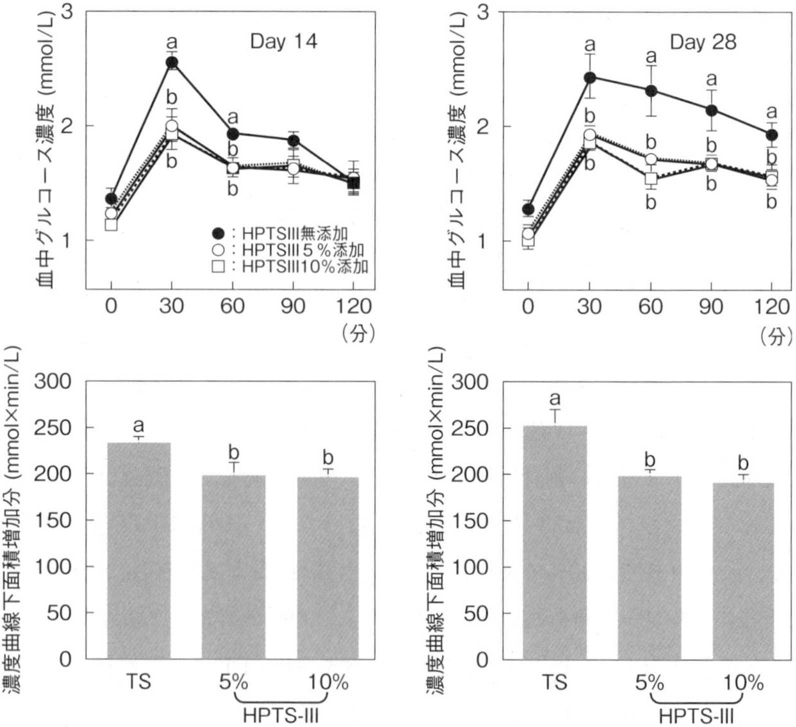

図13-4　ヒドロキシプロピルデンプン（HPTS-III）の尿糖に及ぼす添加量の影響

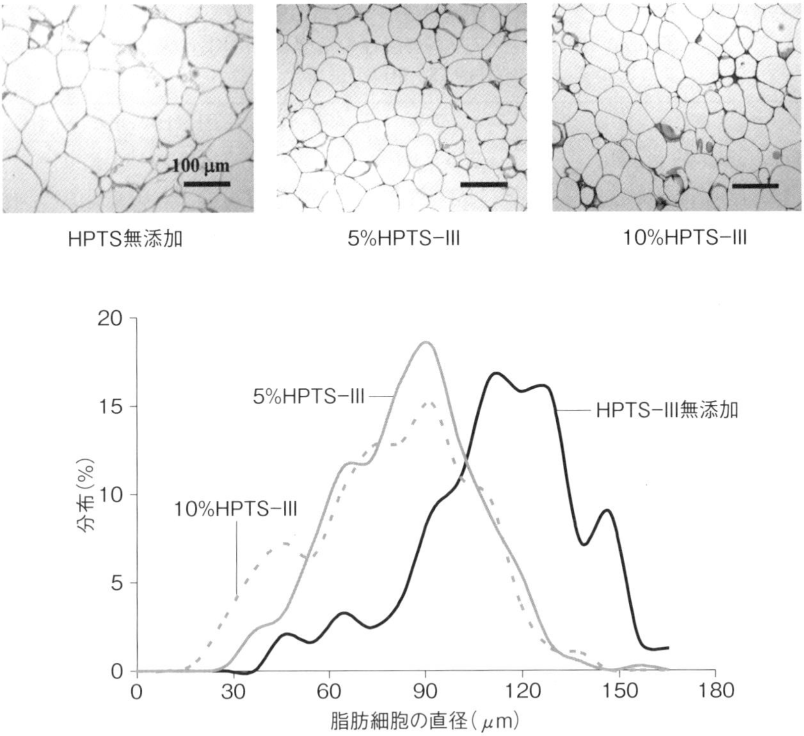

図13-5　ヒドロキシプロピルデンプン（HPTS-III）の脂肪組織のサイズおよび分布に及ぼす添加量の影響

濃度および量的インスリン感受性検査指数（quantitative insulin sensitivity check index：QUICKI）は，TS飼料摂取KK-Ayマウスに比べ，5％/10％ HPTS-Ⅲ飼料摂取KK-Ayマウスで有意に増加した。一方，インスリン抵抗性指数（homeostasis model assessment of insulin resistance：HOMA-IR）はTS飼料摂取KK-Ayマウスに比べ，5％/10％ HPTS-Ⅲ飼料摂取KK-Ayマウスで有意に低下した（表13-4）。これらのことは，5％/10％ HPTS-Ⅲ飼料摂取により，KK-Ayマウスのインスリン抵抗性が改善されたことを示している。副睾丸周辺脂肪組織の脂肪細胞のサイズも，TS飼料摂取KK-Ayマウス（平均＝119μm）に比べ明らかに5％/10％ HPTS-Ⅲ飼料摂取KK-Ayマウス（平均＝90/88μm）のほうが小さかった（図13-5）。HPTS-Ⅲ

表13-4　インスリン，アディポネクチン，血清脂質，インスリン抵抗性の指標(HOMA-IR)，インスリン感受性の指標(QUICKI)に及ぼすヒドロキシプロピルデンプン（HPTS-III）の影響

	TS	5% HPTS-III	10% HPTS-III
Blood glucose, mg/dL	235 ± 24	207 ± 5	186 ± 11
mmol/L	13.1 ± 1.3	11.5 ± 0.3	10.4 ± 0.6
Plasma			
Insulin, ng/mL	8.9 ± 0.3[b]	6.1 ± 0.6[a]	6.6 ± 0.6[a]
mIU/mL	231 ± 8[b]	159 ± 16[a]	172 ± 16[a]
Adiponectin, mg/mL	13.1 ± 1.1[a]	18.7 ± 1.0[b]	19.4 ± 1.1[b]
Cholesterol, mmol/L	4.2 ± 0.2	4.6 ± 0.2	4.4 ± 0.1
Triacylglycerides, mmol/L	1.6 ± 0.2	1.3 ± 0.1	1.7 ± 0.2
HOMA-IR	124 ± 17[b]	74 ± 7[a]	71 ± 5[a]
QUICKI	0.214 ± 0.002[a]	0.224 ± 0.002[b]	0.225 ± 0.002[b]

[a, b]：異なる肩文字を持つ数値は p <0.05で有意。

飼料摂取マウスの飼料摂取量はTS飼料摂取マウスに比べ，有意差はないが，低下傾向にあった[15)]。

KK-Ayマウスに AIN-93Gを基本とする飼料中の脂肪量を20%にした高脂肪飼料（HF-TS飼料）を与えた場合においても，HF-TS飼料中の10%をHPTS-Ⅲで置換した飼料を摂取したマウスでは，血糖値のピーク値およびIAUCはTS飼料摂取マウスに比べ，有意に低下した。摂取脂肪量の増加はインスリン抵抗性を増加し，糖尿病を誘発するが，インスリン抵抗性の指標であるHOMA-IRは有意差はないが低下傾向を示し，QUICKIは有意に増加した。しかし，副睾丸周辺脂肪組織の脂肪球のサイズには影響は認められなかった[25)]。

（2）化学修飾デンプンの糖尿病発症抑制効果はエネルギー摂取量の低下？

一方，飼料摂取量，エネルギー摂取量を合わせて同様の実験を行ったところ，

HPTS-Ⅲ飼料摂取の効果は認められなくなった。したがって，HTPS-Ⅲの糖尿病発症抑制効果は，飼料摂食量の低下によるエネルギー摂取量の低下によることが考えられた。

(3) 化学修飾デンプンの糖尿病発症抑制効果に消化管ホルモンが関与？

Meal-feedingであらかじめ訓練したラットに一定量のHPTS無添加飼料または10% HPTS-Ⅲ飼料を与え，飼料摂取後に血液を採取し，摂食調節に関与する消化管ホルモンであるグレリンおよびコレシストキニン（CCK）の濃度を経時的に測定したところ，胃に残存する内容物の乾燥重量にはCCK濃度と正の相関性が認められた[26]。しかし，HPTS-Ⅲが飼料摂取量を低下させる機構については，現在のところ明確にはなっていない。

HPTS-Ⅲの糖尿病発症抑制効果には，摂食調節に関与するグレリン，コレシストキニン，ペプチドYY（PYY）およびインクレチン（消化管で合成され，食事摂取に伴い分泌され，膵β細胞に作用しインスリン分泌を促進する因子）であるグルコース依存性インスリン分泌刺激ポリペプチド（GIP），グルカゴン様ペプチド-1（GLP-1）などの消化管ホルモンの関与が考えられるが，今後の検討課題である。

7．おわりに

化学修飾デンプンは食品加工の場ですでに50年近く使われてきたが，RSとしての位置づけは，ごく最近になってからである。化学修飾デンプンが難消化性であることは，多くの*in vitro*の研究で指摘されてきたが，*in vivo*での研究はほとんどなされてこなかった。現在も*in vivo*の研究例は少ない。*In vivo*の研究を通し，化学修飾デンプンの栄養・生理機能がさらに解明されることが待たれる。

文　献

1）Englyst H., Wiggins H.S. and Cummings J.H.：Determination of the non-starch polysaccharides in plant foods by gas-liquid chromatography of constituent sugars as alditol acetates. Analyst 1982；107；307-318.

2）Hawng D-K., Kim S.-W., Kim J.-H. et al.：*In vitro* digestibility of hydroxypropylated and cross-linked waxy and non-waxy rice starches. Starch/Stärke 2009；61；20-27.

3）Hoover R. and Sosulski F.：Effect of cross-linking on functional properties of legume starches. Starch/Stärke 1986；38；149-155.

4）Hood L.F. and Arneson V.G.：*In vitro* digestibility of hydroxypropyl distarch phosphate and unmodified tapioca starch. Cereal Chem 1976；53；282-290.

5）Janzen G.J.：Digestibility of starches and phosphatised starches by means of pancreatin. Starch/Stärke 1969；21；231-237.

6）Leegwater D.C. and Luten J.B.：A study on the in vitro digestibility of hydroxypropyl starches by pancreatin. Starch/Stärke 1971；23；430-432.

7）Shin M., Song J. and Seib P.A.：*In vitro* digestibility of cross-linked starches-RS4. Starch/Stärke 2004；56；478-483.

8）Wootton M. and Chaudhry M.A.：Enzymic digestibility of modified starches. Starch/Stärke 1979；31；224-228.

9）Mohd Azemi B.M.N. and Wootton M.：*In vitro* digestibility of hydroxypropyl maize, waxy maize and high amylose maize starches. Starch/Stärke 1983；36；273-275.

10）Ostergård K., Björck I. and Gunnarsson A.：A study of native and chemically modified potato starch. Part I：analysis and enzymic availability *in vitro*. Starch/Stärke 1988；40；58-66.

11）Lee P.G., Brooks S.P., Kim O. et al.：Digestibility of native and modified starches：*In vitro* studies with human and rabbit pancreatic amylases and *in vivo* studies in rabbits. J Nutr 1985；115；93-115.

12）Chung H.-J., Shin D.-H. and Lim S.-T.：*In vitro* starch digestibility and estimated glycemic index of chemically modified corn starch. Food Res Int 2008；41；579-585.

13）Woo K.S. and Seib P.A.：Cross-linked resistant starch. Preparation and properties. Cereal Chem 2002；79；819-825.

14）Tachibe M., Kato R., Nishihata T. et al.：Evaluation of non-digested carbohydrates in hydroxypropylated tapioca starch. J Food Sci 2010；75；H1-H4.

15) Kato R., Tachibe M., Sugano S. et al.：High-hydroxypropylated tapioca starch improves insulin resistance in genetically diabetic KKAy mice. J Food Sci 2009；73；H89-H96.

16) Xu A. and Seib P.A.：Determination of the level and position of substitution in hydroxypropylated starch by high-resolution 1 H-NMR spectroscopy of alpha-limit dextrins. J Cereal Sci 1997；25；17-26.

17) Evers B., Petricek M. and Thiem J.：Specificity of amylases and cyclodxtrin-glucanotransferase in action with 2-deoxy-maltooligosaccharides. Carbohydr Res 1997；300；153-159.

18) 立部 誠，大賀浩史，田代晃一ほか：Resistant starch-type 4の発酵性とカロリー評価，第14回日本食物繊維学会学術集会講演要旨集．日本食物繊維学会誌 2009；13；s52-s53.

19) Ebihara K., Shiraishi R. and Okuma K.：Hydroxypropyl-modified potato starch increases fecal bile acid excretion in rats. J Nutr 1998；128；848-854.

20) Ebihara K., Nakai Y. and Kishida T.：Hydroxypropyl-distarch phosphate from potato starch increases fecal output, but dose not reduce zinc, iron, calcium, and magnesium absorption in rats. J Food Sci 2006；71；S163-S168.

21) Colonna P., Leloup V. and Buleon A.：Limting factors in starch hydrolysis. Eur J Clin Nutr 1992；46（Suppl. 2）；S517-S532.

22) Heacock P.M., Hertzler S.R. and Wolf B.：The glycemic, insulinemic, and breath hydrogen responses in humans to a food starch esterified by 1-octenyl succinic anhydride. Nutr Res 2004；24；581-592.

23) Al-Tamimi E.K., Seib P.A., Snyder B.S. et al.：Consumption of cross-linked resistant starch（RS4XL）on glucose and insulin responses in humans. J Nutr Metab 2009；2010；1-6.

24) 大賀浩史，田代晃一，立部 誠ほか：Resistant starch-type 4がヒト血糖値に及ぼす影響，第14回日本食物繊維学会学術集会講演要旨集．日本食物繊維学会誌 2009；13；s50-s51.

25) Tachibe M., Kato R., Sugano S. et al.：Hydroxypropylated tapioca starch retards the development of insulin resistance in KKAy mice, a type 2 diabetes model, fed a high-fat diet. J Food Sci 2009；74；H232-H236.

26) 加藤 良，岸田太郎，海老原 清：ヒドロキシプロピルデンプンの耐糖能改善効果の要因－Gastric Emptying 消化管ホルモンの経時応答，第13回日本食物繊維学会講演要旨集．日本食物繊維学会誌 2009；13；s68-s69.

索　引

〔責任編集者〕

海老原　清	えびはら　きよし	愛媛大学農学部教授
早川享志	はやかわ　たかし	岐阜大学応用生物科学部教授
奥　恒行	おく　つねゆき	長崎県立大学大学院人間健康科学研究科教授

〔執筆者〕（執筆順）

森田達也	もりた　たつや	静岡大学農学部教授
桐山修八	きりやま　しゅうはち	北海道大学名誉教授，ルミナコイドラボラトリ主宰
原　博	はら　ひろし	北海道大学大学院農学研究院教授
日野真吾	ひの　しんご	名古屋大学大学院生命農学研究科
松田　幹	まつだ　つかさ	名古屋大学大学院生命農学研究科教授
都築　巧	つづき　さとし	京都大学大学院農学研究科助教
園山　慶	そのやま　けい	北海道大学大学院農学研究院准教授
田辺創一	たなべ　そういち	広島大学大学院生物圏科学研究科准教授
西村直道	にしむら　なおみち	名寄市立大学保健福祉学部教授
牛田一成	うしだ　かずなり	京都府立大学大学院生命環境科学研究科教授
青江誠一郎	あおえ　せいいちろう	大妻女子大学家政学部教授
岸田太郎	きしだ　たろう	愛媛大学農学部准教授
奥　恒行	おく　つねゆき	前掲
中村禎子	なかむら　さだこ	長崎県立大学大学院人間健康科学研究科助教
早川享志	はやかわ　たかし	前掲
海老原　清	えびはら　きよし	前掲

ルミナコイド研究のフロンティア
—食物繊維・オリゴ糖・レジスタントスターチの最新研究動向—

2010年（平成22年）5月20日　初版発行

監　修　日本栄養・食糧学会
責任編集者　海老原　清
早川　享志
奥　恒行
発行者　筑紫　恒男
発行所　株式会社 建帛社 KENPAKUSHA
〒112-0011　東京都文京区千石4丁目2番15号
TEL (03) 3944-2611
FAX (03) 3946-4377
http://www.kenpakusha.co.jp/

ISBN978-4-7679-6151-4　C3047　教文堂／愛千製本所

（定価はカバーに表示してあります）